UNIVERSALE
ECONOMICA
FELTRINELLI / SAGGI

Eugenio Borgna è primario emerito di Psichiatria dell'Ospedale Maggiore di Novara e libero docente in Clinica delle malattie nervose e mentali presso l'Università di Milano. Con Feltrinelli ha pubblicato: *I conflitti del conoscere. Strutture del sapere ed esperienza della follia* (1988), *Malinconia* (1992), *Come se finisse il mondo. Il senso dell'esperienza schizofrenica* (1995), *Le figure dell'ansia* (1997), *Noi siamo un colloquio. Gli orizzonti della conoscenza e della cura in psichiatria* (1999), *L'arcipelago delle emozioni* (2001), *Le intermittenze del cuore* (2003), *Come in uno specchio oscuramente* (2007), *Nei luoghi perduti della follia* (2008), *Le emozioni ferite* (2009), *La solitudine dell'anima* (2011), *Di armonia risuona e di follia* (2012), *La dignità ferita* (2013), *Il tempo e la vita* (2015), *L'indicibile tenerezza* (2016) e *Le passioni fragili* (2017); con Einaudi: *Elogio della depressione* (con Aldo Bonomi, 2011), *La fragilità che è in noi* (2014), *Parlarsi: la comunicazione perduta* (2015) e *Responsabilità e speranza* (2016).

EUGENIO BORGNA

L'attesa e la speranza

Prima edizione in "Campi del sapere" aprile 2005
Prima edizione nell'"Universale Economica" – SAGGI
settembre 2018

Stampa Nuovo Istituto Italiano d'Arti Grafiche - BG

ISBN 978-88-07-89127-4

Non dimenticando il suo sorriso e la sua grazia: il suo silenzio.

Oh, come tutto è lontano
e da gran tempo trascorso.
La stella, credo,
da cui ricevo splendore,
è morta da millenni.
Nella barca ch'è passata
credo d'aver udito
accenti di paura.
In casa una pendola
ha battuto le ore...
In quale casa?...
Vorrei uscire dal mio cuore
e andarmene sotto il grande cielo.
Vorrei pregare.
E di tutte le stelle una dovrebbe
avere ancora realtà.
Io credo di sapere
qual è la stella
che unica dura, –
che sta come una città bianca
là dove il raggio ha termine nei cieli...

RAINER MARIA RILKE, *Il libro delle immagini*

Le parole tematiche

Ritorno ed è ancora sul greto
orma di mare,
mentre l'onda si esilia.
E m'imbarca:
e saluto le rive e i colori,
sfumo nel dolce morente
tramonto,
con te mare,
ora vasta
della mia fine notturna.

ANTONIA POZZI, *Parole*

Cosa mi propongo di fare in questo lavoro che ha come sue stelle polari l'attesa e la speranza come strutture portanti, fra le altre certo, della condizione umana non-psicotica e psicotica?

Sulla scia di una fantasia proustiana perduta e ritrovata, quella incentrata sul mio primo giorno di lavoro in ospedale psichiatrico con le sue speranze e le sue attese, con i suoi bagliori e le sue illusioni, con le sue nostalgie e le sue ansie, mi sono avviato al recupero e alla ricostruzione degli elementi drasticamente psicologici e umani della follia che ho conosciuto in ospedale psichiatrico; e questo al di là di ogni elemento psicopatologico e clinico: la follia insomma come compagna di vita di molte umane esistenze nella sua dimensione fragile e talora elegiaca, camaleontica e talora crudele, nostalgica e talora disperata. Non la follia come malattia, della quale ho cercato di parlare in molti miei lavori, ma la follia come immagine nella quale si rispecchiano le inquietudini e le insicurezze, le ferite e le illusioni, che sono presenti da sempre nel cuore di ciascuno di noi e che talora si radicalizzano e si incendiano.

Non ci sono attese, e non ci sono speranze, se non nel contesto del tempo: del tempo (interiore) agostiniano e pascaliano, proustiano e bergsoniano; e allora del tempo, e non solo del tempo dell'attesa e della speranza, ma anche del tempo della noia e della malinconia, del tempo dell'angoscia e delle esperienze psicotiche, del tempo nella pittura (in alcune immagini pittoriche che testimoniano di un tempo dell'angoscia e della passione), vorrei dire qualcosa che consenta di riconsiderare la questione del tempo nell'orizzonte di alcune emozioni: senza le quali non è possibile nemmeno intravedere i cammini frastagliati della sofferenza e della vita. In ogni caso, riflettere (continuare a riflettere) sul tempo, sul tempo dell'io che non è il tempo dell'orologio, ci avvicina ai modi di essere di esperienze psico(pato)logiche altrimenti insondabili.

Dalle figure del tempo a quelle dell'attesa e della speranza con le quali si conclude la seconda parte del lavoro. L'attesa come matrice delle attese senza fine nelle quali siamo immersi nel corso della nostra vita; e alle quali non possiamo sfuggire al di là degli stati d'animo e al di là delle situazioni: dalle quali siamo accompagnati con la loro scia di inquietudini e di angosce. Ci sono linee tematiche diverse nell'attesa e nelle attese; ma vorrei ora richiamarmi alle attese che riemergano dagli occhi e dagli sguardi (attendere è aspettare, e aspettare è anche guardare) delle pazienti e dei pazienti: immersi nella solitudine della sofferenza e della malattia, della angoscia e del dolore, e aggrappati alle parole e agli sguardi del medico: alle attese che si dissolvono nella sua presenza. Cogliere le molteplici dimensioni dell'attesa, le sue figure scintillanti e dolorose, è avvicinarsi al nocciolo segreto della vita e della vita di relazione.

La speranza e le speranze sono analizzate e descritte nelle loro fondazioni teoriche (filosofiche e teologiche, letterarie e fenomenologiche) e nelle loro applicazioni pratiche (psicopatologiche e relazionali, conoscitive e terapeutiche). Non possiamo non sperare: come diceva Giacomo Leopardi: non possiamo non affidarci alle sue navicelle fragili e vulnerabili: se vogliamo vivere e se vogliamo essere utili agli altri. Ma accostarsi alla linfa nascosta della speranza e delle speranze è una premessa che ci consente di cogliere la speranza nel cuore della esperienza: della esperienza della malattia e della sofferenza e anche della cura e della assistenza. Certo, i significati della attesa e della speranza si rincorrono e si allontanano inafferrabili ed enigmatici; ma è necessario ritrovarli e riflettere su di essi.

Cosa ho cercato di dire nella terza parte del libro? Indicare e descrivere come la speranza possa essere interpretata e come possa frantumarsi in destini umani diversi e segnati da orizzonti di senso radicalmente diversi. Muovendo dai grandi testi di prosa e di poesia di Giacomo Leopardi la speranza è delineata nella sua emblematica significazione umana ma anche nella sua friabilità e nella sua possibile inconsistenza; e ancora la speranza è correlata con la situazione estrema del suicidio: colta nella sua realtà dilemmatica e nondimeno non del tutto estranea ai fantasmi della speranza. Rompendo poi con gli abituali (formalistici) schemi di ricerca in psichiatria alle tesi dolorose e sconsolate di Leopardi vorrei accostare le tesi che sulla speranza e sul suicidio sono state espresse da Georges Bernanos e da Robert Bresson nei suoi film intensi e stupefatti.

Dalla speranza infranta e dal suicidio solo immaginato e fantasticato al suicidio che si cerca di attuare e che fallisce sulla scia di cause talora imprevedibili e inattese; e allora giungo alla descrizione psicopatologica e fenomenologica di alcune pazienti nelle quali il timore e il desiderio della morte si intrecciano in una sintesi fatale dalla quale riemerge l'azione autodistruttiva: che non si realizza.

Dal suicidio solo immaginato, e rappresentato, e dal suicidio tentato e fallito, al suicidio che si attua nel solco di motivazioni diverse e talora oscure, e che si accompagna in ogni caso ad espressioni testuali, diaristiche e talora poetiche, nelle quali lo scacco della speranza e il rifiuto della vita si manifestano con palpitante e crudele verità psicologica.

Come, in particolare, avviene in Cesare Pavese che nel suo diario, nelle sue lettere e anche talora nelle sue poesie, dimostra a partire dalla adolescenza una radicale dissonanza e una profonda incapacità nel cogliere gli orizzonti di valore e di senso della vita, e una enigmatica tendenza a riguardare la morte come la sola ragione della vita. Da questi testi, benché talora aridi e prosciugati, riemergono in ogni caso analisi interiori che aiutano a comprendere la genesi umana e psicologica di un suicidio.

I modi di vivere e i modi di morire (di morte volontaria) di Margherita e di Ellen West concludono questa terza parte; delineando gli aspetti psicopatologici del suicidio che nasce nel solco di esperienze francamente psicotiche e che si accompagna a sensibilità e a vulnerabilità radenti, e creative: tali da rivelare ancora una volta le ombre, ma anche le luci, che nascono da esistenze solo apparentemente desertificate e svuotate. La *climax* tematica delle esperienze vissute di Margherita e di Ellen West è contrassegnata da elettive affinità: dalla comune tendenza, drasticamente evidente già nella adolescenza, ad analizzarsi e ad immergersi in una acuta nostalgia della morte che si è infine realizzata lungo un diverso cammino esistenziale e psicopatologico. Dalla riconsiderazione del loro destino rinascono elementi di radicale importanza sul senso del suicidio e sulle sue radici: che non sono state, certo, quelle del suicidio di Pavese, o di Antonia Pozzi.

La categoria psicopatologica e clinica, che riassume in sé la genesi e la evoluzione dei suicidi nei quali sono sprofondate le esistenze ferite ricostruite nei loro aspetti essenziali, è quella della suicidalità cronica: quella di una nostalgia indicibile della morte volontaria che si inizia nella adolescenza e si prolunga in vita: mitigata ed esasperata, frenata e scompensata, dagli eventi e dalle situazioni: dalle speranze negate e dalle illusioni falciate: dalle attese senza fine.

Nell'ultima parte del libro l'insieme delle riflessioni e delle esperienze, che si sono venute delineando a mano a mano, confluisce nell'area della terapia: della psicoterapia come friabile salvagente con cui cercare di arginare gli impulsi autodistruttivi psicotici e non-psicotici. I grandi temi dell'attesa e della speranza, del silenzio e della immedesimazione, del linguaggio delle parole e del linguaggio del corpo, del tempo interiore (del tempo vissuto) che è così diverso in chi cura e in chi è curato, si radicano ora vertiginosamente nei modi di incontro e di ascolto, di colloquio e di controtransfert emozionale, con chiunque sia aggredito da angoscia della morte e da pensieri di suicidio: da volontà di suicidio. Le nostre attitudini ad attendere e ad aspettare, a sperare contro ogni speranza, sono forse decisive nel salvare un umano destino alla deriva.

I. Sulla scia della memoria

Una nostalgia senza nome piangeva senza suono
Nella mia anima, nostalgia di vita piangeva,
Come uno piange quando su grande nave
Con gigantesche vele gialle verso sera
Su acque blu cupo lungo la città
Patria, costeggiando passa. E ne vede
Le vie, ne sente gorgogliare le fontane, odora
Il profumo dei glicini, se stesso vede
Bambino, stare presso la riva, con occhi di fanciullo
Che sono angosciati e vogliono piangere, vede
Per la finestra aperta luce nella sua camera –
Ma la grande nave lo porta
Oltre, scivolando senza suono sull'acqua blu cupo
Con gialle gigantesche vele di foggia straniera.

HUGO VON HOFMANNSTHAL, *Canto di vita*

Dal lontano passato, dal pozzo del passato come lo ha definito Thomas Mann [134], risalgono le esperienze e i fantasmi che hanno accompagnato la mia vita nell'ospedale psichiatrico di Novara: da quell'agosto lontanissimo e incancellabile alla cascata degli anni che ne sono seguiti e che mi hanno consentito di conoscere i mille volti della sofferenza psicologica e umana: della follia intesa nella sua dimensione (quasi) metafisica: come la delineava Kurt Schneider nel suo discorso leggendario [196] ancora oggi irrinunciabile. Della follia vorrei oggi ridescrivere alcuni degli aspetti emozionali e fenomenologici che gli anni trascorsi in ospedale psichiatrico mi hanno rivelato e che, al di là delle connotazioni psicopatologiche e cliniche sulle quali mi sono soffermato in altri miei lavori, si sono nutriti di alcuni sentimenti radicali, come l'attesa e la speranza, nella loro palpitante realtà umana. Della follia, allora, delle attese e delle speranze che ci sono in essa, vorrei dire qualcosa; ricordandomi di quello che ha scritto una volta Clemens Brentano: il più grande poeta lirico del romanticismo [7]. Cosa ha scritto Clemens Brentano, il fratello di Bettina Brentano, amata da Goethe nei suoi anni estremi, che possa avere una qualche importanza nel discorso che intendo fare: di psichiatria, comunque?

Questo: "Ora non mi resta più niente, ho perso tutto ciò che avevo e amo la mia povertà e mi ritraggo da ciò che per me è il massimo bene. Ho una speranza, ed è nella sorella sfortunata della poesia, la follia. La poesia non può darmi, con tutte le sue ricchezze, ciò che ho imparato, il suo amore non è per me un sostituto. Così questa sorella diventerà forse la mia amica; perché è infinita, perché s'insinua fra il mondo e noi e di fronte agli dei starà dalla nostra parte".

Questa immagine, questa splendida metafora, e la psichiatria non può fare a meno delle immagini e delle metafore (come hanno scritto Ferdinando Barison [3] ed Eugène Minkowski [139]), coglie l'essenza profonda e nascosta della follia come metamorfosi e come umana esperienza; e segna le tracce del mio cammino inteso a confrontarsi in particolare con due strutture fondamentali della condizione umana, psicotica e non-psicotica, quali sono l'attesa e la speranza: insieme alle costellazioni emozionali che le circondano e si intrecciano con esse: e insieme al tempo che ne è il comune *background*.

Questo è il senso del mio discorso.

Germana

Mi allontano dal presente, dall'oggi consumato dalle ansie e dalle preoccupazioni, e sprofondo immediatamente negli abissi di una memoria lontana e vicina; nella quale galleggiano esperienze vissute significative e scolorite, luminose e oscure, lampeggianti e pietrificate. La memoria mi aiuta a vivere: mi aiuta a recuperare e a riscattare la fatica di vivere.

Cosa ritrovo nella memoria che mi toglie istantaneamente dalle realtà che mi circondano, e che fa rinascere nel mio cuore altre realtà sconosciute e conosciute, dimenticate e riconosciute?

Anni lontani e iridescenti: lascio la clinica universitaria di Milano con il suo alto rigore scientifico ma nella quale non ci si poteva incontrare con i destini strazianti e splendenti della follia, e mi incammino la prima volta, e tante volte poi, lungo i viali silenziosi e attoniti dell'ospedale psichiatrico di Novara: immerso nel verde dei platani e nel canto infinito degli uccelli.

Cosa vedono, cosa intravedono, i miei occhi affascinati e risucchiati da questo silenzio e da questo verde scintillante, e cantante?

L'immensa costruzione, in cui vivono e muoiono centinaia di pazienti, si stacca misteriosa e kafkiana dal cielo scarlatto di agosto ma, dapprima, non riesco a vederla: è come sfiorata e oscurata dal respiro affannoso dei platani che la circondano e la addolciscono. Il castello di Kafka o la montagna incantata di Thomas Mann: le immagini di queste leggendarie realtà creative si affollano, e si sovrappongono, negli specchi interiori dell'anima nei quali si riflettono la mia immaginazione e la mia fantasia. Non so bene se possa essere l'agrimensore K. o Hans Castorp: se sia alla ricerca di un luogo che mi immerga nel silenzio enigmatico e inafferrabile delle cose, o se sia prigioniero del fascino stregato di un luogo e di un tempo che si arrestano immobili.

L'ospedale psichiatrico di Novara si elevava immenso e labirintico lungo tre piani vertiginosi che avevano finestre sbarrate e ghiacciate sulle quali la luce si fermava: respinta e annullata. In quelle ore, in quel giorno, ho vissuto cose, ho fatto esperienze fulminee e radenti che si sono incise nei miei occhi e nella mia memoria. La vita scorre velocissima e tumultuosa: molte esperienze si consumano come la fiamma delle candele pallide e spettrali ma alcune esperienze sfuggono ad ogni oblio, ad ogni dimenticanza, e si ripetono e si rinnovano: uguali e nuove, scintillanti e laceranti.

Cosa non muore mai nei nostri modi di vivere e di sognare, di ricordare e di dimenticare, di guardare negli abissi e di farci trascinare negli abissi?

Non lo so, certo, e non è possibile saperlo: lo si intuisce se si cerca di ascoltare le ragioni del cuore: il suo battito febbrile e alato: che nasce da emozioni sincere e irrevocabili. Sono queste che hanno fissato le immagini (le scene) vissute in quegli attimi brucianti: mentre percorrevo la prima volta quei viali, e la prima volta vedevo quelle mura: imprimendole nella mia memoria. Certo, fiumi di esperienze hanno segnata la mia vita: lasciando talora dietro di sé braci incenerite; ma non si sono mai cancellate nel loro vortice incontaminato le esperienze che ho fatto in quelle ore e in quei giorni.

Dalle alte mura, che non sembravano finire mai (rabbrividenti), ecco apparire mille occhi e mille sguardi, mille volti imprigionati nell'angoscia e nella speranza, nel dolore e nella tenerezza, nella sofferenza e nello stupore. Le sbarre rimanevano immobili e crudeli, le finestre scheggiate continuavano ad essere silenziose e vuote, ma improvvisamente torrenti di luce e di commozione hanno trasfigurato quelle realtà così oscure e così impermeabili: accompagnandosi ai colori del sole che stava tramontando: in un gioco di colori accesi e smaglianti. Cambiavano gli stati d'animo, nelle pazienti e in me, e cambiava il mondo.

Cosa dicevano quegli occhi e quegli sguardi: quali attese e quali speranze in essi? Salutavano il nuovo medico che iniziava il suo servizio in ospedale: non mi conoscevano ma le ali radenti della intuizione facevano loro cogliere immediatamente questo fatto e questa realtà. Illusioni e speranze, ansie e inquietudini, bagliori e fantasmagorie si accendevano e poi smorivano nei cuori delle pazienti: nell'ospedale di Novara vivevano due ospedali: uno maschile e uno femminile; e in questo incominciavo a lavorare. Non c'è nessuno, quando entro in un reparto, in quelle ore silenziose e crepuscolari se non suor Aurora e qualche infermiera; ma non ci sono medici che mi accompagnino e mi facciano conoscere qualcosa di quella realtà nutrita di sofferenza e di nostalgia: di dolore e di speranze infrante. Gli sguardi e gli occhi mi lasciano intravedere immediatamente, e prima ancora di ogni domanda, quanta sofferenza e quante umiliazioni si stratificavano in quelle esistenze logorate e nondimeno ancora portatrici di luce e di attese.

Mi inoltro in uno dei reparti dai corridoi immensi e muti: nei quali sta scendendo, e rapidamente dilaga, l'oscurità; ma questa è come bruciata dai bagliori degli sguardi e degli occhi delle pazienti che, quasi, la illuminano: lacerandone le ombre e i silenzi in girandole misteriose.

Molte pazienti sono addossate alle pareti: immerse in una corteccia di solitudine che le isola, almeno apparentemente, le une dalle altre. Non posso non sentire il mio cuore stretto in una morsa, in una smorfia indicibile, di dolore. Non c'è paziente che sia inquieta, o si agiti: ciascuna di esse è come pietrificata in un atteggiamento di attesa e di domanda: chi sei, e di dove vieni? sei uno dei medici che vengono, e vanno, da un ospedale all'altro, o vuoi restare qui insieme a noi: insieme al nostro silenzio e alla nostra solitudine, al nostro dolore e al nostro abbandono, alle nostre inutili attese e alle nostre invisibili speranze? Nei loro volti, che mi guardano e mi circondano, colgo ancora una sfinita dolcezza e una disperata nostalgia: nostalgia della casa e del paesaggio in cui ciascuna di loro è vissuta per un tempo tanto breve; ma nostalgia soprattutto di una parola amica: di una parola e di un gesto che siano loro di aiuto e di speranza.

So, e lo capisco subito del resto, che molte di loro sono divorate da questa ghiacciata solitudine: entrano, e poi magari non ne escono più, da queste mura sempre chiuse: da queste sbarre livide e piene di ruggine che stracciano speranze e illusioni. (La notte di San Lorenzo è vicina; ma le stelle, i frantumi luminosi e singhiozzanti delle stelle, scenderanno rapidissime e fulminee, e nessun desiderio si accompagnerà alla loro caduta: nessun voto augurale nascerà nel cuore ferito. Nessuno si accorgerà del loro passaggio; del loro naufragare abbagliante e silenzioso.) Non ci sono specchi in questo reparto: i volti si illuminano e poi si spengono, e non ci sono specchi che rimandano le loro ombre e la loro grazia.

Come è difficile decifrare le tracce di un volto: quando il dolore abbia a graffiarlo e a segnarlo; ma cercare di leggere un volto nel suo silenzio e nel suo mistero è possibile solo se, nell'altro, si riesca a intravedere e a cogliere il suo segreto e solo se, nel fare questo, si riesca per un attimo a creare una comunità di destino. Nei volti, che si riflettevano nel mio, l'angoscia e la paura, l'inquietudine e lo smarrimento, la speranza friabile ed effimera, la lontananza e la vicinanza, lo stupore e l'indifferenza, la sorpresa e l'abitudine, si alternavano vertiginosamente: in una girandola febbrile e inafferrabile. Gli infiniti linguaggi dei volti, di ogni volto, che scorrono senza pause dal dicibile all'indicibile, dal visibile all'invisibile, e che allora mi hanno segnato una volta per tutte: insegnandomi a ritrovare nei volti, che avrei poi incontrato nella mia vita, le immagini antiche: benché, certo, diverse da queste e non così assorte, e non così squillanti: non così inattese e non così luminose nelle loro scie.

Mi aggiro fra i corridoi e fra i volti: così diversi gli uni dagli altri nella loro comune sofferenza e nella loro comune solitudine. Mi sento chiamare: è Germana: da alcuni anni (mi dice suor Aurora) nascosta e immersa nel silenzio stupefatto di quelle mura. Come potevo non riconoscerla? Cosa fai qui, mi dice, aiutami, ti prego, a farmi uscire da questi luoghi, mi dice ancora. Gli anni erano passati senza che il volto e il sorriso, la dolcezza dei gesti e la modulazione sorpresa della voce, si fossero incrinati.

Cosa può fare il tempo: talora non sfiora nemmeno alcuni volti: il volto e il sorriso di Germana sopravvivevano agli anni: agli anni di oblio e di solitudine. L'avevo perduta: si giocava a tennis insieme, poi si discuteva di poesia e di altre cose: di Leopardi e di Thomas Mann: passioni precoci; seduti sulle panchine verdi e luminose che erano nei giardini della stazione nella città in cui abitavamo: ma in quartieri diversi.

La cosa più bella e struggente di Germana è sempre stata il suo sorriso: un sorriso che nasceva immediato e cantante con una lunga scia di luce: come sono luminose le onde che si infrangono sulle rive del mare; e dal mare Germana veniva: ancora bambina, era venuta con i genitori ad abitare, qui, in questa (piccola) città annegata fra le verdi colline e il fiume zigzagante che la attraversa.

Mi leggeva le sue poesie: che erano dolorose ed elegiache: incrinate dalla presenza di una stremata malinconia e talora di una improvvisa allegria: nel segno emblematico e ambiguo di quella che sarebbe divenuta (me ne accorgevo ora con una acuta lacerazione emozionale) la sua condizione di malattia. Mi leggeva le pagine più belle della *Recherche* proustiana: le pagine su Albertine scomparsa e quelle sulla madre: sulle telefonate strazianti e sanguinanti che la madre faceva a Marcel e che risuonavano nel romanzo con il loro timbro disperato e nostalgico. Le pagine, anche, sui biancospini in fiore: nel recupero di una infanzia mai oltrepassata e mai dimenticata. E intanto i treni passavano zoppicando: la stazione non era importante: ci passavano solo treni lenti e arrancanti: rami secchi che, del resto, non sono stati mai tagliati. Ma poi si passeggiava: lunghe passeggiate lungo i prati fioriti in primavera: la stagione in cui ci si vedeva più di frequente: quando le colline intorno si ridestavano e sorridevano anche loro: alleandosi al sorriso dolce e splendente di Germana. Mi sembrava a volte Micòl: *Il giardino dei Finzi-Contini* sembrava rinascere in lei: nel suo sorriso, nella incrinatura malinconica del suo volto, nella sua gioia di vivere: segnata e infranta da un destino radicalmente diverso da quello di Micòl.

Germana, come Micòl, giocava a tennis con leggerezza e con

passione: farfalla multicolore nei colori dei suoi vestiti; ma mai abbandonata dal suo sorriso: dalla luce stregata e innocente del suo sorriso.

Gli anni della adolescenza e della prima giovinezza passavano fra mille avvenimenti; ma nulla sembrava oscurare l'orizzonte del tempo che stava davanti a noi: illimitato nelle sue illusioni e nelle sue speranze. Se non ci vedevamo per qualche tempo, mi mandava le poesie che continuavano a nascere in lei, di volta in volta, limpide e sognanti. Negli ultimi tempi, ancora durante il liceo, dagli occhi (strani occhi verdi) lampeggiava talora come un'ombra di scoramento e di perplessità: subito infranta sulla scia del suo sorriso e della sua grazia. Poi, d'un tratto, come Yvonne nel *Grand Meaulnes* di Alain Fournier (di Yvonne, in fondo, la grazia e l'incanto, l'indole vaga e l'imprevedibilità), Germana se ne è andata lontana, insieme alla madre, dai luoghi della sua adolescenza e della sua giovinezza; e non ci sono state più le corse nel vento aspro e sottile che scendeva giù, inarrestabile e splendente, dalle montagne che fanno da sfondo alle colline e al fiume.

Così si bruciano i sogni, così dileguano le stagioni più belle della vita, e la nostalgia cresce alta e divorante nei nostri cuori affaticati e sgomenti.

Cosa restava di Germana, della sua figura esile e dolce, del suo sorriso (ancora il suo sorriso) e del suo scrivere poesie fragili, e inquiete? Le panchine della stazione si facevano sempre più lontane ed evanescenti: le evitavo, del resto, per non essere ancora ferito dalle spine della nostalgia.

I venti imprevedibili del destino, le sequenze inattese della vita, separano e ricongiungono, allontanano e riavvicinano, in un gioco talora crudele di situazioni cifrate e segrete.

Cosa vedevo, là, nel deserto dei silenziosi e inospitali corridoi: nella cascata infinita degli sguardi e dei volti che nemmeno qui avevano specchi in cui riflettersi? Ricomponevo la storia della vita di Germana e quella della mia vita: i fotogrammi si allineavano gli uni accanto agli altri (dovevo immaginare i fotogrammi assenti) in scansioni filmiche ininterrotte e dotate di senso. La cascata vertiginosa delle parole e dei gesti (dei ricordi) mi faceva precipitare in una condizione di sgomento e di estraneità: dove mi trovavo, da quali lontani paesi ero giunto in luoghi così diversi e così sconosciuti, cosa mi dicevano quegli occhi e quegli sguardi, quelle presenze e quelle assenze, di ciascuna di loro e di Germana? Non immaginavo, non riuscivo ad immaginare, come il tempo scorresse così rapido e così tumultuoso.

Cifre oscure e segrete, geroglifici stellari, si incidevano nella mia memoria: rinascevano i campi fioriti e i sentieri inondati di luce; risentivo la sua voce che leggeva le poesie, le sue e quelle di Giacomo Leopardi e di Guido Gozzano, ma anche quelle stremate e malate di Sergio Corazzini. La voce, le voci, che si spegnevano negli squarci del sorriso e dei gesti luminosi.

La mia vita nell'ospedale psichiatrico di Novara si iniziava, così, con questo incontro: con questa rinascita del tempo perduto; ma la storia di Germana si stava concludendo. L'allontanarsi dai luoghi, in cui si era svolta la sua prima adolescenza, si era accompagnato alla accentuazione della sua fragilità e della sua vulnerabilità; e, nell'oscillare da una condizione di depressione ad una di gioia panica, si definiva la malattia che la faceva soffrire. Germana incominciava, così, a entrare in ospedale psichiatrico e poi ad uscirne (la madre aveva scelto allora quello di Novara: qui ritornando dalla Sicilia): fino a quando, come accadeva con dolorosa frequenza, Germana veniva considerata come una malata perduta alla vita sociale; e si ritrovava chiusa, e anzi prigioniera, nel silenzio e nel deserto di uno dei reparti estremi dell'ospedale: dal quale era poi così difficile venire dimessa.

Non ero stato destinato a lavorare nel reparto in cui lei si trovava. Ciascuno dei (pochi) medici seguiva un gruppo di pazienti, e solo quello: spazi freddi e gelidi separavano medici e pazienti che si potevano incontrare talora lungo i viali dell'ospedale. Non vedevo Germana se non quando venivo chiamato per una qualche consulenza nel suo reparto; ma, al di là delle finestre sigillate, la potevo vedere da lontano: nella sua grazia sfiorita ormai e nel suo stanco sorriso. Mi salutava ogni volta con un gesto straziato della mano: dal quale sembravano rinascere speranze antiche: anche se slavate e ferite. Era, la sua, una mite (ofelica) follia: segnata da una indicibile sofferenza e da una bruciante nostalgia, da una memoria graffiata dai ricordi impazziti e da una disfatta crudele della speranza; ma non inaridita dagli anni di degenza.

Non ero da molto in ospedale quando la madre di Germana veniva a chiederne la dimissione: con lei sarebbe ritornata definitivamente in Sicilia. Così, in una serena giornata di autunno, con le grandi foglie ingiallite che riempivano i viali di colori multiformi, Germana lasciava l'ospedale; e da allora non l'ho più rivista: perduta in una lontananza mai colmata e mai dimenticata.

Le radici umane della follia

Sono molte le cose che ho scritto sulla psichiatria, sulla follia come sorella sfortunata della poesia (la definizione di Clemens Brentano coglie la dimensione di fragilità e di vulnerabilità, di alterità e *non* tanto di alienità, di indifesa rassegnazione e di mitezza, la *folie douce* di Maurice Blanchot [19], di interiorizzazione del reale e di friabilità, che entra a fare parte non solo delle esperienze neurotiche ma anche delle esperienze psicotiche: così stigmatizzate e così discriminate), ma oggi sulla scia della storia della mia vita in ospedale psichiatrico vorrei solo fare riemergere gli aspetti radicalmente umani ed emozionali delle esistenze, lontane e vicine del resto a ciascuno di noi, lambite o sfiorate dall'*altra* forma di vita che è quella della follia. Nella quale, come nelle acque altalenanti di un lago immobile nel suo silenzio e nella sua trasparenza, si intravedono e si riconoscono (talora dilatate e sfigurate, amplificate e radicalizzate) le emozioni antiche e le emozioni di oggi che fanno parte della vita ma che nella vita quotidiana, divorata dalla noncuranza e dalla distrazione, non sono più rintracciabili: perdute nella insignificanza e nella mondanizzazione. Le emozioni riscoperte [32] [34] [43] [54] [183] cambiano del resto le regioni tematiche della psichiatria.

Al di là di ogni riconsiderazione analitica dei modi di essere nella follia (intesa, lo ribadisco, come scenario palpitante di vita che sconfina fra vita astrattamente normale e vita istituzionalmente patologica), la mia intenzione è quella di avviarmi alla ricerca delle strutture costitutive della agostiniana interiorità nell'area delle emozioni che le costituiscono e le animano. Imbarcandomi pascalianamente in fragili zattere conoscitive e interpretative, che si muovono sulla scia delle grandi tesi scheleriane [189] [191] e schneideriane [194] [195] in ordine agli intrecci fra emozioni e vita soggettiva, e intersoggettiva, fra emozioni e tempo-spazio vissuti, l'attesa e la speranza sono le stelle polari di questo mio viaggio: nel quale mi faccio accompagnare da uno degli sfolgoranti pensieri di Friedrich Nietzsche: che si rivolge a chi fa filosofia ma che non può non valere anche per chi fa psichiatria: una psichiatria sensibile alla ricerca del *senso* delle cose: della vita.

"Bisogna essere capaci di ammirazioni impetuose e accogliere in cuore molte cose con amore: altrimenti non si è adatti a fare i filosofi. Occhi grigi e freddi non sanno il valore delle cose; spiriti grigi e freddi non sanno il peso delle cose. Ma, certamente: bisogna avere una forza contraria; saper volare in lontananze così vaste e lontane, da vedere in basso, molto in basso sotto di sé, anche le cose più ammirate, e molto vicino ciò che forse si è disprezzato." [156]

Archeologia della follia

Vorrei articolare ora una archeologia della follia: cercando di farne riemergere l'immagine radicale: non sempre ri-conosciuta dalla coscienza pubblica trascinata, come si sa, da mille pregiudizi a negare alla follia ogni umana significazione e, non di rado nella storia, ogni dignità.

Negli orizzonti tematici della psichiatria si nascondono le emozioni segnate e sigillate dalla vertigine del dolore e dell'angoscia, della speranza e dell'attesa, della luce e della notte, e talora dell'anelito fatale alla morte volontaria: come espressione talora di una cascata di illusioni bruciate dagli eventi della vita, e dal destino. Sono emozioni, certo, che fanno parte della vita: della vita di ogni giorno, e non sempre, ma anche della vita psicopatologica: nella quale le emozioni possono incendiarsi e ammalarsi, inaridirsi e svuotarsi di senso, oscurarsi e anche risplendere, testimoniando in ogni caso della vitalità delle anime ferite e travolte dalla sofferenza e dall'angoscia: dalle attese senza fine e dalle speranze frantumate che si inabissano in un tempo che *non* ha più la dimensione dell'avvenire: del futuro, e che è risucchiato nel vortice del passato. Sono emozioni che sono tornate ad essere tema elettivo, e non più banalizzato, della psichiatria. Sono emozioni, modi di essere e modi di vivere, che non possono essere colte e decifrate fino in fondo se ci si limita ad analizzarle con gli strumenti della conoscenza razionale (della ragione calcolante e geometrica); perché si rivelano nella loro autentica e complessa dimensione psicologica e umana *solo* se alla conoscenza razionale si unisca quella intuitiva [17] [33] [195] [222]: la conoscenza che nasce dalle ragioni pascaliane del cuore. Il cuore in fiamme come metafora viva che ci avvicina alla cifra segreta e indelebile della condizione umana *tout court*: anche, e soprattutto, quando sia sfiorata dai venti della follia che si esprima in una esperienza psicotica: dissociativa, o depressiva.

Cosa è allora la follia, e quali sono gli elementi tematici che la costituiscono nei suoi orizzonti di senso? La prima immagine, che si ha della follia, ci porta a identificarla in una forma di vita a cui la nostra sia radicalmente estranea: in una forma di vita nella quale abbiano ad alternarsi insignificanza esistenziale, dissociazione mentale, incapacità di provare emozioni, indifferenza ai valori e insensibilità, aggressività e, *slogan* che riunisce ciascuna di queste connotazioni negative, violenza. Questa è l'immagine dominante, e scientificamente insostenibile, che sigilla la *Gestalt* (la ragione d'essere) della follia.

La follia non si esprime nella violenza, non è evento naturale desertificato dalla insignificanza, ma è in ogni caso esperienza storica: anche se intessuta di angoscia e di sofferenza, di tristezza e di disperazione. La violenza, che talora si manifesta nelle aree della follia, è radicalmente meno frequente [79] che non nella "normalità": cosa che si tende facilmente a ignorare e a rimuovere. La follia non è qualcosa che sia estraneo alla condizione umana: in alcuni di noi, certo, si manifesta con un *diapason* fiammeggiante di dissociazione e di angoscia, ed è allora la malattia, ma la follia, come gli studi di Ludwig Binswanger [17]

[18] hanno dimostrato, è *una* possibilità umana con le sue ombre e le sue agostiniane inquietudini: con le sue distorsioni e le sue incandescenze emozionali; alle quali, del resto, cerchiamo ogni volta di sfuggire: rimuovendole febbrilmente e senza intenderne i significati e le ambivalenze. La follia insomma non è qualcosa che allontani, e disgiunga radicalmente, quelli che *non* ne siano sfiorati e quelli che ne siano lambiti, o sommersi, e per questo esclusi dalla comunità e dalle comunità. Fra la condizione umana "normale" e quella psicotica ci sono, invece, passaggi e transizioni: che si devono tenere presenti.

Quando una esperienza psicotica entra in noi

Cosa ci è possibile scorgere nelle falde profonde della nostra interiorità, della nostra soggettività, quando una esperienza psicotica entra in noi: nel nostro mondo psicologico e umano?

L'esperienza della colpa e del dolore morale, quella della tristezza e dell'angoscia, quella delle attese e delle speranze raggelate, quella della solitudine che si trasforma rapidamente in isolamento autistico, quella del tempo vissuto che si lacera e si frantuma, quella della morte e del morire, quella della libertà (interiore) ferita e compromessa, quella della distorta (allucinatoria e delirante) percezione del reale, sono alcune delle (metamorfosate) esperienze che una forma di vita psicotica trascina con sé: in sequenze tematiche tumultuose. Certo, sono esperienze, queste, che ogni paziente, in misura più o meno intensa, può cogliere in sé, nella propria interiorità, e che nondimeno riesce ad esprimere se ci sono attitudini alla partecipazione e alla immedesimazione emozionali da parte dell'ambiente familiare e dei contesti (psico)terapeutici. Se questo non avviene, se non c'è dialogo e colloquio [33] [187] [200] [212], ogni paziente sprofonda sempre di più in un vortice autistico: perdendo ogni desiderio e ogni nostalgia dell'altro-da-sé.

Ascoltando una paziente, un paziente, nella misura in cui si riesca a creare una relazione psicoterapeutica, si constata (si può constatare) in loro la presenza di queste radicali esperienze psicologiche e umane: nel solco, certo, di una angoscia e di una tristezza che in esse non mancano mai e che ci sono anche in noi: benché con una diversa incandescenza emozionale e con una diversa risonanza interiore; ma in ogni caso l'angoscia e la tristezza sono le strutture portanti di ogni forma di vita: psicotica e non-psicotica.

Cosa ci dicono allora l'angoscia e la tristezza (che è il nocciolo indelebile di ogni depressione) in ordine al senso della condizione umana nelle sue crisi e nei suoi naufragi?

Molte cose, direi, e fra queste una che vorrei sottolineare: nel cuore di ogni emozione, anche delle emozioni più dolorose e apparentemente al di là di ogni orizzonte di senso, si nasconde almeno una scheggia di palpitante umanità e di inesauribile trascendenza: che ci induce a riconsiderare anche la tristezza e l'angoscia nella loro radicale significazione esistenziale: sottraendole a qualsiasi immediata connotazione patologica. Non solo, del resto, nelle depressioni psicotiche ma anche nelle schizofrenie l'angoscia e la tristezza sono sintomi di emblematica significazione psicopatologica e clinica.

La notte oscura

Al di là degli aspetti psicopatologici e clinici della depressione, quanti lavori ho svolto su questo tema [28] [29] [30] [31] [33] [35], vorrei ora dire qualcosa sulle possibili risonanze interiori che nascano in noi dinanzi a questa ineliminabile esperienza umana: nella quale sembra a volte rispecchiarsi la notte oscura [104] come è stata rivissuta da Juan de la Cruz. Certo, sapere guardare dentro di sé, negli abissi della nostra interiorità, e sondare le emozioni, gli stati d'animo, le immaginazioni, che sono in noi, sono le premesse a riconoscere le emozioni, gli stati d'animo e le notti oscure, che sono negli altri, e a fondare relazioni interpersonali significative e dotate, quando sia necessario, di prospettive terapeutiche.

Cosa facile e difficile nelle comuni quotidiane relazioni, ma cosa molto più arrischiata e complessa nelle relazioni che abbiamo con persone travagliate da problemi psico(pato)logici e in particolare da una depressione.

Quali controrisonanze emozionali proviamo dinanzi a persone rassegnate e tristi, inerti e silenziose, e ancora quali emozioni e quali immaginazioni, quali pensieri e quali stati d'animo, riusciamo a ri-conoscere in esse? Quante sono, allora, le persone depresse, c'è una depressione clinica ma c'è anche una depressione infraclinica, con cui chiunque di noi, ma soprattutto chi è impegnato nel sociale (come ha scritto una volta Walter Schulte [199], un altro dei grandi psichiatri tedeschi, la psichiatria o è psichiatria sociale o non è psichiatria), ha a che fare, e quante sono le occasioni di incontro, di ascolto o di scacco, a cui ciascuno di noi è esposto nella sua vita. Muovendo da una situazione concreta e sempre più frequente, come è questa della depressione nelle sue diverse forme, il discorso sulla interiorità e sulla esteriorità, sulle attitudini che sono, o *non* sono, in noi ad ascoltare e ad analizzare le nostre risposte emozionali (le nostre risonanze controtransferali), e a cogliere e a tematizzare quelle altrui, rinasce immediatamente nella sua grande importanza.

Le cose non si esauriscono qui, ovviamente, e altro vorrei dire sui modi con cui una persona depressa, e non solo in un contesto ambulatoriale e ospedaliero ma anche in un contesto familiare, è accolta ed è compresa nella sua sofferenza: nella sua angoscia e nella sua disperazione, nella sua possibile autoaggressività e nella sua nostalgia straziata di uno sguardo nutrito di amicizia e non di indifferenza.

(Ci sono alcune splendide lettere di Rainer Maria Rilke [181] ad un giovane poeta che ci fanno riconoscere l'inconfondibile dimensione interiore della tristezza: della depressione. Questa non è considerata come una esperienza svuotata di senso ma come una esperienza nella quale qualcosa di nuovo, qualcosa di sconosciuto, entra in noi. Quando ci accade, e non può non accadere ogni giorno, di confrontarci con una persona graffiata dalla tristezza, vorrei che le parole del grande poeta praghese ci aiutassero a coglierne i significati oscuri e luminosi. Ma altre bellissime parole di un poeta austriaco, quelle di Hugo von Hofmannsthal, dilatano i confini nella comprensione eidetica della tristezza: "La tristezza è un concetto nella lingua vera e propria, ma nel linguaggio della vita ci sono migliaia di tristezze: la tristezza che si prova nel non vedere altro che rocce, mare e cielo; la tristezza di quando, magari sentendo l'odore di fragole fresche, si pensa a certi giorni d'infanzia; la tristezza negli occhi stanchi di certe scimmie; la tristezza affatto diversa di quando il sole tramonta in un certo modo; e ancora così tante altre tristezze, no? Le parole non sono di questo mondo, sono un mondo a sé stante, un mondo del tutto indipendente, come il mondo dei suoni" [94]. Cosa si può dire ancora di una esperienza umana così comune a ciascuno di noi e così misteriosa?)

Siamo feriti e contagiati dal dolore talora inespresso e dalle speranze recise che ci sono nella depressione, o ne siamo angosciati temendo di rivivere in noi sentimenti analoghi, o ne siamo allontanati dalla incapacità di stare in relazione con esistenze, come queste, imprigionate in una solitudine e in una lontananza dal mondo crudeli e straziate? Ci sono in noi parole e gesti che riescano a testimoniare una vicinanza psicologica e umana che non sia vissuta come sopraffazione, o come illusionale allestimento scenico?

Non basta in ogni caso non essere angosciati e respinti dalla disperazione e dalla indicibile tristezza, che fanno parte della depressione, e questo perché, se non sentiamo una reale partecipazione emozionale ai gorghi di sofferenza, che ci sono in essa, non riusciremmo mai ad essere di aiuto a chi sta così male: a persone che hanno bisogno di gesti sommessi, mai gridati, e di parole semplici e silenziose: di parole a noi leggere. Anche gesti banali e convenzionali, come dare la mano ad una paziente, o ad un paziente (quante volte, in una giornata, ripetiamo un gesto come questo senza alcuna emozione e senza alcuna attenzione al senso della cosa), quando ci sia in gioco una condizione di grande depressione, possono destare sollievo (qualche volta) ma anche inquietudine.

(La disperazione, che è una depressione ancora più radicale e inesorabile, quante volte mi è capitato di intravederla negli occhi e nei volti delle pazienti che in ospedale psichiatrico stavano così a lungo; ed è la disperazione (l'angoscia disperata) che c'è in una strepitosa tavola [36] di Egon Schiele: *Madre e bambino*. Cosa vede il bambino biondo con gli occhi azzurri sbarrati (di un azzurro stremato e allucinato che ricorda metaforicamente l'azzurro delle poesie di Georg Trakl) che si perdono in un paesaggio infinito? C'è smarrimento e disperazione in questi occhi che ti inseguono anche quando non li vedi e che sono, anche, riempiti di gentilezza e di stupore. L'angoscia del figlio sembra svanire dinanzi alla disperazione della madre che ha gli occhi chiusi in una attesa disperata della morte ormai imminente. La mano della madre è arida e prosciugata: quasi senza vita; mentre quella del bambino chiede disperatamente aiuto nella sua indicibile tenerezza. Il rosso scarlatto delle labbra della madre è anche quello delle labbra del figlio: in una disfatta concordanza tematica che rimanda ai confini fra la vita e la morte: fra la vita che sta spegnendosi nella madre e che sta rinascendo nel figlio. Il senso della fragilità e della evanescenza delle cose, dei volti e dei corpi, rinasce crudelmente da queste figure accorate e strazianti.)

I bagliori dell'angoscia

L'angoscia, questa emozione radicale e costitutiva della condizione umana, sale e scende vertiginosamente nella vita di ciascuno di noi: sfiorandoci a volte, e a volte sommergendoci ed escludendoci da ogni altra emozione. L'angoscia esistenziale che *non* è segno di malattia e che è epifania di fragilità e di vulnerabilità ma anche di sensibilità e di captazione dell'indicibile e dell'invisibile: nel senso immemoriale di Georges Bernanos [12]. L'angoscia neurotica che nasce da conflitti acuti e talora laceranti: espressione di infanzie e di adolescenze ferite, e divorate a volte dalla solitudine e dall'abbandono. L'angoscia psicotica che si radica nelle esperienze depressive sconvolte dal desiderio di morire e dalle spine roventi della colpa, e della condanna, e nelle esperienze schizofreniche risucchiate nel vortice dei deliri e delle allucinazioni. Queste angosce, queste diverse forme di angoscia, che possono sconfinare l'una nell'altra: legate insieme dal filo sottile della metamorfosi: dell'io e del mondo: dei modi diversi di essere in relazione con sé e con gli altri; in una circolarità senza fine. L'angoscia e le angosce che le parole dolorose e fuggitive rivelano e nascondono, e che soprattutto i volti e gli sguardi lasciano intravedere nei loro bagliori.

Ci sono emozioni, friabili e impalpabili, come sono ad esempio la gioia e la mitezza, che non si accompagnano a modificazioni nei modi con cui si esprima il corpo (il corpo vissuto); ma ci sono emozioni, come l'angoscia in particolare, alle quali si accompagnano istantaneamente modificazioni radicali nel linguaggio del corpo, nel linguaggio dei volti e dei gesti. Quando l'angoscia, quella neurotica e quella psicotica, ma anche quella esistenziale, scende in noi, si oscurano gli orizzonti della nostra vita: qualcosa di ignoto, e non sappiamo di dove nasca, entra nella nostra vita e le toglie ogni sicurezza: recidendo la continuità e la identità dell'io e del mondo in cui l'io si riflette. La sensazione, che la morte sia vicina, trascina con sé la crescita vertiginosa di una disperazione senza fine che non ha più parole per esprimersi e che solo nelle linee frantumate del volto riesce a comunicare il senso delle cose. Risalire dalle parole che non ci sono più, e dai gesti (dai volti e dagli occhi) che si sono compiuti, a quelle che sono le esperienze interiori delle pazienti e dei pazienti (lo diveniamo tutti quando l'angoscia ci divora), è cosa di radicale importanza non solo al fine di una diagnosi (ci sono sguardi che dicono le lacerazioni dell'anima e che alludono al terrore dell'essere perseguitati e alle voci che annunciano il tracollo del mondo) ma anche al fine di una decifrazione degli stati d'animo dolorosi e disperati: altrimenti insondabili.

(In uno splendido quadro *Le maschere e la Morte* di James Ensor [36] mi sembra di cogliere il divampare di una angoscia che trascina con sé risonanze emozionali incandescenti e quasi insostenibili. Queste maschere dai colori accesi e sfrenati (il rosso scarlatto e bruciante, il bianco allucinato e desertico, il nero cupo e rabbrividente), che nascondono i volti e gli sguardi, le emozioni e le angosce che nei volti e negli sguardi si riflettano, lasciano intendere i fremiti dell'indicibile e dell'inesprimibile; e guardiamo queste maschere divorati da una febbrile sensazione di sgomento e di inquietudine senza fine. I volti, che non si vedono, sembrano nondimeno frantumare le maschere che li nascondono: manifestando l'angoscia della morte che ci sembra di presagire al di là delle maschere. La figura della morte è in ogni caso collocata al centro del quadro: dagli occhi, dalle orbite vuote e spettrali, riemerge un torrente inarrestabile di angoscia che si fa fatica a tollerare. Ma l'angoscia, che diviene orrore, non è solo espressa dalla rappresentazione del teschio, delle orbite, dei volti nascosti e dalle maschere che li nascondono, lasciandoci immaginare le emozioni più sconvolgenti, ma anche dalla enigmatica e crudele alleanza fra colori discordanti e impazziti: nei quali ci perdiamo divorati dall'angoscia.)

L'angoscia allora come componente ineliminabile ed emblematica della vita: di quella non-psicotica e di quella psicotica: benché con diverse tematiche nell'una e nell'altra.

Da una lettera [178] di Rainer Maria Rilke, questo grande poeta dalle magiche qualità liriche ma anche dalle grandi profondità di pensiero (Martin Heidegger, chi non lo conosce?, ha scritto [80] una volta che in Rilke vedeva rispecchiato il suo pensiero filosofico espresso in forma poetica), vorrei stralciare un brano che ci immerge nella quotidiana esperienza dell'angoscia. "Oh, mille mani hanno costruito la mia angoscia, ed essa, che era un villaggio remoto, è diventata una città, una grande città in cui accade l'indicibile. È cresciuta senza sosta e ha tolto tutto il verde al mio sentire, che non dà più frutti. Già a Westerwede cresceva l'angoscia, e case e vie sorgevano dall'angoscia dei fatti e delle ore che là trascorrevano. E quando giunse Parigi, l'angoscia divenne subito immensa"; e infine: "quelle angosce, che ogni giornata mi rovesciava addosso, svegliavano cento altre angosce, ed esse si ergevano in me contro di me, e si alleavano, e io non riuscivo a vincerle".

Il dilagare dell'angoscia in noi, il suo trasformare i paesaggi dell'anima in accelerazioni vorticose, il suo riassorbire ogni altra emozione e il suo sprigionare cento altre angosce, sono splendidamente descritti da Rilke.

L'angoscia è una emozione che, come la emozione sorella della tristezza, trascina con sé metamorfosi nei modi di essere nel mondo e di essere con gli altri; ma che talora fa rinascere in noi risorse interiori che senza di essa rimarrebbero magari imprigionate. La incapacità a provare emozioni, anche quelle dolorose come sono la tristezza e l'angoscia, è segno di malattia: forse [197] ancora più acuta che non quella di esserne lambiti e perfino di esserne assediati. L'angoscia può essere arginata e curata; mentre la mancanza di emozioni, anche la mancanza di angoscia, non ha farmaci che possano farla riemergere.

In ogni caso, ci sono pazienti che, quando si conclude una psicoterapia, si sentono sensibilmente meglio *non* perché l'angoscia sia scomparsa dal loro orizzonte di esperienza *ma* perché l'angoscia, così lacerante e così inaccettabile prima della cura, si è adeguatamente e serenamente (questo è il senso nuovo delle cose) ricollocata nel cammino della loro vita: sciogliendosi, e venendo meno, l'inconoscibilità e la insondabilità che la contrassegnavano. Senza ovviamente idealizzarla (cosa priva di senso), ma senza nemmeno anatemizzarla fino in fondo, ciascuno di noi la riconosca nelle sue espressioni tematiche e nelle sue metamorfosi [75]: ascoltandola e interpretandola.

(Nell'opera più celebre di Edvard Munch (*Il grido* del 1893) è rappresentata una persona aggredita dall'angoscia e dall'orrore, dalla disperazione e dall'orrore. L'angoscia è testimoniata dalla bocca spalancata, dagli occhi sprofondati nelle orbite, dalle mani accostate alle orecchie per difendersi dai suoni del mondo: dalle voci allucinatorie. L'angoscia, e il presagio della fine del mondo, si riflettono nella fisionomia spettrale del volto divorato dall'espressione dilaniata del grido: che ci sembra quasi di sentire. I colori del paesaggio, dagli arancioni del cielo all'azzurro prosciugato dei fiordi, riverberano la impossibilità di vivere, di continuare a vivere, nella imminenza di una fine delle cose.

Nel suo diario [149] Munch descrive le esperienze vissute che hanno accompagnato la creazione dell'opera: "Una sera passeggiavo su per una strada di montagna vicino a Kristiania insieme a due amici: a quel tempo la mia anima era scossa. Il sole stava tramontando: era quasi scomparso, precipitato sotto l'orizzonte. Era come una spada di sangue fiammeggiante sparsa nella volta celeste. L'aria era diventata sangue con lamine di fuoco taglienti. Le cime delle montagne erano diventate azzurro scuro. I fiordi si spalancavano tra freddi azzurri e gialli fiammeggianti". Le percezioni malate (patologiche) si manifestano poi in sequenze tematiche che, da allucinazioni visive (la spada di sangue che si infiamma e l'aria che diviene sangue con queste lamine di fuoco taglienti), sconfinano in emblematiche allucinazioni uditive. "I volti dei miei amici si trasformarono in taglienti sfumature di giallo quasi bianco. Avvertii come un grido e realmente sentii un grande grido. I colori della natura, le linee della natura. Linee e colori vibrarono al movimento. Queste oscillazioni non provocarono solo oscillazioni visive ma anche oscillazioni sonore per cui realmente sentii quel grido. Allora dipinsi *Il grido*."

Una angoscia fredda e bruciante insieme si snoda in questi pensieri e in queste immagini: tracce psicotiche inconfondibili e fosforescenti che si trasfigurano nondimeno in espressioni artistiche dalle quali scompare ogni condizionamento patologico: incenerito dalla luce abbagliante della creazione: delle grammatiche [207] della creazione. L'angoscia insomma come matrice di sofferenza infinita e, insieme [32], di metamorfosi creativa del reale. L'angoscia che nasce anche dalla enigmatica e crudele alleanza fra colori discordanti e impazziti: nei quali ci perdiamo divorati anche noi dall'angoscia.)

La cascata dei pregiudizi

La dimensione psicopatologica e clinica, fenomenologica e antropologica, delle esperienze psicotiche (della follia in senso lato e metaforico), che sono venuto delineando in queste pagine, *non* è qualcosa di astratto e di rapsodico ma qualcosa che nasce dalla esperienza clinica: dalla esperienza che mi è stato possibile realizzare, in particolare, negli anni di ospedale psichiatrico: confrontandomi di giorno in giorno, senza discontinuità, con i destini di pazienti seguite in ogni momento della giornata. Questa, che è una immagine radicale e rigorosa della sofferenza psichica comunque la si voglia definire, è stata nel passato, ma è ancora oggi, sfigurata e ribaltata da una cascata di pregiudizi: ostinati e ingiusti, crudeli e dilaganti: che alimentano una immagine ben diversa e del resto insostenibile dei disturbi di cui si occupa la psichiatria.

Questo problema, il problema della stigmatizzazione, assume una importanza crescente, e mi induce a qualche riflessione. La stigmatizzazione (la definizione nasce da *stigma* come contrassegno deformante, come marchio e come impronta, che nella antica Grecia [55] [157] veniva impresso sulla fronte di schiavi e "malfattori", e ha indicato poi con radicali slittamenti semantici le stigmate, o stimmate) dei disturbi psichici è una evenienza sempre più importante socialmente alla quale non è facile sfuggire e alla quale si associano fenomeni di separatezza e di emarginazione, di svalutazione e di perdita di prestigio sociale. Le ricerche sociologiche [64] [79] hanno dimostrato quali sensibili conseguenze negative, psicologiche e sociali, nascano in noi quando nel corso della nostra vita *non* siamo accompagnati da un qualche prestigio sociale: da un qualche riconoscimento dei (pochi, o tanti) valori che esistano in noi; e alla perdita di prestigio sociale, come quella causata dalla falsa immagine della follia, si associano timore, rifiuto, diffidenza, aggressività e glaciale indifferenza nell'ambiente sociale e familiare in cui si vive. Cresce fatalmente la fatica di vivere: le relazioni interpersonali divengono precarie e difficili sulla scia, anche, della intuitiva percezione della paura e della diffidenza che si intravedono negli sguardi e nei gesti delle persone con cui ci si incontra.

Le influenze stigmatizzanti trascinano con sé come loro ultima frontiera l'allontanamento e l'isolamento sociali: la solitudine nella sua radicale dimensione psicologica e umana che dilata le sofferenze e le insicurezze rendendole ancora più laceranti e talora insostenibili.

La più generalizzata e tranciante emarginazione dei pazienti con disturbi psichici si è concretata, come si sa, nell'Ottocento e nel Novecento con la edificazione degli ospedali psichiatrici: luoghi non tanto di cura quanto di sorveglianza. Luoghi lontani abitualmente dai nuclei abitati e sigillati dalle alte mura (reali e simboliche) della separazione e della stigmatizzazione. Luoghi, ancora, in cui si entrava e da cui non si usciva più, e in ogni caso non si usciva se non dopo periodi non brevi di tempo. Luoghi in cui, non certo a Novara, ancora venticinque anni dopo la scoperta e la utilizzazione degli psicofarmaci, si continuava a negare la dignità dei pazienti: a lungo contenuti. Luoghi in cui la stigmatizzazione crudele si accompagnava all'insieme di pregiudizi sulla (pretesa) inguaribilità dei disturbi psichici e sulla violenza (sulla aggressività incontrollabile) dei pazienti. Luoghi davvero definibili talora come "fosse dei serpenti" che hanno continuato a sopravvivere, in Italia, fino al 1978 quando la legge di riforma psichiatrica ne ha avviata la chiusura.

Così, la più sistematica e la più inumana stigmatizzazione dei pazienti psichici è ora, almeno in Italia e in alcuni paesi occidentali, cancellata; ma cosa dire della stigmatizzazione sotterranea che si agita nella coscienza delle persone "normali", e nella opinione pubblica trainata dagli strumenti di comunicazione mediatica agli infiniti pregiudizi sulla sofferenza psichica?

(L'immagine della follia, dell'altro mondo in cui in essa si vive e si sogna, riemerge sulla scia di una sconvolgente *climax* emozionale da un dipinto [36] di Lorenzo Viani: dal titolo emblematico: *Il folle*. L'angoscia sigilla, fulgida e destinale, le due figure umane rappresentate che hanno nei loro volti una tematica espressiva radicalmente diversa. Il volto dell'uomo ha occhi ghiacciati e spiritati: animati da una paura e da uno sgomento senza fine. Questa impressione è accentuata dalla presenza di capelli scarmigliati e di una barba incolta, e ancora di una lunga catena che scende su di una camicia di un blu scuro e spento. Nel volto e negli occhi, nella sua figura, le stigmate inconfondibili dell'*autre monde* [31] [148] risaltano con una stupefatta aderenza immaginale alla realtà clinica e psicopatologica; e la scena è ancora più dolorosa (si fa più straziante) nella contestuale presenza di una donna che gli è vicina. È una figura dal volto dolce e sospeso nella sua fragile tenerezza; e lo sguardo è immobile e diafano: perduto in una lontananza insondabile e misteriosa. Questa esile figura, vestita di nero, dai lineamenti ben disegnati e fermi non può non rendere ancora più riconoscibile la scompensazione psicotica, dilaniata dall'angoscia, della figura maschile. Un dipinto che ferisce e che porta con sé uno sciame di inquietudini e di smarrimenti.)

Quanta diffidenza, quanta paura, quanta incapacità a cogliere l'immagine autentica e umana della sofferenza psichica, quanti pregiudizi nel confrontarsi con la sua dimensione interpersonale e sociale, quante resistenze nel seguire il cammino della conoscenza interiore che ci farebbe riscoprire il senso *comune* del dolore e della sofferenza, dell'angoscia e della tristezza, quanta poca riflessione e disponibilità all'ascolto, ci accompagnano nella nostra vita, e allora quanti pregiudizi inaridiscono le nostre azioni e la nostra comprensione dei modi di essere e di sentire delle persone che stanno male: divorate dalla disperazione e dalla nostalgia, dall'angoscia e dalla solitudine.

Le conseguenze sociali di una diagnosi psichiatrica, di una degenza ospedaliera in psichiatria, di una semplice terapia farmacopsichiatrica, sono ancora oggi molto alte e talora devastanti: tali, a volte, da determinare la presenza di una "seconda malattia" [64] [79] che si aggiunge alla malattia originaria. Ne viene, così, influenzata la evoluzione, e ne vengono accentuate l'angoscia e la tristezza: matrici talora di una disperazione senza fine che può accrescere il rischio di autoaggressività: di suicidio: oggi sintomo emergente non solo nelle depressioni ma anche nelle schizofrenie [22] [31] [53] [145] [163].

Una condizione depressiva, non dovremmo soffrirne tutti?, è accettata e tollerata: nella misura in cui *non* si accompagni a degenze ospedaliere. Se questo avviene, le cose cambiano: rinascono immediatamente i fenomeni di stigmatizzazione e di esclusione. Si fantastica di connotazioni ereditarie della depressività; e, se si fa depressa una madre, che abbia bambini ancora piccoli, si teme che possa fare loro del male e che, anche guarita, non possa continuare a occuparsene. I pregiudizi, e le stigmatizzazioni, hanno a che fare soprattutto con la schizofrenia: con la diagnosi di schizofrenia; e questo al di là della evoluzione clinica della malattia che è oggi curabile e anche guaribile [22] [31] [145] [184] [186]. Fra gli stereotipi stigmatizzanti questi sono i più frequenti [79]: la schizofrenia è contagiosa (stereotipo diffuso in particolare nei paesi in via di sviluppo: cosa che induce ad escludere ogni paziente da una vita sociale e professionale); la schizofrenia è causata da spiriti maligni (stereotipo presente talora anche nella nostra cultura); la schizofrenia trascina alla violenza incalcolabile e imprevedibile; la schizofrenia rende incapaci di intendere e di prendere decisioni; la schizofrenia è una malattia ereditaria nella quale i fattori ambientali non hanno alcuna importanza.

Le stigmatizzazioni radicali, come quelle che si rivolgono alla schizofrenia (alle persone che ne soffrano), non solo svolgono una azione drasticamente negativa sull'andamento della malattia ma rendono ancora più problematico l'inserimento sociale dei pazienti: indeboliti dalla malattia e dai pregiudizi che su di essa si stratificano. Sulla scia dell'una e dell'altra realtà crescono, così, gli ostacoli nel ritornare al lavoro, o nel ritrovarne un altro, e cresce il rischio di perdere ogni precedente legame familiare.

Ora, cosa è possibile fare, cosa è possibile dire, nel contesto di questo discorso sulla grande importanza dei pregiudizi nel rendere ancora più difficile la vita psicotica nelle sue dimensioni individuali e relazionali? Come è possibile articolare e realizzare modelli (direi) sociopolitici di intervento che, accompagnandosi a quelli svolti dalla psichiatria sociale, facciano riemergere l'immagine autentica e dilemmatica delle esperienze psicotiche?

Sono domande, queste, dinanzi alle quali le risposte possibili sono incrinate dalla forza dei pregiudizi e delle stigmatizzazioni alleate al potere degli strumenti mediatici di comunicazione che queste stigmatizzazioni e questi pregiudizi alimenta e diffonde: così orientando la percezione che della sofferenza psichica ha l'opinione pubblica. In ogni caso, al di là di questo, ci sono segni di un cambiamento nella percezione della malattia, in psichiatria, anche se non ancora della schizofrenia. La cancellazione degli ospedali psichiatrici, la realizzazione di una psichiatria ambulatoriale e domiciliare, e non solo ospedaliera, la collaborazione con i movimenti di volontariato e con la scuola, quando questo avvenga come in alcune bellissime iniziative di sensibilizzazione al senso della sofferenza psichica che si sono svolte [138] ad Innsbruck, in Austria, sono cose che non spengono la speranza.

II. Le figure dell'attesa e della speranza

È la "speranza" una creatura alata
che si annida nell'anima –
e canta melodie senza parole –
senza smettere mai –

E la senti dolcissima nel vento –
e ben aspra dev'essere la tempesta
che valga a spaventare il tenue uccello
che tanti riscaldò –

Nella landa più gelida l'ho udita –
sui più remoti mari –
ma nemmeno all'estremo del bisogno
ha voluto una briciola – da me.

EMILY DICKINSON, *Tutte le poesie*

1. Alla ricerca del tempo perduto e ritrovato

Alcuni essenziali problemi della condizione umana (l'angoscia, la speranza, l'attesa, la disperazione, la malinconia, la colpa, l'esperienza del tempo e quella dello spazio) sono area tematica di una riflessione non solo psicopatologica ma anche filosofica e letteraria. Cambiano le categorie ermeneutiche e le modalità descrittive ma i problemi sono gli stessi; nella misura in cui la psicopatologia (nucleo palpitante e vivo di ogni psichiatria) e discipline filosofiche, e letterarie, si interrogano sul *senso* della vita e di ogni esperienza che della vita fa parte. Dalla psicopatologia, nella quale i fenomeni della vita si colgono nella loro trasparenza segreta (quando le acque di un fiume, del fiume della vita, si fermano ciò che sta al fondo delle acque si mette in palpitante evidenza), possono nascere elementi che contribuiscano alla comprensione dei problemi radicali della condizione umana. Fra questi problemi vorrei, analizzata finora la grande area tematica della follia nei suoi aspetti emblematici (psicologici e umani), riflettere sulla attesa e sulla speranza, e sul tempo che le costituisce nella loro struttura portante. Cambiando i punti di vista di una ricerca cambiano anche gli orizzonti di senso a cui si giunge.

Il tempo

Non c'è esperienza psicologica e umana che non si accompagni alla presenza del tempo; ma non c'è solo il tempo dell'orologio, il tempo geometrico che scandisce le ore in uguale misura per ciascuno di noi e che è ovviamente estraneo ad ogni risonanza interiore (emozionale). Non c'è solo il tempo della clessidra, ma c'è anche il tempo interiore: il tempo soggettivo che è il tempo vissuto e il tempo che cambia in ciascuno di noi di momento in momento, di situazione in situazione: il tempo che, indipendentemente dalla scansione cronologica delle ore, ci fa vivere in misura diversa una uguale estensione temporale.

Sono esperienze, queste, che non possono non essere presenti alla nostra coscienza. Quando siamo stanchi, o tristi, o annoiati, noi abbiamo una percezione interiore (soggettiva) del tempo radicalmente diversa da quella che c'è invece in noi quando siamo lieti, o siamo pieni di interesse per qualcosa.

Un'ora di tempo diviene così lunga e interminabile, nel primo caso, e breve e tumultuosa nel secondo caso; e questo in connessione tematica con i nostri diversi stati d'animo e le nostre diverse emozioni: che si riflettono immediatamente nella percezione soggettiva che ciascuno di noi ha del tempo.

Ciascuno di noi ha un domani dinanzi a sé: anche se non ne conosciamo le forme, le figure, gli aspetti, le luci, le ombre, le dimensioni liete o dolorose. Il fluire agostiniano e bergsoniano [9] del tempo, che dal passato sconfina nel presente e dal presente si trascende nel futuro, scorre in noi: senza che in noi sia sempre presente la coscienza di questa articolazione e di questa disarticolazione: l'una alleata all'altra. Quando siamo ansiosi e agitati, stanchi e annoiati, tristi e segnati dal dolore, lieti e sereni, lo scorrere del tempo si modifica nelle sue scansioni interiori: che si correlano con quelli che sono gli stati d'animo e le emozioni in cui siamo di volta in volta immersi. Sulla scia delle esperienze, che la psichiatria ci consente di fare, quando dilaga in noi una depressione radicale, il presente è risucchiato ininterrottamente dal passato che cresce tumultuoso come un fiume senza un lago, o senza il mare, in cui confluire; e il futuro si sbreccia e si frantuma: dissolvendosi. Quando invece è la gioia a vivere in noi, benché sia una emozione fragile e impalpabile, il presente si dilata nel passato e nel futuro: in una circolarità senza fine che si accompagna alla soggettiva percezione di un tempo fluido e liquido.

Come è mai possibile riflettere su questo tema senza richiamarsi al discorso prodigioso di Agostino che sulla esperienza interiore, sulle dimensioni soggettive, del tempo ha scritto le cose ancora oggi attualissime dell'undicesimo libro [1] delle *Confessioni*?

"Cos'è dunque il tempo? Se nessuno m'interroga, lo so; se volessi spiegarlo a chi m'interroga, non lo so. Questo però posso dire con fiducia di sapere: senza nulla che passi, non esisterebbe un tempo passato; senza nulla che venga, non esisterebbe un tempo futuro; senza nulla che esista, non esisterebbe un tempo presente."

Un'altra citazione da questo libro che non può non accompagnare la vita di ciascuno di noi: almeno nei momenti oscuri e dolorosi della nostra vita.

"Due, dunque, di questi tempi, il passato e il futuro, come esistono, dal momento che il primo non è più, il secondo non è ancora? E quanto al presente, se fosse sempre presente, senza tradursi in passato, non sarebbe più tempo, ma eternità. Se dunque il presente, per essere tempo, deve tradursi in passato, come possiamo dire anche di lui che esiste, se la ragione per cui esiste è che non esisterà?"

La riflessione, poi, sulle diverse componenti del tempo (il presente, il passato e il futuro) e sulla loro diversa connotazione psicologica.

"Un fatto è ora limpido e chiaro: né futuro né passato esistono. È inesatto dire che i tempi sono tre: passato, presente e futuro. Forse sarebbe esatto dire che i tempi sono tre: presente del passato, presente del presente, presente del futuro. Queste tre specie di tempi esistono in qualche modo nell'animo e non vedo altrove: il presente del passato è la memoria, il presente del presente la visione, il presente del futuro l'attesa. Mi si permettano queste espressioni, e allora vedo ed ammetto tre tempi, e tre tempi ci sono."

Dagli abissi della nostra interiorità rinascono, così, le articolazioni interne di un tempo che non ha nulla a che fare con il tempo dell'orologio e che ha consentito alla psichiatria di cogliere il senso profondo delle esperienze umane con cui essa ha a che fare, e che sono costituite dalla infinita schiera delle emozioni: delle emozioni squillanti e delle emozioni silenziose, e dolorose: delle emozioni che si fanno passioni e delle emozioni che sono strumento di conoscenza intuitiva: così diversa, certo, dalla conoscenza razionale: come, fra gli altri, la luminosa intelligenza creativa di Giacomo Leopardi [121] ci ha dimostrato: una volta per tutte. Non c'è attesa, e non c'è speranza, senza il tempo (il tempo interiore) così splendidamente analizzato da Agostino; e sulla sua scia il tempo è entrato trionfalmente nel cuore della riflessione filosofica e psicopatologica.

(Certo, la matrice agostiniana e pascaliana del tempo interiore è quella che anima il grande discorso narrativo di Thomas Mann e di Marcel Proust; ma in *Austerlitz* [201], un romanzo contemporaneo di una straordinaria bellezza e di una vertiginosa profondità, W.G. Sebald svolge radicali considerazioni sul tempo interiore e sul tempo dell'orologio.

"Un orologio mi è sempre sembrato qualcosa di ridicolo, qualcosa di mendace per antonomasia, forse perché, per un impulso interiore a me stesso incomprensibile, mi sono sempre ribellato al potere del tempo escludendomi da cosiddetti eventi temporali, nella speranza – come penso oggi, disse Austerlitz – che il tempo non passasse, non fosse passato, che mi si concedesse di risalirne in fretta il corso alle sue spalle, che là fosse come prima o, per meglio dire, che tutti i punti temporali potessero esistere simultaneamente gli uni accanto agli altri, cioè che nulla di quanto racconta la storia sia vero, che quanto è avvenuto non sia ancora avvenuto, ma stia appunto accadendo nell'istante in cui noi ci pensiamo, il che naturalmente dischiude peraltro la desolante prospettiva di una miseria imperitura e di una sofferenza senza fine."

Le illusioni, le speranze infrante, le utopie, le nostalgie, le possibilità e le impossibilità, i sogni dolorosi fanno parte della coscienza del tempo interiore che è in noi e che non ha nulla a che fare con il tempo dell'orologio.)

Il tempo della noia

Nella esperienza della noia si coglie la modificazione del tempo vissuto: in essa il futuro perde di slancio e il presente si dilata, e si estende senza fine.

Una delle parole tematiche della noia è il *vuoto*: quello svuotamento del tempo che Ludwig Binswanger [18] considera l'elemento essenziale nella costituzione fenomenologica della noia: nella quale riemerge la drastica dis-sincronia fra la temporalizzazione autentica, che frana, e quella inautentica, che dilaga. Quando questo svuotamento (questa *Ent-leerung*) del tempo si estende, egli dice ancora, chi si annoia non ha più un orizzonte di senso dinanzi a sé e ricade rapidamente in una *Leibwelt*, e cioè in un mondo risucchiato dal corpo: lo dimostrano gli atteggiamenti del corpo che si assumono nella noia: il torturarsi le mani, il cambiare continuamente di posto, lo sbadigliare.

La noia è una situazione emozionale e, anzi, esistenziale che sconfina a volte nella malinconia ma che nondimeno è più fragile ed effimera, più atmosferica e inafferrabile. Nell'una e nell'altra si ha la dissociazione fra il tempo interiore (il tempo dell'io) e il tempo della clessidra (il tempo del mondo): nel senso che questo cammina, e avanza, come abitualmente avviene, e quello invece inciampa e poi si arresta.

In ogni caso, nella noia il tempo vissuto (la esperienza soggettiva del tempo) è divorato dal presente; ma non precipita nella voragine del passato: come accade nella depressione. Nella noia, del resto, brandelli di futuro (di avvenire) sono ancora lampeggianti e mantengono aperti gli orizzonti dell'attesa e delle attese; mentre nella depressione si ha una radicale dissolvenza del futuro.

Alla noia, ai suoi molteplici aspetti psicologici e antropologici, sociologici e biologico-comportamentali, letterari e filosofici, ma anche ai suoi possibili aspetti creativi, ha dedicato un suo libro [61] Martin Doehlemann; ma vorrei ora brevemente richiamarmi alla splendida fenomenologia della noia che Thomas Mann ha delineata nel suo romanzo più affascinante e dialettico [133];

nel quale la figura del protagonista è immersa nel deserto della noia: egli, Hans Castorp, risalito da Amburgo (città in cui viveva) nel sanatorio di Davos con l'intenzione di tenere per qualche giorno compagnia al cugino Joachim, non riesce a sfuggire alla *climax* stregata del sanatorio, e alla noia in essa radicata, e si trattiene per sette anni: senza essere malato.

In ogni istituzione chiusa si nasconde il rischio della noia. La noia che dilagava in ospedale psichiatrico sia in chi curava sia in chi era curato e che rendeva ancora più lacerante la solitudine e l'angoscia della malattia in ogni paziente: al di là dei significati psicopatologici e clinici della malattia. La noia in ogni paziente come difesa dalla istituzione chiusa: come ultimo tentativo di sfuggire al silenzio e alla indifferenza.

Nel sanatorio di Davos Hans Castorp è a mano a mano sommerso e divorato dalla monotonia e dalla insignificanza degli eventi: dalla ripetizione di cose e di gesti, di schemi, sempre uguali nel corso delle giornate che nascono e muoiono in una ininterrotta uniformità del tempo. Nella noia, nel suo dilagare senza fine e nel suo risucchiare (nel suo incenerire) ogni attesa e ogni speranza, non ci sono più né futuro né passato (né attese né ricordi): non ci sono più né progetti né storia; nel gorgo di un presente, che è la dimensione radicale della noia, nel quale ogni orizzonte di senso si inaridisce e si spegne.

Sono considerazioni, queste, che ci consentono di cogliere le sorgenti emozionali della noia e il loro radicarsi nel tempo: nelle trasformazioni del tempo vissuto che ne costituiscono il sigillo indelebile.

Una ultima considerazione di Thomas Mann sulla noia: sulle sue correlazioni con il tempo.

"A rigore, dunque, quella che chiamiamo noia è piuttosto un morboso accorciamento del tempo in seguito a monotonia: lunghi periodi di tempo, se non si interrompe l'uniformità, si restringono in modo da far paura; se un giorno è come tutti, tutti sono come uno solo; e nell'uniformità perfetta la più lunga vita sarebbe rivissuta come fosse brevissima e svanirebbe all'improvviso."

La noia viene, così, destratificata nella sua dimensione temporale e nella sua dipendenza (essa è vuoto ed è esperienza del vuoto) da ambienti che non hanno in sé orizzonti di senso; ma, e questa ne è la emblematica connotazione, la noia sgorga in noi dal venire meno di eventi e di attese (di speranze e di illusioni) che dal futuro rinascano continuamente e diano contenuti sempre nuovi alla nostra esperienza della vita. La noia dilaga in noi quando, anche, non siamo più capaci di rivivere queste attese e questi eventi nella loro palpitante significazione psicologica e umana.

(Sulla noia, sulle sue fondazioni profonde e vertiginose, non posso non rinviare alle cose straordinarie che su di essa è venuto scrivendo [120] Leopardi: decifrandone l'immagine dolorosa e desolata; ma anche a quelle di grande importanza filosofica ed esistenziale che ha scritto [87] Heidegger.)

L'esperienza del tempo, che si ha nella noia, può essere definita nella sua connotazione fenomenologica come l'esperienza di un tempo *vuoto* di attese e di speranze; e questo in antitesi flagrante alla esperienza di un tempo *pieno*: come quello di ogni vita dotata di trascendenza. Nella noia non ci sono più speranze, certo, ma non ci sono nemmeno più attese: si può ancora vivere senza speranze, una vita sconsolata e straziata, ma non si può vivere senza attese: senza l'attesa che qualcosa accada e qualcosa abbia a cambiare nella vita. Si fa molta fatica insomma a vivere senza attese: ancora più che senza speranze.

Cosa dice, infine, Walter Benjamin [8] sulla noia? "La noia è un caldo panno grigio, rivestito all'interno di una fodera di seta dai più smaglianti colori. In questo panno ci avvolgiamo quando sogniamo. Allora siamo di casa negli arabeschi della fodera. Ma sotto quel panno il dormiente sembra grigio ed annoiato. E quando poi al risveglio vuol narrare quel che ha sognato, non comunica in genere che questa noia. E chi mai potrebbe infatti con un gesto rivoltare la fodera del tempo!"

Il tema della noia è intrecciato con quello del tempo, e anche con quello dell'attesa e della speranza: dei naufragi dell'una e dell'altra.

Il tempo della malinconia

Nella malinconia, nella condizione depressiva (le due definizioni sono interscambiabili: almeno nel contesto del mio discorso), la trasformazione nel vissuto del tempo è radicalmente più profonda. La dimensione del futuro (dell'avvenire) è tagliata, amputata, *recisa* e il presente è risucchiato dal passato che con le sue vele gigantesche inibisce ogni divenire (ogni slancio vitale) e alimenta la colpa. Il presente continua a vivere, certo, nella percezione che si ha di quello che sta accadendo in sé e nel mondo; ma è un presente condizionato nei suoi significati dal passato. È la epifania di un passato che divora e sottrae, e che può spingere alla morte volontaria come conclusione di una angoscia e di una sofferenza che sono immerse nell'assenza di ogni speranza e di ogni trascendenza. La colpa che rigalleggia dal passato è una colpa commessa, o mai commessa, ma è in ogni caso una colpa acuta, aspra, talora atroce, distruttiva e autodistruttiva: una colpa che sembra pietrificarsi nella immobilità e nella inerzialità: indifferente ad ogni parola di aiuto e di speranza: nel deserto della speranza e nella dissolvenza dell'attesa:

di ogni attesa psicologica e umana, di ogni attesa metafisica. Non sembra più possibile vivere: si è *già* vissuto e si è *già* oltre ogni orizzonte: nella infinitudine della sofferenza.

Nella malinconia si ha la coscienza di un tempo lacerato e frantumato che sconvolge le esperienze vissute molto più profondamente di quello che non accada nella noia. Lo svuotamento del tempo si trasforma insomma nella disarticolazione del tempo agostiniano nelle sue tre dimensioni che non si incontrano più e che non sono più alleate l'una all'altra.

La psicopatologia scende (qui) in abissi di significato che sono estranei alla nostra comune esperienza del tempo e che ci consentono di cogliere aspetti ignorati e nascosti nella comune percezione di questa struttura portante della condizione umana: come, del resto, Martin Heidegger ha, a suo tempo [86], drasticamente sottolineato. Lo sguardo negli abissi delle esistenze psicotiche (depressive) può essere oscurato e annientato dalla luce e dalle tenebre troppo intense ma può anche andare al di là di esse, e fare rinascere frammenti di interiorità e di esperienza umana che allargano la conoscenza e la intuizione della condizione umana *tout court* [17].

Scendendo da queste riflessioni di una qualche astrattezza (forse) agli snodi tematici e concreti delle modificazioni del tempo quando esse si realizzano nella vita, anche se malata e dolorante, vorrei ritrascrivere le esperienze di due pazienti segnate dalla depressività: anche se in forme diverse.

Questa è Angela immersa in una depressione ad acuta insorgenza ma non tale da svuotarla di emozioni e di trascendenza (di intenzionalità) se non in brevi e saltuarie sequenze.

"Il tempo non passa più e non passa mai. Devo chiedere continuamente che ore sono perché questo tempo si è fermato. Non c'è più né ieri né oggi. Tutto è fermo e non c'è nessuna modificazione dentro di me. Non ci sono differenze fra mattina e sera. Il mondo è cambiato: sono cambiati i volti delle persone ed è cambiato il mondo. Sono cambiate le cose. Mi sembra di non avere sentimenti e neanche interessi."

L'esperienza del tempo lacerato e disfatto si fa più drasticamente evidente in una altra paziente, in Anna, nella quale la metamorfosi depressiva del tempo vissuto si accompagna a una estraneità del mondo molto più intensa e prolungata che non in Angela, e anche alla perduta conoscibilità dell'io e del corpo vivente. Seguendo, del resto, i sentieri ermeneutici di una psichiatria fenomenologica, quella che si richiama in particolare a Ludwig Binswanger, a Ferdinando Barison, a Bruno Callieri, a V.E. von Gebsattel, a G.E. Morselli e a Kurt Schneider, il corpo-*cosa* (il corpo oggettivato e cosificato) non ha a che fare con il corpo-*soggetto* (il corpo che significa e che crea relazione): il corpo vivente.

Le autodescrizioni di Anna: "La mia casa è cambiata. C'è il sole ma io non lo vedo. Vivono anche le foglie: lei le vede diverse, io lo so, io so che si chiamano foglie perché mi hanno detto che si chiamano così. Sono solo carne e ossa, senza vita. Non sono più un essere umano. Non so, sono un mucchio, sono diventata una cosa senza senso, un nulla. Non la sento la vita. Gli altri vivono e io non vivo. Non la sento la vita".

Le esperienze vissute di Anna sconfinano poi in temi che hanno a che fare con il tempo: con la sua esperienza del tempo.

"Le ore non passano più: non c'è più né giorno né notte. Il tempo è sempre eguale. Solo ore che passano. Non crescono più i miei bambini. Non vedo il futuro, non lo vedo, neanche vedo il giorno dopo. Ma perché fanno le case? Viene sempre il domani ma per me il domani non c'è. Non ho più speranza. Spero sempre ma di speranza non ne ho. Il tempo non va avanti per me. Non so se lo vedrò il futuro; non riesco ancora a vederlo il futuro. Il tempo corre più veloce del lavoro che sto facendo, e corre più veloce di come dovrebbe essere. Non riesco a stare dietro al tempo."

Non sono esperienze che nascono dolorosamente e splendidamente da una interiorità ferita e dilaniata?

Sia in Angela sia in Anna il tempo viene gradualmente perdendo di slancio vitale e, facendosi acquatico e immobile, trascina con sé l'esperienza di un futuro irraggiungibile. Nell'inaridirsi dell'avvenire e nel dilatarsi del passato si coglie la ragione d'essere di una colpa insanabile. In ogni caso, l'immobilizzarsi del tempo interiore assume nella malinconia una radicalità che non può essere confrontata con quella della noia e del tedio: una noia lunga e grave. Nella malinconia si è allora imprigionati in una condizione psicologica e umana staccata da ogni intersoggettività: da ogni desiderio, da ogni attesa e da ogni speranza, da ogni nostalgia. Non esistono più attese e non esistono più speranze; ma di questa assenza si ha una coscienza dolorosa, come ci dicono le parole di Anna, e non la indifferenza che si constata invece nella noia. La tristezza, come nocciolo di ogni malinconia (di ogni depressione) e come sentimento intenzionale che ci porta al di là dei confini dell'io, immergendoci nel mondo, sopravvive nondimeno solo nella misura in cui ci sia un tempo interiore che abbia una qualche, anche se friabile, apertura al futuro. Quando si inaridisce e si arresta, non è più possibile piangere: non ci sono più lacrime che vivono nonostante tutto di attesa e di speranza.

Il tempo dell'angoscia

Nel suo grande libro [107] sull'angoscia Søren Kierkegaard svolge riflessioni di una stupefacente radicalità anche sulle correlazioni fra l'angoscia e il tempo.

"Il possibile corrisponde perfettamente al futuro. Il possibile è per la libertà il futuro, e il futuro, per il tempo, è il possibile. Ad ambedue corrisponde, nella vita individuale, l'angoscia. Perciò un linguaggio preciso e corretto congiunge l'angoscia e il futuro"; e ancora: "Veramente a volte si dice di avere l'angoscia del passato, il che sembra essere in contraddizione con la nostra affermazione. Tuttavia, osservando più davvicino, si vede che questo non si dice mai senza che in qualche modo non c'entri il futuro. Il passato, perché io ne possa avere angoscia, deve trovarsi con me in un rapporto di possibilità. Se ho angoscia di una disgrazia passata, non è in quanto la disgrazia è passata, ma in quanto può ripetersi, cioè può divenire futura."

Il linguaggio kierkegaardiano, talora complesso e abissale, ci consente di cogliere immediatamente la ragione d'essere dell'angoscia nella sua connessione tematica con il tempo: della quale non può insomma fare a meno ogni riflessione anche psicopatologica sull'angoscia.

Anche al di là, e al di fuori, di ogni malattia ciascuno di noi può naufragare nell'angoscia che è kierkegaardianamente la vertigine della libertà. In ogni caso, nell'angoscia, nelle condizioni di angoscia "normale" e di angoscia "patologica", si osservano modificazioni nella esperienza soggettiva del tempo: *non* come quelle che si hanno nella tristezza nella quale solo sopravvivono (agonizzando) brandelli di presente risucchiati dal dilagare inarrestabile del passato. Nell'angoscia, nei modi con cui si rivivono le esperienze di angoscia, il tempo interiore non è contrassegnato dall'amputazione dell'una, o dell'altra, delle tre dimensioni agostiniane; ma è modificata la forma (la modalità) con cui passato, presente e futuro si ricollegano reciprocamente. Il cambiamento radicale ed emblematico del modo di vivere il tempo nell'angoscia si esprime nondimeno in una vertiginosa accelerazione e in una enigmatica anticipazione del futuro (di un futuro sigillato dalle ombre e dalle inquietudini di una morte vicina) che non è vissuto come eventuale, come possibile, ma come *già* realizzato in un qui-e-ora in cui possono confluire e rifluire, dilagando, anche le cose avvenute nel passato. Sono metamorfosi del tempo, queste, che la psicopatologia fa rinascere con grande evidenza.

Questa inarrestabile instabilità del tempo interiore, questo modo di vivere il tempo in un movimento senza fine che fonde, e con-fonde, le tre dimensioni temporali, *non* ci consente di ancorare la nostra esistenza al tempo come scorrere (come flusso) ininterrotto di esperienze, e ci travolge in una dolorosa lacerazione dell'anima.

In una paziente [32], come Agnese, l'angoscia del volto e degli sguardi sigillava ogni cosa: ogni gesto e ogni esperienza vissuta; e immergeva la sua vita in un mondo che si faceva estraneo e indecifrabile nelle sue cifre tematiche. Le mani, mobilissime e frenetiche nel loro disegnare ghirigori geometrici, rispecchiavano l'angoscia del volto: in vertiginose corrispondenze semantiche.

Dal futuro precipitavano in lei immagini ed esperienze irreali (dereistiche) che riempivano il presente di torture e di fionde fiammeggianti alle quali Agnese non riusciva a sfuggire: imprigionata nelle sabbie mobili della insignificanza e della illibertà.

Non ci sono analogie, dunque, fra le metamorfosi del tempo nella depressione e quelle che si manifestano invece nei roveti ardenti dell'angoscia: che è poi angoscia della morte [75].

Il tempo dell'attesa e della speranza

Sono diversi i modi di vivere il tempo dell'attesa: è un tempo che corre precipitosamente verso una meta, verso un *altrove*, è un tempo che si arresta in un qui-e-ora immobile, o è un tempo che si riempie di angoscia: un'attesa inquieta di qualcosa che non si conosce e che si teme? Un tempo che si spezza e si frantuma, un tempo che agonizza e che, di giorno in giorno, si ricostituisce in un orizzonte di senso, o si dissolve nella disperazione? Un tempo, un tempo agostiniano, che cambia in ogni caso il suo andamento: non annegando più nella distrazione e nella insignificanza, e che si raccoglie invece nella captazione di ogni istante: recuperato nel suo valore e nella sua sorgente di valori. Come dice Eugène Minkowski [142], l'attesa è un fenomeno di ordine temporale: essa ha in sé, come sua dimensione radicale, l'avvenire (il futuro); e in essa noi sentiamo che il tempo si avvicina e viene a noi: nella sua immediatezza e nella sua spontaneità.

Nel definire, e nell'indicare, il senso del tempo nell'attesa vorrei richiamarmi brevemente a quello che ho scritto [35] di una emblematica situazione psicologica e umana: quella di una persona che stia attendendo di essere sottoposta a trapianto.

Un tempo, l'esperienza interiore del tempo, che non è quella di una condizione depressiva, o di una condizione ansiosa, semplicemente; e questo perché, nei vortici emozionali di chi sia in attesa di un trapianto, si intrecciano le emozioni più diverse e contraddittorie: l'ansia, la frustrazione, la depressione, la illusione, la disillusione, il timore, la speranza, la disperazione, la rassegnazione talora, il desiderio della vita e il desiderio della morte. In questa vertiginosa alternanza di sentimenti, che si dilatano e si estendono ai contesti familiari e interpersonali, si sale e si scende lungo le scale di tempi infiniti che non si correlano facilmente con altre esperienze vitali. Non ci sono corrispondenze tematiche fra un tempo e l'altro nemmeno nel corso di una sola giornata. Se la speranza, matrice essenziale di ogni definitiva apertura al futuro (ad un futuro, ad un avvenire, che *non* sia quello della malattia e che conduca al di là dell'ora, del tempo, in cui si vive), cerca in ogni modo di sopravvivere, è nondimeno una sopravvivenza dolorosa e friabile, oscillante e inquieta: incrinata, e divorata, dalla lentezza dei giorni che non passano mai fino a quando non giunga l'invito a entrare in ospedale.

Il tempo dell'attesa, la risonanza interiore dinanzi ad un evento possibile e impossibile, realizzabile e irrealizzabile, in ogni caso legato a infinite (incontrollabili) circostanze, non si esprime solo nell'angoscia e nella speranza che la cosa accada; ma anche nell'attesa che una persona, sconosciuta e lontana (vicina e lontana), abbia a morire. La morte dell'*altro* come condizione della *mia* vita: l'attesa della morte, di una morte talora rilkianamente impersonale e in ogni modo salvatrice (nel misterioso destino di una donazione anche involontaria che salvi una vita perduta), nel groviglio doloroso e dilemmatico di attese che attraversano le ombre indecifrabili e imprevedibili di una vita che si spegne. Il tempo, l'esperienza interiore del tempo, che nelle sue lacerazioni e nei suoi sbalzi riflette in sé questo tumulto di emozioni ferite, in una sospensione del tempo (del tempo presente agostinianamente) che tende nondimeno nelle sue improvvise frenate e nelle sue enigmatiche accelerazioni a trascendersi in un avvenire: in un futuro inconoscibile. Nel tempo dell'attesa (di un trapianto come situazione-limite) non c'è il mondo della vita nella depressione ma nemmeno quello nella dissociazione e nella angoscia clinica; non quello della ossessività ma nemmeno quello della vertigine emozionale. Un mondo della vita aperto e chiuso: oscuramente.

Il tempo della speranza è animato dall'avvenire: dal futuro: nel quale il passato e il presente rifluiscono senza discontinuità; e la speranza non ha in sé le tracce di ansia e di angoscia, di inquietudine e di timore, di tristezza e di disperazione, di perplessità e di insicurezza, che si affiancano all'attesa. L'attesa e la speranza si confrontano, così, in modo diverso con il futuro: che è vissuto nella sua dimensione ambigua e dilemmatica nell'attesa, e nella sua dimensione radicalmente aperta e luminosa nella speranza. (Sono temi che saranno svolti nei capitoli dedicati all'attesa e alla speranza, e che sono qui solo accennati.) Richiamandomi ancora a Minkowski [142] vorrei dire che nella speranza, come nell'attesa del resto, noi viviamo il divenire nel solco metaforico di un avvenire che rifluisce nel presente senza fine, e *non* in quello di un presente che si slancia nell'avvenire. Cosa si nasconde in questa bellissima immagine? Quando noi speriamo, e attendiamo che si realizzi quello che speriamo, noi vediamo l'avvenire muoversi verso di noi: come una stella che, vertiginosa, si avvicini alla terra. Liberati dalla morsa dell'avvenire immediato, che l'attesa ha in sé, noi viviamo nella speranza un avvenire più ampio, più lontano, più ricco di promesse che non nell'attesa; e la infinitudine dell'avvenire si dischiude davanti a noi.

Il tempo della speranza (il tempo dell'*espérance*), della speranza come matrice di trascendenza, *non* è il tempo delle singole speranze (degli *espoirs*), che segnano il cammino della vita nelle sue quotidiane (banali) sequenze. Il tempo della speranza è quello della infinitudine dell'avvenire (del futuro): di un avvenire a-tematico: non legato, cioè, a questo evento, o a quello, che ci auguriamo accada e che sostanzia di sé l'*espoir*: la lingua francese consente di distinguere i due diversi modi di sperare: i due diversi modi di rivivere il tempo nell'*espérance* e nell'*espoir*. La prima è come la fiaccola sotto il moggio, invisibile ma presente nella vita di ogni giorno al di là dei naufragi delle singole speranze; il secondo si destituisce di ogni orizzonte meta-fisico. L'*espérance*, ci dice Eugène Minkowski [142] nel suo linguaggio intuitivo e creativo, "pur essendo sul piano grammaticale un sostantivo, nel suo aspetto fenomenologico è sì sostantivo ma ancor più verbo, per il fatto stesso di aprirsi al divenire nel suo movimento fondamentale, di impregnarsene e di abbracciarlo interamente, senza limitarsi ad un segmento o ad un punto fissato nel futuro"; e, così, essa offre "al divenire un orizzonte, senza che lo sguardo forse arrivi a distinguervi qualcosa di preciso, ma innalzandolo nella sua progressione inesauribile 'verso...'".

Il tempo si fa spazio

Nella esperienza schizofrenica il tempo smarrisce il suo carattere fluido e mutevole, il suo trascorrere dal presente nel passato e dal futuro nel presente, e si frantuma nella sua articolazione unitaria.

Come Eugène Minkowski ha sottolineato [139] [141] [143], la metafora adatta a mettere in evidenza questa metamorfosi psicotica del tempo interiore è quella della spazializzazione del tempo: nel senso che il tempo si dissolve in frammenti statici, e non più dinamici, slegati gli uni dagli altri e destituiti di un comune orizzonte intenzionale. Il tempo riassume in qualche modo la connotazione dello spazio: non mi appartiene più e si distacca dalla mia agostiniana interiorità: facendosi estraneo e trasformandosi (quasi) in qualcosa di non-vitale: pietrificandosi.

La contaminazione spaziale del tempo è nondimeno *una* possibilità umana che non si constata solo in una esperienza psicotica e che ha una qualche (lontana) analogia con quello a cui è possibile andare incontro nella vita. Nel diario della sua esperienza lavorativa, svoltasi dal 4 dicembre 1934 al 23 agosto 1935 [217], alla Renault di Parigi, Simone Weil ha illustrato le situazioni psicologiche e umane di frantumazione del tempo e della libertà che insorgevano nell'ambiente di lavoro.

Da questo libro [217], che si legge ancora oggi con una grande stupefazione: come emblema di una alterità che si svuota di ogni dimensione dialogica, e di una angoscia divorante, tolgo questi brani.

"Questa esperienza, che per molti aspetti corrisponde a quel che mi aspettavo, ne è separata tuttavia da un abisso; è la realtà, non più l'immaginazione. Ha mutato in me non questa o quella delle mie idee (molte sono state anzi confermate); ma infinitamente di più, tutta la mia prospettiva delle cose, il senso stesso che ho della vita. Conoscerò ancora la gioia, ma una certa leggerezza di cuore mi rimarrà, credo, impossibile per sempre. Ma, su questo argomento, basta: l'inesprimibile, a forza di volerlo esprimere, si degrada."

Il tempo che precipita, che non si riesce a cogliere nel suo slancio vitale e nella sua fuga senza fine, e l'angoscia che cresce: sono cose che Simone Weil descrive con una passione abbagliante e temeraria: quella che anima, certo, le sue opere e ha animato la sua vita. Sono cose che riemergono nella luce della loro bellezza dolorosa e straziante dal brano che sto per citare. Sono cose che non si possono non leggere nel silenzio e che non si possono non mantenere vive nella memoria e nel cuore.

"Ma, per osare di lamentarsi, bisogna proprio non poterne più. E questa è la peggiore angoscia, l'angoscia di sentire che ci si sfinisce o che si invecchia, che ben presto non se ne potrà più."

Alcune indimenticabili immagini sulla fatica di vivere e sulla fragilità dei significati.

"Bisogna serrare i denti. Resistere. Come un nuotatore in acqua. Ma con la prospettiva di nuotar sempre, fino alla morte. Non c'è nessuna barca che possa raccoglierci. Se si affonda lentamente, se si annega, nessuno al mondo se ne accorgerà. Che cosa si è? Un'unità negli effettivi del lavoro. Non si conta nulla. È già molto se si esiste."

Quando si diviene una *cosa*, un *oggetto*, e l'anima non riesce più a farsi sentire.

"Si è un oggetto in preda alla volontà altrui. Siccome non è naturale per un uomo diventare una cosa e siccome non c'è costrizione tangibile, non c'è frusta, non ci sono catene, bisogna piegarsi da soli a questa passività. Come sarebbe bello poter lasciare l'anima dove si mette il cartellino di presenza e riprenderla all'uscita. Ma non si può. L'anima, la si porta con sé in officina. Bisogna farla tacere per tutta la giornata. All'uscita, non la si sente più, spesso, perché si è troppo stanchi."

(Certo, gli ambienti, in cui si lavora oggi, e i loro orizzonti di senso, *non* sono più quelli vissuti alla Renault da Simone Weil, ma non sono (forse) diminuiti, o almeno non sono scomparsi, i luoghi, e i modi, capaci di destituire (di svuotare) di libertà e di autonomia, di emozionalità e di intenzionalità, una esistenza: reificandola, e, cioè, trasformandola in *cosa*.)

"La paura. Sono rari i momenti della giornata nei quali il cuore non sia compresso da una angoscia qualsiasi. La mattina, l'angoscia della giornata che si deve attraversare. Nelle diramazioni del metrò che portano a Billancourt, verso le 6 e mezzo del mattino, si vede la maggior parte dei visi contratti da quell'angoscia. Se non si è in anticipo, è la paura dell'orologio marcatempi. Al lavoro, la paura di non andare abbastanza rapidi, per tutti quelli che hanno difficoltà a tenere il tempo. La paura di sbagliare dei pezzi aumentando la cadenza, perché la velocità produce una specie di ebbrezza che annulla l'attenzione."

La *climax* degli ambienti di lavoro, descritti da Simone Weil, non c'è più; ma, nel mondo di oggi, continuano ad esserci le sanguinanti ferite dell'anima che lei ha così splendidamente illustrato.

Il tempo nella pittura

Introspezione e arte pittorica: cosa proviamo dinanzi a testimonianze figurative, e non figurative, di grandi creazioni artistiche: siamo capaci di immetterci nei volti, negli sguardi e nei gesti delle figure umane rappresentate? Ancora: quali emozioni può avere provato, e quali emozioni ha voluto indicare, l'autore nella espressione e nella realizzazione della sua opera? Cosa è avvenuto nella sua soggettività; e l'interpretazione, che ne diamo noi, si allontana, o si avvicina, agli orizzonti di senso che rinascevano dalla sua immaginazione creatrice? Come ci è possibile intravedere in un dipinto, in una incisione, o in un'acquaforte, i segni della malinconia, della nostalgia, dell'angoscia, o quelli che rimandano alla metafora indicibile del tempo (del tempo interiore)? L'artista guarda e osserva, dipinge, quello che gli occhi gli trasmettono: un oggetto, o una qualità del mondo esterno; ma, ovviamente, al di là del mondo esteriore che gli occhi realmente percepiscono, non può non esserci il mondo interiore che anima quello esteriore e che ciascuno di noi coglie, e interpreta, in modi diversi: legati alle attitudini a "vedere" i lati enigmatici e oscuri, dilemmatici e profondi, delle cose, e alle intuizioni e alla sensibilità che accompagnano, o non accompagnano, la nostra vita.

Sulla scia di queste premesse vorrei riflettere su alcune espressioni artistiche del passato e del presente; cercando in fondo di farne lievitare i contenuti emozionali e i segni di una emblematica esperienza del tempo: che fanno parte del mondo interiore della pittura.

Quando si parla della malinconia nella celebre incisione di Albrecht Dürer, *Melencolia I*, del 1514, ci si riferisce alla ricostruzione storica del tema della malinconia, quale è stata delineata nella magistrale opera [112] di Raymond Klibansky, Erwin Panofsky e Fritz Saxl, o alla impressione soggettiva di tristezza e di dolore morale che ciascuno di noi può avere dinanzi alla incisione?

Non saprei definire meglio la grande bellezza della incisione se non richiamandomi a quello che ha scritto Maurizio Calvesi in un suo libro [41]: nel quale si riflettono alcune tesi di matrice junghiana. Nella introduzione così l'incisione è ritematizzata: "Non credo che mano di incisore abbia mai scavato nella lastra un'immagine più affascinante di *Melencolia I*, di Albrecht Dürer"; dicendo poi: "Lo splendore offuscato che il piccolo foglio porta in sé è quello di un'epoca 'somma', produttrice del mito. In *Melencolia I*, è la concentrazione del nero a generare la luce arginandone il fulgore, come la materia dei *Prigioni* alimenta e trattiene la forma nel suo ruvido grembo". Ancora una citazione dal libro di Calvesi: che così ridefinisce la incisione: "È la più riuscita figura dell'ingegno umano, una sorta di suo prodigioso negativo foto-grafico, scritto con la luce. Chi sapesse mentalmente 'stamparlo', sarebbe confuso da una solarità accecante: dall'oro che gli alchimisti coltivavano con l'acqua e il fuoco, con le iridescenti incandescenze del metallo".

La immediata risonanza emozionale, che si ha dinanzi agli elementi figurativi della incisione, e che è quella di una ghiacciata *climax* malinconica, rinasce dagli atteggiamenti del volto e del corpo della figura umana: immobilizzata in una stupefatta estraneità al mondo circostante degli oggetti e in una perdita radicale di ogni orizzonte temporale. Non ci sono progetti, non c'è slancio vitale, non c'è trascendenza in questi occhi sbarrati e, anzi, pietrificati e assenti. Il volto piegato e appoggiato alla mano, che lo sostiene nella sua estenuata stanchezza e nella sua dolorosa fatica di vivere, testimonia di un silenzio del corpo, del corpo vivente, e di un silenzio del tempo, che contrassegnano ogni depressione: ogni malinconia: nella sua desolata interiorità.

Da Dürer a Rembrandt: dalla figura della malinconia alla cascata di volti, di autoritratti, che il grande pittore olandese ha composto negli ultimi anni della sua vita: alla ricerca e alla captazione del tempo che fugge inesorabile e che lascia impronte indelebili e crudeli nei volti. Il tempo che fugge senza soste, certo, e Rembrandt che vuole coglierne le metamorfosi e le influenze emozionali sul suo volto: nella febbrile e dolorosa ripetizione degli autoritratti. Non il tempo, o almeno non solo il tempo dell'orologio (della clessidra), con il suo passo fatale e indifferente; ma il tempo delle passioni: il tempo della interiorità. A questo proposito, vorrei ricordare le cose che ha scritto James Hillman

[92]: "Barthes introduce una utile distinzione tra il *chrónos* della biologia e il *chrónos* della passione, quale si può vedere negli ultimi autoritratti di Rembrandt, dove le devastazioni rappresentate non sono tanto l'effetto del tempo che passa quanto del pathos della vita".

(Associazioni inattese ed improvvise mi portano a citare un frammento discorsivo del bellissimo libro [202] di Ilana Shmueli su Paul Celan: nel quale si parla degli autoritratti, degli ultimi autoritratti, di Rembrandt: con sotterranee analogie con le cose a cui ho accennato. Tutto, in fondo, è connesso: come dice una delle celebri parole poetiche di Friedrich Hölderlin. Ma cosa scrive Ilana Shmueli: "Quando una volta chiesi a Celan un suo ritratto, mi disse di non avere davvero 'una immagine di sé', e mi diede invece una cartolina con la riproduzione di uno dei famosi autoritratti di Rembrandt da vecchio. Come molto spesso in quei giorni, non ho insistito e ho preso con me il ritratto. Mi sembrava che Celan con questa poesia si rivolgesse a me con questo Rembrandt – 'Lo spigolante': cristallo affilato duramente, faccia a faccia con Dio – con la luce come nel salmo 16,8: ('Io ho sempre il Signore davanti agli occhi / sta alla mia destra / io non vacillo'.) Il vecchio Rembrandt, il saggio, solcato di rughe, il sapiente autoritratto che guarda negli occhi se stesso e Dio. La errante 'faccia ebraica'. Già distolta dalla stella indicatrice... Il tavolo è una roccia. Linee di destino traversano il suo pensiero: la verità riluce attorno all'angolo destro della bocca. Un autoritratto?".

La poesia di Celan, a cui si accenna nel testo, è (splendida e misteriosa) questa: immersa in una insondabile oscurità:

SPIGOLANTE: Rembrandt,
a tu per tu con il taglio di luce,
deriflesso dalla stella
come ricciolo di barba; alla tempia,

linee della mano traversano la fronte,
nel detrito desertico, sul
tavolo di rocce
ti riluce attorno al-
l'angolo destro della bocca il
sedicesimo salmo.

Come si sa, il destino umano di Paul Celan si concludeva, dopo altri tentativi di suicidio, con il suicidio nelle acque della Senna; e di questo desiderio della morte volontaria si colgono le tracce in alcune poesie: che sono nondimeno, tutte, sigillate da una abissale profondità di pensiero. Sono poesie [44] che si leggono con il cuore in gola: al di là di ogni loro complessità.)

Da Rembrandt, con un grande salto tematico, a Edvard Munch: non intendo ovviamente se non indicare qualche esperienza pittorica nella quale mi sembra di potere cogliere la presenza di emozioni solcate dalle linee zigzaganti del tempo: del tempo che si ferma: del tempo che non ha futuro. In due bellissime opere (*Malinconia* del 1891 e *Disperazione* del 1893-1894), che sono state esposte in una mostra tenutasi a Lugano [48], il tema della malinconia riemerge con una lacerante desolazione e con una smarrita disperazione.

Dai diari di Munch vorrei ora ritrascrivere qualche considerazione sulla malinconia che, inibita nel suo divenire (nel suo slancio vitale), si riflette in alcune delle sue grandi espressioni figurative.

"Malinconia. Il malinconico siede assente silenzioso. Guarda fisso davanti a sé. Le membra del corpo diventano quasi degli alberi. Può rimanere fermo per ore senza sentire, pensare, senza parlare. Il suo sangue scorre più lentamente nelle vene. Si potrebbe anche affermare che il sangue scorre più lentamente perché si trova in quella posizione. Il sangue scorre avanti e indietro con tutta la testa. Le parole cadono dalla bocca con una violenza incoerente, i pensieri corrono furiosamente l'uno contro l'altro. Il sangue è in violento rivolgimento. Si potrebbe anche dire perché il sangue scorra in tal modo." [149]

L'immobilità dello sguardo, il silenzio, la impossibilità di sentire, di pensare e di parlare, sono la emblematica espressione di una depressività che *non* ha più avvenire, *non* ha più speranza, e *non* ha più trascendenza [30] [74] [213]; e che nel discorso figurativo di Munch riemerge con drastica evidenza. Non solo nelle due opere citate prima ma anche, ad esempio, in un'opera del 1894 (*Angoscia*) nella quale elementi tematici di matrice ansiosa e depressiva si intrecciano in una febbrile girandola di colori: che accrescono le risonanze depressive e ansiose. In essa si coglie una atmosfera emozionale, rovente e contagiante, che rinasce anche qui dai volti e dai gesti delle figure umane rappresentate: immerse in una angoscia e in una disperazione che tolgono il respiro. I volti sono immobili e pietrificati: sembrano attendere qualcosa che non si sa cosa sia e nemmeno da dove possa giungere. Le ombre inquietanti di un presente, che non riesce a divenire futuro, e che regredisce in un passato senza speranza di salvezza, dilagano; e si resta in silenzio dinanzi alla cifra tematica della tela, e alla vertiginosa altalena di significati che in essa si manifestano. I colori sono il viola e il bianco, il rosso e il giallo; ma il colore dominante è l'azzurro che non riesce nondimeno a smorzare (ad addolcire) l'espressione dei volti: impregnati di ragnatele emozionali, quelle della malinconia e dell'angoscia, misteriose e stupefatte.

In una mostra [56] sulla creazione ansiosa alcune opere grafiche testimoniano ancora delle ombre illusionali e graffianti di una angoscia e di una malinconia, incrinate dai fili interrotti del tempo, a cui non sfuggono le tele e le litografie di Munch. Fra queste una litografia su carta, *Il bacio IV* del 1902, nella quale le due figure, maschile e femminile, sembrano perdersi, e si perdono, in una *sola* figura: di una impossibile identità. Fra queste, ancora, due litografie su carta (*Presso il letto di morte* e *Morte nella camera della malata*, del 1896) nelle quali l'angoscia e la disperazione sono rappresentate in figure spettrali e quasi inanimate: senza che si colgano differenze fra la vita e la morte: nel dilagare dei colori neri e bianchi.

Il tempo, dunque, nella pittura di Dürer, di Rembrandt e di Munch; e il tempo nel dadaismo e nel surrealismo: ne scrive in un suo libro [103] Furio Jesi: indicando gli sconvolgimenti del tempo e le sue enigmatiche contaminazioni che hanno luogo nell'uno e nell'altro movimento artistico: risucchiati negli abissi dell'inconscio e nei vortici di una radicale negazione della ragione. "Il tempo che procede minaccioso, colmo di forme micidiali se pregne di passato anche nei giorni futuri, fu l'assillo più grave del dadaismo, e da quell'angoscia nacque la ribellione verso la ragione confinata nelle strutture del tempo. Il rapporto fra dadaismo e surrealismo può essere appunto configurato in questa necessità di sfuggire le minacce e i dolori del tempo." Le discordanze nel vivere il senso del tempo nel dadaismo e nel surrealismo sono così ancora delineate: "Mentre il dadaismo si difese dal tempo o 'guarì' il tempo, affondando l'esperienza artistica nella primordialità della condizione infantile del fanciullo originario, dell'orfano, capace di sortilegi, ma minacciato dalla natura ostile –, il surrealismo identificò tale condizione con l'abisso dell'inconscio, il perenne rifugio dal tempo, e per questa via accolse l'insegnamento della psicoanalisi".

Cosa dire ora dei due quadri di Giorgio de Chirico, *Melanconia* del 1912 e *Le muse inquietanti* del 1918, sui quali ha scritto parole molto belle [52] Jean Clair? Ogni cosa è immobile nel primo dei due quadri: la figura di una donna distesa e meditativa è in primo piano, e due altre figure nello sfondo. Non c'è divenire (non c'è sconfinamento dal presente al futuro) in senso bergsoniano e scheleriano nelle persone e nelle cose: non c'è avvenire, e non c'è storia, nel loro tempo interiore. Una malinconia colta e rappresentata nelle sue dimensioni fredde e ghiacciate, una malinconia che è infinitamente lontana da quella, ad esempio, dei quadri di Daniele Ranzoni e di Mario Sironi [57], una malinconia che desta davvero risonanze inquiete e rabbrividite, una malinconia radicata nella implacabile inibizione del tempo vissuto alla quale gli studi di V.E. von Gebsattel [74] [75] e di Eugène Minkowski [140] [141] hanno consegnata una significazione fenomenologica e antropologica decisiva nella genesi formale di una depressività radicale. Di una sensazione di malinconia e di angoscia marmorizzate e crudeli non potrei non avvertire la presenza anche nel secondo dei due quadri nel quale è dipinta la città di Ferrara: imprigionata in una atmosfera misteriosa e stupefatta dalla quale non sembra riemergere alcun movimento: né emozionale né intenzionale. Il silenzio ghiacciato di spazi infiniti.

Nella grande (rivoluzionaria) esperienza pittorica di Francis Bacon [56], la cifra tematica del tempo assume una importanza ancora più radicale ed emblematica: il tempo dell'angoscia e il tempo dell'attesa: il tempo dell'angoscia della morte. Nei volti, che egli dipinge, si esprime la precaria condizione esistenziale in cui siamo immersi oggi: nel contesto di un mondo divorato dal deserto della speranza e dalla paura. La materia pittorica si scioglie, e sembra liquefarsi, trascinando con sé la deformazione delle immagini dei volti e dei corpi. I volti ne risultano crudelmente immersi nei soli bagliori della angoscia, della angoscia della morte, che accende torce effimere nella notte delle emozioni. L'angoscia è così la sola emozione che ancora rinasca da questi autoritratti e da questi ritratti, da questi corpi dilaniati, che nel loro nocciolo segreto e scarlatto si perdono nel disfacimento e nel silenzio.

Cosa ci dicono le figure disfatte e deformate di Bacon, e cosa ci dicono questi volti e questi corpi lacerati dall'angoscia? Cosa proviamo, cosa si agita in noi, quando guardiamo queste figure che si fanno a volte grumi di sangue sformati e indistinti?

Non può non nascere in noi una cascata di emozioni che destano sorpresa e angoscia, inquietudine e stupefazione, insicurezza e malessere, smarrimento e sgomento: come se ci fosse in noi il presagio della fine: della fine della misura e dell'ordine, dell'armonia e della forma: delle attese e delle speranze. L'angoscia di Bacon diviene la nostra angoscia: una angoscia che ci insegue e ci assedia, ci contagia e ci oscura. Fra la sua interiorità sconvolta e sanguinante, e le nostre risposte emozionali intense e quasi atterrite, si collocano queste figure slabbrate e corrose: in una circolarità di emozioni ferite che egli ritrasferisce nei suoi dipinti, e che da questi si riflettono in noi: testimoniando della disfatta della speranza e dell'agostiniano tempo interiore. La pittura di Bacon come epifania di un tempo che si smarrisce e si frantuma in schegge talora indecifrabili.

I contenuti interiori del tempo, del tempo dell'io così radicalmente diverso dal tempo del mondo, rinascono non solo dai grandi testi filosofici e narrativi ma anche da alcune grandi espressioni pittoriche: nelle quali il *Leitmotiv* del tempo, del tempo come passione e come emozione radicate nella condizione umana, trascorre con le accelerazioni e le impazienze, con le inibizioni e le inerzie, con le pause e gli smarrimenti, che ho cercato di indicare.

Certo, la scrittura si confronta con l'esperienza del tempo, con le sue modificazioni e con le sue metamorfosi, in scansioni tematiche infinitamente più articolate e analitiche che non siano quelle fatalmente impressionistiche con cui si esprime il linguaggio della pittura; e nondimeno le risonanze emozionali, che si hanno nell'una e nell'altra, si possono integrare e si possono conciliare: consentendo di cogliere i modi di essere del tempo (di questa sfinge irraggiungibile nei suoi ultimi orizzonti) da angolazioni diverse e da diverse prospettive. Ancora una volta nell'area delle emozioni ogni cosa è connessa.

In psichiatria, del resto, non si può fare a meno di riflettere sugli aspetti creativi di alcune esperienze psicopatologiche.

In un suo lavoro, di una splendida apertura fenomenologica e psicopatologica, Alberto Giannelli [76] svolge alcune originali riflessioni sul significato che la pittura, ma anche la musica, assumono in ordine alla cura in psichiatria. Considerando problematica la definizione di "arteterapia", egli scrive: "Forse, è più opportuno parlare di supporto ai progetti riabilitativi, *di recupero delle singole risorse interne* per riattivare i rapporti con la propria interiorità e, di conseguenza, con il mondo esterno"; e, ancora, ribadendo l'importanza della vita interiore in chi cura e in chi è curato: "È più corretto sostenere che, tramite la partecipazione, attiva o passiva, a questa o quella attività, si apra o si tenga aperto un dialogo con la follia, sia nel senso di valorizzare il progetto di cura, sia in quello di far rivisitare al paziente degli spazi interni altrimenti destinati a rimanere inaccessibili".

Al di là di questi aspetti tematici e terapeutici, Alberto Giannelli si confronta con alcuni problemi di estetica pittorica e musicale che abbiano il loro senso anche in psichiatria: nella misura in cui essa sia una disciplina incentrata sull'analisi delle soggettività e della intersoggettività, e sulla dilatazione delle risorse interiori di ogni paziente. Nell'avviarsi alla conclusione del suo lavoro egli scrive: "Possiamo rimanere incantati dalla luce di Rembrandt o dal rosso di Velázquez o stupiti dalla violenza che alcuni imprimono all'accordo che chiude il movimento finale della Seconda Sonata di Chopin (forse il pezzo più enigmatico che mai sia stato scritto). Ma perché quelle luci o quei colori o quei suoni si organizzino in una *dimensione semantica* occorre che entri in gioco la nostra interiorità, donatrice di senso e creatrice di valori diversi per ciascuno di noi"; e ancora: "Entrambe, la pittura e la musica, hanno forti potenzialità semantiche, ma la musica quale *esperienza pre-simbolica e pre-linguistica*, collegata a fasi assai precoci dello sviluppo, sembra possederne in misura maggiore". La sua ultima radicale considerazione: "Con una delle sue geniali intuizioni, Friedrich W. Nietzsche, nel salutare la grandezza di Wagner, assegna alla musica un primato su tutte le altre arti, pittura compresa, e giunge a dire che senza la musica la vita sarebbe un errore".

La psichiatria non può non confrontarsi con queste tematiche interdisciplinari solo apparentemente estranee alle sue fondazioni scientifiche.

2. Le inquietudini del cuore nell'attesa e nelle attese

L'attesa è una esperienza psicologica e umana che assume molteplici aspetti tematici e che riempie di sé la vita di ciascuno di noi: in ogni età della vita.

Gli scenari dell'attesa sono davvero senza fine: a mano a mano che gli anni scorrono, certo, cambiano i contenuti, gli orizzonti di senso, delle attese ma in ciascuna di esse non può non esserci un comune *Leitmotiv*: quello dell'avvenire (del futuro) nelle sue infinite possibilità. Ci sono ovviamente attese brevi che si concludono in tempi rapidi e ci sono attese che si prolungano nel tempo senza mai concludersi: come quella del tenente Giovanni Drogo, il protagonista dello splendido romanzo [40] di Dino Buzzati, che per ragioni di servizio consuma la sua vita in una sperduta fortezza affacciata su di un deserto: attendendo di potere realizzare il sogno della sua esistenza: quello di confrontarsi in battaglia con il nemico: con i tartari che un giorno (forse) giungeranno dal deserto nell'assalto alla fortezza; ma il sogno si frantumerà. I tartari (forse) si avvicineranno ad essa ma in ogni caso solo dopo che Giovanni Drogo, vecchio e malato, ne è stato allontanato ed è stato riportato nella "vile pianura" dove incontrerà la morte. Una parabola della condizione umana, questa, consumatasi nell'attesa e divorata da gesti sempre uguali: nella illusione, bruciata da una attesa senza fine, di trovare il senso del vivere.

(Il fulgore indicibile di un pensiero [106] di Franz Kafka ci lascia intravedere gli abissi di significato che si nascondono nell'attendere: nell'aspettare: "Non è necessario che tu esca di casa. Rimani al tuo tavolo e ascolta. Non ascoltare neppure, aspetta soltanto. Non aspettare neppure, resta in perfetto silenzio e solitudine. Il mondo ti si offrirà per essere smascherato, non ne può fare a meno, estasiato si torcerà davanti a te".)

Ci sono allora attese che non finiscono mai e attese che nascono e muoiono fulmineamente: ci sono attese che si rivivono con ansia e inquietudine, e attese che si rivivono invece con una qualche serenità: ci sono attese che sono incentrate su eventi felici e attese incentrate invece con timore e tremore su eventi portatori di angoscia e di dolore: ci sono attese che sconfinano nella speranza e attese che non hanno nulla a che fare con la speranza: ci sono attese che riguardano il nostro destino e attese che riguardano il destino di altre persone: ci sono attese che si rinnovano di giorno in giorno, di ora in ora, e che sembrano essere imminenti nella loro realizzazione senza concludersi mai: ci sono attese concrete e attese astratte: attese terrene e attese metafisiche. Ci sono attese di qualcosa che ci consenta di continuare a vivere, di ritrovare un senso alla vita, e attese disperate che non si riconoscono più aperte ad un futuro: ad un avvenire.

Ci sono ancora, nel carosello senza fine delle attese che si intrecciano con la storia della vita di ciascuno di noi, le attese di essere chiamati ad un trapianto d'organo, ad un trapianto di cuore in particolare, con la scia di angosce e di speranze, di illusioni e di disillusioni, legate poi all'esito degli interventi e al tamponamento dei fenomeni eventuali di rigetto [35]. Ci sono le attese, in chiunque soffra di disturbi psichici, dell'azione terapeutica dei farmaci somministrati: degli antidepressivi e degli antipsicotici nelle loro oscillazioni e nella loro dipendenza dai contesti familiari e sociali in cui si abbia la somministrazione. Ma, al di là di questo, ciascuno di noi è chiamato a intravedere e a decifrare le attese nascoste e segrete negli occhi e negli sguardi degli altri: compito così importante e così dimenticato: così ignorato e disatteso, e così essenziale.

Vorrei ora dire qualcosa di alcune di queste attese, delle dimensioni profonde dell'attesa e delle sue strutture fenomenologiche, delle loro differenze nei riguardi della speranza, delle attese che possono lacerare l'esistenza accompagnandosi al timbro rovente dell'angoscia, degli intrecci fra l'attendere e l'aspettare, fra l'aspettare e il guardare, delle attese di aiuto che nascano negli occhi e negli sguardi delle pazienti e dei pazienti.

L'attesa come un iceberg

Non saprei come meglio avviarmi nelle mie riflessioni sull'attesa se non richiamandomi alle cose che Eugène Minkowski è venuto svolgendo sul tema dell'attesa e della speranza in testi [142] [143] di straordinaria importanza non solo fenomenologica ma anche psicopatologica e clinica. Anche nelle sue più alte e complesse considerazioni, alle quali non sono mai estranee impostazioni filosofiche bergsoniane e husserliane rigorose, egli non si allontana mai dalla sua esperienza clinica e psicopatologica: matrice di ogni suo lavoro.

Cosa ci dice dell'*attesa*: delle sue forme e della sua fenomenologia?

L'attesa è legata al tempo, certo, all'avvenire come sua struttura portante: essa fa parte della vita, della vita di ogni giorno, e si accompagna abitualmente, ma non sempre, all'angoscia che è l'ombra dell'attesa: seguendola in ogni sua espressione. Non c'è attesa senza angoscia: questa è la tesi radicalizzata, che non è possibile ovviamente condividere fino in fondo, di Minkowski in questo suo libro [143]: ancora oggi di smagliante attualità nemmeno scalfita dal passare del tempo e di splendida significazione fenomenologica e antropologica: segnata anche da una intensa ispirazione lirica.

Le sue parole ci immergono immediatamente nel nocciolo tematico e simbolico dell'attesa: "L'attesa contiene in sé un fattore di arresto brutale che toglie il respiro. Si direbbe che tutto il divenire, concentrato fuori dell'individuo, si avventi su di lui come una massa possente e ostile cercando di annientarlo, come un iceberg che si erge bruscamente davanti alla prua di una nave e contro il quale essa andrà fatalmente a schiantarsi subito dopo. L'attesa penetra così l'individuo fino alle viscere, lo riempie di terrore di fronte alla massa sconosciuta e inattesa – stavo quasi per dire – che tra un attimo lo inghiottirà".

L'attesa è insomma una esperienza ancorata alla angoscia: non c'è se non un'attesa angosciosa; ma, al di là di questa tesi indubbiamente problematica, vorrei invece dire che talora davvero l'attesa è legata alla immagine della morte: come ancora sostiene Minkowski.

"Talvolta, apparentemente senza ragione, sorge in noi l'immagine della morte, della morte sospesa, in tutta la sua potenza distruttiva, sopra di noi, che si avvicina a grandi passi; l'angoscia, il terrore ci stringono; impotenti, *attendiamo* il fatale e prossimo annientamento al quale siamo votati senza scampo. Di fronte a un pericolo imminente, noi l'attendiamo, inchiodati sul posto, paralizzati dal terrore."

Ovviamente, Minkowski non può non ammettere che ci siano attese di avvenimenti gioiosi e attese di avvenimenti dolorosi; ma ribadendo che essa nella sua forma originaria è sempre una attesa ricolma di angoscia e di spavento, e che ogni attesa diviene molto facilmente e molto rapidamente un evento doloroso.

Come dicevo, la cosa importante *non* è questa, la discussione cioè sulla natura dei contenuti emozionali della attesa, *ma* la tesi che essa non può essere capita se non muovendo dalla sua costituzione temporale: dalla sua struttura temporale. Non c'è attesa se non nell'orizzonte di un futuro, di un avvenire, al quale essa si apra e dal quale essa sia animata.

Le considerazioni di Minkowski sulla costituzione temporale dell'attesa sono originali e radicali: l'attesa non è se non un lampo, una sospensione istantanea della vita, e in essa si vive la *istantaneità*. Ancora: nell'attesa non c'è durata, non c'è organizzazione nel tempo, ma ci sono due elementi di tempo che *si succedono* in modo particolare: nel senso che l'avvenire è vissuto quasi da solo nel suo cammino verso l'io con la conseguente esclusione del presente. Nell'attesa insomma sento l'avvenire che mi si avvicina in maniera immediata con tutta la sua irruenza.

Una ultima citazione da questo libro [143] inesauribile nelle sue sollecitazioni e nelle sue riconsiderazioni delle infinite figure del tempo vissuto: del tempo interiore; alle quali è legata una radicale e decisiva conoscenza delle strutture profonde della condizione umana: psicotica e non-psicotica.

"Nell'attesa esiste un *restringimento* dell'essere vivente, un 'divenire più piccolo' che si contrappone all'espansione dell'attività. Nell'attesa l'essere si ripiega su se stesso, si accartoccia, si direbbe tenti di esporre il minimo di sé ai contrasti dell'ambiente ostile e, nel farlo, si separa da questo ambiente, traccia i propri limiti in rapporto a esso."

Il discorso fenomenologico di Eugène Minkowski sulla attesa intende allora drasticamente sottolineare come in essa il tempo sia divorato dal futuro, che risucchia in sé il presente, e come in essa ancora si viva in un mondo radicalmente personale che ci allontana e ci distacca da ogni contesto ambientale. L'attesa in fondo come epifania della interiorità e della solitudine che in essa si manifestano nella loro immediatezza e nella loro fragilità: decifrabili e indecifrabili nella misura in cui si riesca, o *non* si riesca, a coglierne il respiro.

L'attesa e l'oblio

L'attesa non è se non un momento della vita che si ripete senza fine e senza sosta ogni giorno e ogni ora: salendo lungo scale di seta dalle quali non si scende mai: friabili e indistruttibili. Il discorso di Minkowski ha analizzata e sviscerata l'attesa nelle sue componenti fenomenologiche e psico(pato)logiche, e anche filosofiche. Il discorso di Maurice Blanchot, questo grande critico letterario francese, l'ha a sua volta descritta e illuminata nella sua dimensione non solo umana ma lirica e metafisica in un romanzo-saggio [20] di una strana e spumeggiante bellezza: nel quale l'oblio è nello sfondo del discorso sull'attesa.

Ascoltiamo in ogni caso le parole umbratili e impalpabili con cui Blanchot definisce l'oblio: "Non sapeva se adesso dimenticava le parole o se erano le parole a dimenticare, dolcemente e oscuramente. Il chiaro oblio, il dolce ricordo delle parole, andare in loro dal ricordo all'oblio. Riconosceva nella loro trasparenza o nella loro povertà astratta il dolce rischiaramento dell'oblio. Docile apparizione in loro dell'oblio, docilità che domanda la più grande docilità. Dimenticheremmo, se potessimo essere docili all'oblio che ci distribuiscono a ogni istante, e almeno una volta, le parole fatte per l'oblio".

Dall'oblio all'attesa: sulle ali leggere delle parole di Blanchot cogliamone una prima descrizione.

"Attendere, soltanto attendere. L'attesa estranea, eguale in tutti i suoi momenti, come lo spazio in tutti i suoi punti, simile allo spazio, che esercita la stessa continua pressione senza esercitarla. L'attesa solitaria, che era in noi e adesso è passata all'esterno, attesa di noi senza noi, che ci costringe ad aspettare fuori della nostra attesa, non lasciandoci più niente da aspettare. Dapprima l'intimità, dapprima l'ignoranza dell'intimità, dapprima il fiancheggiarsi di istanti che si ignorano, toccandosi senza rapporto."

La scansione disperatamente ermetica del discorso ci fa cogliere in ogni caso l'atmosfericità e la inafferrabilità dell'attesa come esperienza umana alla quale non si può sfuggire nella vita: al di là di ogni fredda razionalizzazione calcolante. L'attesa che è in noi in ogni momento nemmeno mai ci lascia nel vortice delle infinite possibilità aperte che sono in essa.

Ancora: "Da quando aveva cominciato ad aspettare? Da quando si era reso libero per l'attesa perdendo il desiderio delle cose particolari, fino al desiderio della fine delle cose. L'attesa comincia quando non c'è più niente da aspettare, nemmeno la fine dell'attesa. L'attesa ignora e distrugge ciò che aspetta. L'attesa non aspetta niente".

L'attesa insomma come esperienza, come modo di essere, che non si cancella mai: nemmeno quando non abbiamo più nulla da attendere; ma l'attesa anche che nasce inarrestabile e oscura quando viene meno in noi ogni desiderio delle cose particolari: anche il desiderio della fine delle cose.

Avvicinandosi al nocciolo ultimo dell'attesa, quando essa ha come suo orizzonte la morte e il morire, Blanchot dice ancora cose profonde e radicali.

"L'attesa attende. Attraverso l'attesa colui che attende muore attendendo. Porta l'attesa nella morte e sembra fare della morte l'attesa di ciò che si attende ancora quando si muore. La morte, considerata come un evento atteso, non è capace di mettere fine all'attesa. L'attesa trasforma il fatto di morire in qualcosa che non basta attendere per smettere di attendere. L'attesa è ciò che ci permette di sapere che la morte non può essere attesa"; e infine in questo contesto tematico: "Quando c'è attesa, non c'è attesa di nulla. Nel movimento dell'attesa la morte cessa di poter essere attesa. L'attesa, nell'intima tranquillità in cui tutto ciò che succede è deviato dall'attesa, non lascia arrivare la morte come ciò che potrebbe bastare all'attesa, ma la tiene in sospeso, dissolta e continuamente superata dall'eguaglianza vuota dell'attesa".

Si delinea, così, una strana opposizione fra l'attesa e la morte: la morte non si lascia attendere: la morte ancora non è capace di mettere fine all'attesa: l'attesa non lascia giungere la morte tenendola come in sospeso. Il mistero della morte è così profondo e così insondabile da non potere divenire mai l'oggetto dell'attesa che non può confrontarsi con i suoi abissi.

Una ultima citazione ci riconduce agli orizzonti di senso senza fine in cui è immersa l'attesa.

"Nell'attesa non poteva far domande sull'attesa. Che cosa attendeva, perché attendeva, che cosa è atteso nell'attesa? La caratteristica dell'attesa era di sfuggire a ogni forma di domanda, che rendeva possibile e da cui si escludeva. Attraverso l'attesa, ogni affermazione si apriva su un vuoto, e ogni domanda si raddoppiava con un'altra domanda, più silenziosa, che avrebbe potuto sorprendere."

L'attesa allora come cifra enigmatica e inconoscibile che fa rinascere in sé una cascata di domande alle quali non è possibile consegnare una risposta adeguata; e che ancora fa esplodere ogni domanda in mille schegge sempre più inconoscibili e inafferrabili.

Il senso del discorso di Blanchot, oscuro e fatale, quando lo si ritrasferisca in psichiatria?: quello di dilatare i significati possibili dell'attesa.

La passione dell'attesa

Dal bellissimo libro [27] di Ginevra Bompiani sulla attesa considerata nei suoi aspetti letterari e filosofici, negli aspetti che la separano dalla noia e dal desiderio, vorrei stralciare alcune considerazioni davvero originali: che si richiamano in particolare al pensiero di Walter Benjamin, di Giacomo Leopardi, di Paul Valéry e di Ludwig Wittgenstein, e che delineano immagini luminose e umbratili dell'attesa in un orizzonte di ricerca a cui non può essere estranea nemmeno la psichiatria: quando rifletta su questo circolo di idee.

La noia può essere così definita nel suo nocciolo tematico: "La noia è una forma allentata dell'attesa, è un'attesa senza direzione, senza forma. Quando il vero oggetto dell'attesa, la felicità, svanisce, la corda dell'attesa si allenta, e sopravviene la noia. L'attesa è un modo di tendere la noia, d'incoccare una freccia alla sua corda"; e sulla scia di questo suo commento a quello che Giacomo Leopardi dice della noia nel dialogo (celeberrimo) di Torquato Tasso e del suo genio familiare [120] Ginevra Bompiani ancora scrive: "'Qual è il rimedio contro la noia?' domanda il Tasso. 'Il sonno, l'oppio e il dolore', risponde il suo genio. In altre parole: l'allucinazione o la passione: le due madrine dell'attesa"; e poi con immagini di una intensa risonanza emozionale: "Risorgendo dalle ceneri della noia, l'attesa non potrà più compiersi (salutare l'atteso); potrà soltanto essere sorpresa (ricevere l'ospite). La freccia dardeggiata nella nebbia, toccando il bersaglio, raggiungerà colui che aspetta e colui che si annoia, allo stesso modo. Li coglierà di sorpresa, li strapperà alla natura morta del presente per gettarli nella sua fornace viva".

Il dialogo di Torquato Tasso e del suo genio familiare annuncia la caduta dell'attesa nella noia; e il linguaggio creativo di Ginevra Bompiani ne dilata le risonanze tematiche: richiamandosi enigmaticamente al tempo (al tempo interiore) che dal presente si slancia nel futuro, ma è un futuro radicalmente diverso nell'una e nell'altra, nell'attesa e nella noia: che non è se non un'attesa senza forma e senza direzione; e riprendendo ancora la tematica della noia con queste parole (che rimandano a Walter Benjamin): "La noia può forse *compiersi*? No, può solo essere distratta, sorpresa. 'Proviamo noia quando non sappiamo che cosa aspettiamo,' dice Benjamin. La noia non è attesa di nulla, è attesa di un 'non-so-che'. La noia è un'attesa senza fiducia".

In ogni caso, attesa e noia sono esperienze umane che si sfiorano l'una con l'altra ma che nella loro essenza si distinguono profondamente l'una dall'altra.

(Non intendo soffermarmi ancora sul tema della noia, della quale fra l'altro ho parlato quando ho analizzato le modificazioni del tempo vissuto in alcune emblematiche condizioni emozionali, come quella dell'attesa e della speranza, se non ricordando che ci sono forme diverse [61] di noia: la noia esistenziale e la noia creativa in particolare, e di questa Friedrich Nietzsche dice [152]: "Per il pensatore e per tutti gli spiriti inventivi, la noia è quella sgradevole 'bonaccia' dell'anima, che precede il viaggio felice e i venti giulivi; egli deve sopportare, deve *attenderne* in se stesso gli effetti".)

Nel suo libro Ginevra Bompiani si confronta anche con le profonde riflessioni sull'attesa che Ludwig Wittgenstein è venuto svolgendo nei suoi testi enigmatici e vertiginosi; e le cose che lei scrive a questo proposito sono di grande interesse.

"Negli scritti posteriori al *Tractatus logico-philosophicus*, Wittgenstein illumina le parole che mettono in gioco la duplice frontiera del linguaggio: verso lo stato d'animo e verso il reale. Parole come desiderio, ordine, intenzione, credenza, attesa..."; e ancora rifacendosi alla riflessione di Wittgenstein sull'attesa: "Se si rinuncia a qualunque corrispondenza fra l'ordine del linguaggio e l'ordine del mondo, in che modo e da che cosa l'attesa può essere compiuta?".

Ancora Ginevra Bompiani: "L'opera successiva al *Tractatus* è attraversata da questa domanda; un quaderno dopo l'altro, l'attesa cerca di aprirsi una strada, di percorrere la muraglia cinese che separa, fissandoli nel passaggio, un esterno da un interno. Perché l'attesa, come il desiderio, è uno dei luoghi in cui il pensiero batte più accanitamente contro i muri del linguaggio. Un quaderno dopo l'altro, queste riflessioni si ripetono, s'inseguono, si trasformano; insieme circoscrivono l'attesa nel solo spazio in cui pensiero e realtà, rappresentazione ed evento si accordano: il linguaggio".

Questo è, certo, un discorso molto complesso che mi consente in ogni caso di riflettere e di fare riflettere sulle molteplici stratificazioni semantiche e tematiche di una esperienza apparentemente così banale e così quotidiana come questa dell'attesa. Solo, del resto, muovendo dall'attesa è possibile delimitare e precisare i confini della speranza: le analogie e le differenze che si manifestano fra l'una e l'altra esperienza umana: radicalmente costitutive della condizione umana non-psicotica ma anche di quella psicotica: testimonianza ulteriore degli sconfinamenti esistenziali fra l'una e l'altra *Gestalt*: fra l'una e l'altra forma di vita.

(Ancora una volta le scienze umane, quelle filosofiche e quelle letterarie, aiutano la psichiatria nel cogliere il senso profondo dei fenomeni umani.)

Le ultime citazioni dal testo di Ginevra Bompiani, che vorrei ora fare, mi consentono di mettere in evidenza altri aspetti dell'attesa: anche al di là delle implicazioni filosofiche.

"L'attesa ha dunque in sé due tensioni diverse: una tendenza a perdurare e una tendenza a smettere. Ma dove attinge l'attesa la sua risoluzione (di perdurare o di smettere), la sua energia, la sua pazienza e la sua impazienza? È forse libera, l'attesa, di agire, in una direzione o nell'altra? Non lo è. Non possiamo decidere di entrare in uno stato di attesa o di uscirne. Forse questa decisione esiste, ma non siamo noi a prenderla. L'attesa è una passione. Si attiva, come ogni passione, al richiamo del suo oggetto. L'attesa è una vocazione. Dio, la musa, il padrone, l'oggetto, fanno un cenno, e l'uomo esce dal tempo, si mette sul bordo della strada, in attesa."

Sono splendide metafore che ci portano ai confini estremi, ai confini in ogni caso esistenziali, dell'attesa nella sua palpitante e fluttuante realtà.

Attendere è aspettare, e aspettare deriva dal latino *exspectare* composto di ex- con spectāre: a sua volta rafforzativo di *specĕre* che indica *guardare* [60]; e allora aspettare, o attendere, è stare con l'animo, ma anche con il volto e gli sguardi, indirizzati a qualcuno o a qualcosa che sta per arrivare o accadere: con desiderio o con timore.

Il discorso delle etimologie non è un discorso futile, o divagante, ma è un discorso che ci aiuta a cogliere e a mettere in evidenza significati profondi e talora nascosti delle parole e delle situazioni umane che si rispecchiano nelle parole. Così, l'etimologia di aspettare, questo stare con l'animo e con il volto, con gli sguardi e con gli occhi, con i gesti e con il silenzio, con timore o con speranza, in attesa di qualcuno e di qualcosa, fa rinascere nella mia memoria la cascata di volti e di sguardi che mi hanno accompagnato, dalla mattina alla sera, negli anni della mia vita in ospedale psichiatrico e che mi hanno fatto conoscere le luci e le ombre, le angosce e le speranze, le parole e i silenzi, che si stratificano nei volti e negli sguardi: quando una esperienza psicopatologica scende nei cuori e nell'anima.

Cambiano i nostri occhi e i nostri sguardi, i nostri volti, nel volgere delle emozioni e degli stati d'animo che nascano in noi e poi declinino nelle diverse situazioni in cui ci veniamo a trovare. La metamorfosi degli sguardi e dei volti non ha fine: in noi e negli altri; ma questi cambiamenti, che sgorgano dalle nostre esperienze interiori (nella vertiginosa sovrapposizione di interiorità e di esteriorità, e negli sconfinamenti dell'una nell'altra), si colgono quando in noi ci sia la intuitiva percezione degli arcipelaghi sconfinati delle emozioni che animano, o feriscano, il nostro cuore e la nostra memoria.

Accostiamoci temerariamente ai golfi ghiacciati della nostra interiorità e della nostra soggettività, e scrutiamone le risonanze e gli echi, le luci e le ombre; e allora ci è forse possibile intravedere cosa si nasconda e cosa risplenda negli sguardi: quali attese e quali speranze, quali agostiniane inquietudini e quali smarrimenti, quali angosce e quali tristezze, quali nostalgie e quali tenerezze, si possano in essi intravedere.

Nell'alternarsi e nel sovrapporsi di emozioni sulle linee zigzaganti degli occhi, e sulla indicibile inconsistenza materica degli sguardi, si adombrano i linguaggi dell'anima.

Sono considerazioni, queste ultime, che giungono a definire quella che direi la costituzione fenomenologica e antropologica dell'attesa: le sue dimensioni in fondo esistenziali; e in esse ciascuno di noi non può non riconoscersi quando, ripiegati in noi stessi (negli abissi della nostra interiorità), analizziamo i nostri segreti stati d'animo e le loro oscillazioni vertiginose.

Seguendo questi zigzaganti sentieri conoscitivi, che dai cieli stellati della grande riflessione filosofica (quella di Leopardi e di Wittgenstein) ci hanno portati alla soglia di quotidiane intuizioni psicologiche, si sono venute delineando le diverse figure dell'attesa: quelle in particolare che definiscono la condizione umana in questo suo essere sempre in uno stato di attesa verso il mondo e verso gli altri: benché ogni attesa nella sua ultima radice ci trascini fuori del tempo e dello spazio, ci sospenda al di sopra dell'esperienza e ci immerga nell'ansia. Non c'è attesa che non si accompagni ad una condizione di ansia, di angoscia, e di inquietudine: allora; ed è quello che anche Eugène Minkowski [142] sosteneva drasticamente in questa circolarità di comuni esperienze e di comuni riflessioni.

In alcune esperienze psicopatologiche, in quelle che sono incrinate e sommerse da una radicale solitudine, gli sguardi e i volti non sono più capaci di relazione: non sono più capaci di essere ponti che annullino le distanze fra l'io e il tu; ma questo soprattutto quando l'alta tensione dell'angoscia abbia a tracciare confini invalicabili che non consentano all'io e al tu di trasformarsi in un noi: pietrificandoli in monadi senza finestre. Ma anche in questi volti e in questi sguardi, al di là della sofferenza e della comunicazione spezzata, si intravede una disperata nostalgia di attese e di speranze: anche se indefinite e oscure: oscillanti e inafferrabili.

In una delle più belle e misteriose poesie [171] di Antonia Pozzi il volto, gli occhi e il tempo vissuto si intrecciano gli uni con gli altri nel vortice di immagini di una sospesa tenerezza che constatavo in alcune delle pazienti incontrate in ospedale psichiatrico. Il volto, nel momento stesso in cui viene visto, si trasforma in ricordo. Non sei più *tu*, non è più il *tuo* volto, che sto guardando ma è già la memoria del tuo volto e del tuo io. Il ricordo del tuo volto fugge vertiginosamente lontano; e questi occhi, questi tuoi occhi che mi guardano, e che nello stesso tempo si allontanano, non sono se non memoria e nostalgia.

Quella memoria e quella nostalgia, quella tenerezza, che ho colto immediatamente in anni lontani nello sguardo e nel volto, nelle attese, di Paola e di Valeria: sorelle nelle quali l'esperienza psicotica si è manifestata alla distanza di qualche anno nelle adolescenze dell'una e dell'altra. Nel diario di Paola le comuni attese dell'adolescenza e le comuni vicende psicologiche e scolastiche della vita: interrotte e spezzate dalla malattia con le lunghe degenze ospedaliere e gli sbandamenti emozionali fra una tristezza disperata e una gioia panica, ed è una gioia ferita e deformata, fra una chiusura radicale al mondo e una improvvisa apertura al mondo, fra una angoscia lacerante e una speranza che la diluiva. Non posso dimenticare i cambiamenti del volto e degli sguardi, e le strazianti domande inespresse sui tempi della degenza che continuavano ad allungarsi senza fine. Nel corso degli anni negli occhi e negli sguardi di Paola sempre questa attesa: riempita di dolore e di timore, di desiderio e di disperazione, di speranza e di delusione. Immagini che vivono ancora nella mia memoria e che mi hanno fatto capire, o meglio mi hanno aiutato a capire, come sia difficile e come sia facile decifrare le inquietudini dell'anima sigillate nelle increspature degli sguardi e dei volti: nelle loro attese angosciate incrinate a volte dalle ombre della speranza.

Non la stessa fatica di vivere in Valeria: entrava e usciva dall'ospedale nel solco di una esperienza psicotica più friabile e più frantumabile nella sua sintomatologia: più sensibile alla azione farmacologica antipsicotica. Una coscienza di malattia acuta e dolorosa si accompagnava alla insorgenza e al decorso della esperienza psicotica; e nel suo volto e nei suoi sguardi nondimeno una disperazione meno crudele: una attesa di qualcosa che *non* si allontanava vertiginosamente come in Paola: l'attesa della dimissione e della guarigione clinica: una attesa che si esprimeva solo nello sguardo e nel sorriso, e che non diveniva mai una esplicita richiesta. Sia la timidezza e la riservatezza sia, in fondo, il dolore di non potere essere dimessa insieme alla sorella si manifestavano solo in questo silenzioso linguaggio del corpo: in questo sguardo e in questo volto che testimoniavano di una trascendenza recuperata e restaurata in breve tempo.

Paola e Valeria: sorelle segnate da destini umani così simili e così diversi nella loro sofferenza e nella loro angoscia: nelle loro attese e nelle loro disillusioni; e in ogni caso figure indimenticabili nella loro gentilezza d'animo e nella loro sensibilità estenuata, e priva di ogni aggressività.

L'attesa di uno sguardo

Attendere è aspettare, come dicevo, e aspettare è guardare: guardare l'altro e attendere di essere guardati. L'attesa di uno sguardo, che dica qualcosa e dimostri attenzione (l'attenzione di una Simone Weil è a volte necessaria), è ovviamente fra le attese più semplici e banali, e nondimeno quante volte in un ospedale psichiatrico, ma anche nella vita di ogni giorno, non siamo stati capaci, e non siamo capaci, di riconoscere il senso doloroso e nostalgico di una attesa come questa e di esaudirla. Ascoltare e decifrare gli sguardi nelle loro espressioni e nelle loro allusioni è facile e difficile; ma in ogni caso queste sono alimentate dalle espressioni e dalle allusioni dei nostri sguardi: dal nostro modo di guardare e di mettersi in relazione. Negli sguardi dell'altro-da-noi è possibile rintracciare le ombre e le luci dei nostri sguardi: che non conosciamo se non nel gioco illusionale degli specchi che rimandano la nostra immagine incrinata dalle ansie di ogni giorno. Come riconoscere quali risonanze i nostri sguardi destano negli altri, e in particolare nelle pazienti e nei pazienti che, divorati dalla solitudine e dalla angoscia, attendono sguardi di partecipazione e di comprensione? Ciascuno di noi deve ricercare nella sua vita interiore e nelle sue attitudini alla immedesimazione una possibile risposta.

Le attese di Paola e di Valeria, che coglievo luminose e oscure nei loro occhi e nei loro sguardi, si riflettevano nei miei; ma quali concordanze e quali dissonanze fra le loro attese e le risposte che esse coglievano nei miei occhi e nei miei sguardi? Paola e Valeria potevano temere di intravedere nei miei occhi la possibile smentita alle loro attese e alle loro speranze; e questo, se avveniva, accresceva immediatamente la loro ansia e le loro disillusioni. Quando si sta male, quando si ha come compagna di vita la malattia, una esperienza psicotica in particolare, la percezione degli stati d'animo degli altri diviene molto più acuta e palpitante che non quando si sta bene, e non si è capaci di rivivere la linea d'ombra del dolore. Così, nell'analizzare e nel decifrare gli occhi e gli sguardi degli altri non possiamo non pensare nello stesso tempo ai modi con cui i nostri sguardi siano da loro sondati e filtrati. In ogni caso, in Paola e in Valeria, e nelle infinite altre pazienti, l'essere guardate con occhi in cui cogliessero il timbro inconfondibile dell'attenzione e magari dell'amicizia faceva nascere sentimenti di dolente nostalgia. Cose molto semplici che non sempre siamo capaci di fare: come nemmeno siamo capaci di stringere una mano con tenerezza e partecipazione.

Negli sguardi degli altri leggiamo le tracce dei nostri sguardi, e gli altri a loro volta leggono nei nostri sguardi le tracce dei loro sguardi, e intravedono nei nostri occhi le risposte e le mancate risposte alle loro attese: in un carosello senza fine di esperienze e di controesperienze. Ma le maschere, che si alternano nei nostri volti e nei volti degli altri, annebbiano e non di rado oscurano la percezione degli enigmi dell'anima che sono in noi e negli altri: rendendo così difficile decifrare i segni e i desideri degli sguardi, e il senso delle loro attese: delle loro richieste di aiuto. I nostri sguardi e i nostri volti ci immergono continuamente in una cascata di relazioni con il mondo delle persone e delle cose: dalle quali rinascono stimolazioni senza fine in una circolarità tematica che ci unisce gli uni agli altri. Ci sono nondimeno ombre, ci sono nuvole, che improvvisamente e di volta in volta si addensano nelle nostre anime, e allora i nostri sguardi, gli sguardi che sono in noi e negli altri, si spengono, e i nostri volti si chiudono e si fanno impenetrabili. Si rinchiudono i nostri volti, e si oscurano i nostri sguardi, franando almeno apparentemente ogni comunicazione con il mondo; ma senza che muoiano le attese e i desideri di essere almeno ascoltati e guardati: ri-aprendosi così le brecce di un dialogo che attenui la fatica di vivere.

Muovendo dagli sguardi, che illuminano o oscurano un volto, ci è possibile cogliere e riconoscere l'altro nelle sue attese e nelle sue inquietudini, nella sua identità e nella sua vulnerabilità, nei suoi orizzonti di senso e nelle sue lacerazioni, nelle sue ambivalenze e nella sua trascendenza. L'esperienza, e in fondo la conoscenza, dell'altro ci giungono prima ancora che dalle sue parole dai suoi sguardi e dai suoi gesti. La conoscenza intuitiva dell'altro nella sua malattia e nella sua disperazione, e anche la diagnosi della sua malattia, sono possibili sulla scia della immediata percezione degli sguardi e dei volti: sulla scia del linguaggio radicale e metaforico che anima gli sguardi e i volti: nei quali si riflettono le luci e le ombre delle mille emozioni e delle mille attese che sono in ciascuno di noi. Così, non posso non ripetere come negli sguardi e nelle lacrime, nei gesti (quelle mani che da tanto tempo sporgevano dalle finestre sbarrate e quegli occhi che divoravano la luce febbrile dei giardini dell'ospedale psichiatrico) e nei volti, di Paola e di Valeria, di Germana e di Maria, di Antonietta e di Liliana, di Chiara e di Francesca, riemergeva con drastica evidenza il *diapason* rovente delle loro attese e delle loro angosce: delle loro speranze e delle loro disillusioni.

L'attesa nel dolore

Gli sconfinamenti fra il dolore e la sofferenza, fra il dolore fisico e il dolore morale, sono continui ma, sia pure con qualche schematismo, è possibile isolare il dolore fisico, il dolore del corpo, dal dolore psichico, dalla sofferenza. Così vorrei ora fare: considerare quello che avviene in noi, nella nostra interiorità, quando il dolore (il dolore fisico e il dolore della malattia) scenda in noi: riconoscere insomma, e ancora una volta, la dimensione soggettiva degli eventi fisici, degli eventi della malattia del corpo, ma astraendo almeno ora dal discorso sulla sofferenza morale che nasce, ovviamente, anche al di là di ogni malattia. Il linguaggio delle parole e il linguaggio del corpo si distinguono anche nella esperienza del dolore: quando siamo nel dolore il linguaggio delle parole si dirada e poi si spegne, e invece il linguaggio del corpo testimonia fino in fondo dei suoi significati crudeli e talora disperati.

Muovendo dall'esperienza, che ciascuno di noi ha del dolore, cosa è possibile dire di quello che si svolge in noi e negli altri-da-noi, nella nostra vita interiore, quando le ombre oscure e impenetrabili, a volte, del dolore ci investono e ci sommergono?

Nella esperienza del dolore siamo risucchiati nel gorgo di una radicale modificazione del *tempo vissuto* (del tempo dell'io): dal quale si allontanano il passato e il futuro, e nel quale non c'è se non il presente agostiniano che si fa bruciante e lacerante. Il tempo vissuto si arresta, e non ha più trascendenza: viene meno ogni speranza possibile, e ogni attesa possibile: che rinasce solo quando il dolore si attenua.

Nel solco di questa modificazione profonda della esperienza del tempo si viene a mano a mano formando, se il dolore continua, una condizione psicologica e umana che direi francamente *autistica*; e da essa si fa molta fatica ad uscire e a rientrare in una qualche comunicazione con il mondo delle persone e con il mondo delle cose. Non ci sono sovrapposizioni, certo, ma analogie fra la condizione autistica che si ha nel dolore acuto e quella che si ha invece nella depressione; ma di questa concordanza tematica dovremmo essere consapevoli quando ci confrontiamo, dai diversi punti di vista, con le esperienze del dolore: con i paesaggi oscuri dell'angoscia e della disperazione che in esse si inseriscono. La solitudine, in cui si ricade quando il dolore *non* si esaurisce in fiammate anche incandescenti ma si estende nel tempo inarrestabile, è in ogni caso implacabile.

Avvicinarsi allo sfondo soggettivo del dolore, e comprenderlo nella sua dimensione interiore, sono cose problematiche e difficili che, nella misura in cui il dolore non sia mitigato e cancellato dalle cure farmacologiche, sono solo possibili se teniamo presente quello che avviene nella esperienza del tempo e nella esperienza della solitudine.

Gli scenari cambiano quando il dolore diminuisce e nel dolore rinascono le dimensioni del passato e del futuro: rinasce la speranza ma rinasce soprattutto l'attesa. L'attesa che il dolore si esaurisca e scompaia, e l'attesa che il dolore *non* si ripeta: l'attesa che i farmaci completino la loro azione terapeutica e che gli orizzonti della vita si riaprano: l'attesa che rinascano le relazioni interpersonali bruciate dal dolore; e l'attesa che rinascano le emozioni divorate dal deserto del dolore: l'attesa di conoscere fino in fondo le cause della malattia che ha trascinato con sé il dilagare del dolore: l'angoscia dell'attesa quando non si abbiano risposte alle domande sulle cause e sulla durata della malattia, e sulla riemergenza possibile del dolore: con i fantasmi del passato che si fanno allora vicini e strazianti nel ricordo delle ore e delle giornate trascorse nella solitudine e nella disperazione.

Le parole, che vorremmo dire quando siamo nella angoscia

del dolore, *non* sono di questo mondo: nel senso che le conosciamo solo noi nel segreto della nostra interiorità ferita e lacerata; ed è davvero poco quello che gli altri possono ascoltare e possono capire. Il linguaggio delle parole si fa insomma oscuro e insondabile nei roveti ardenti del dolore; ma il linguaggio del corpo al di là di ogni nostra intenzione grida in silenzio per farsi intendere e, se è possibile, per farsi aiutare.

Se ha un senso il discorso sulla psicoterapia del dolore, non può se non riguardare le parole e i gesti con cui accompagnare i modi di essere che conseguano alla attenuazione e alla scomparsa del dolore, e cioè le angosce della attesa e delle attese sugli svolgimenti del dolore: sulla sua possibile ricomparsa o sulla sua possibile cancellazione. Ovviamente, quando il dolore dilaga, non la speranza e nemmeno l'attesa riescono a delinearsi: nella dissolvenza del futuro e dell'avvenire; e allora solo in una presenza silenziosa e amica si può forse rivivere l'ombra di un sollievo e di un frammento di indicibile speranza: di *espérance* friabile e invisibile agli occhi: tale nondimeno da attenuare qualche volta le spine del dolore.

L'attesa incenerita fa nascere il delirio

L'attesa, la sala d'attesa e la sala d'aspetto, in cui si attende e ci si guarda, in uno studio medico o in un ospedale: l'attesa della visita, l'attesa di conoscere il risultato della visita, l'attesa di riconoscere il medico non solo nella sua competenza ma anche nella sua umanità, l'attesa che la visita si concluda: le attese che creano partecipazione e solidarietà: l'attesa che la visita finalmente sia completata e il medico dica qualcosa che non spenga la speranza: l'attesa di rispecchiarsi negli occhi di chi esca dallo studio medico cercando di coglierne le ansie e le inquietudini, il sorriso e le misteriose increspature dell'anima che, nel silenzio, testimoniano istantaneamente di un dolore riscattato e di una disperazione alleviata: l'attesa che non finisce mai e si rinnova di visita in visita, di esame in esame, in un vortice di emozioni e di pensieri che ora si aprono alla speranza e ora ridiscendono nell'angoscia: nel silenzio delle cose ultime e delle ultime decisioni.

Sono esperienze alle quali ciascuno di noi non può non riandare con dolore e con commozione, con sollievo e con speranza: nelle alterne e misteriose vicende della vita.

Sono infinite le attese nella vita di ogni giorno e nella vita segnata dai timori della malattia e dalla malattia: che cambiano improvvisamente il senso della vita e il senso dell'attesa: non più allora l'attesa delle cose banali e insignificanti, che riempiono la vita quotidiana, ma l'attesa di cose che decidono della vita e della morte, del vivere e del morire. Al di là, e prima di questo, l'attesa di essere visitati in una corsia di ospedale da un medico che ascolti e non si affidi solo al gelido potere della tecnologia; o l'attesa infranta da un medico che sia estraneo alle impalpabili atmosfere psicologiche e umane talora decisive nel fare riconoscere la dimensione profonda di una malattia: una attesa dilaniata dalla insicurezza e dai dubbi: dalle vertigini delle cose che *non* sono ancora e che saranno fra poco.

Cosa dire dell'attesa e delle attese, imprevedibili a volte e inconoscibili, che nascano quando la malattia assuma le ombre di una esperienza psicotica con i suoi inizi dissimulati e con le sue intermittenze, con le sue ascese e con le sue discese negli abissi della sofferenza e delle metamorfosi?

Il tema dell'attesa insomma come *Leitmotiv* di infinite vicende della vita: oscure e luminose, serene e crudeli, calme e febbrili: segnate dagli arcobaleni della speranza o dai ghiacciai della disperazione.

Le cose, che sto dicendo, non nascono da riflessioni astratte e teoriche ma si radicano nella insorgenza e nella evoluzione di alcune esperienze psicotiche. La più temeraria ricerca sui modi, con cui il delirio (la malattia che ha come sua struttura portante il delirio è, ovviamente, la schizofrenia) si costituisce *a partire* dalla angoscia di una attesa senza fine e di uno scambio straziante di sguardi fra il medico e la moglie di un malato che egli visitava, è stata svolta da Ludwig Binswanger: analizzando e descrivendo la vita di Suzanne Urban. Sulla scia di una incandescente esperienza di angoscia, alimentata da questa attesa e da questi sguardi, si è venuta in lei realizzando una condizione di inaudita sofferenza psicologica e umana: che si è accompagnata ad una radicale metamorfosi esistenziale divorata poi da una radente e complessa fenomenologia delirante.

La storia della vita psicotica di Suzanne Urban si iniziava nell'ora fatale in cui al marito veniva diagnosticata, in uno studio urologico, la presenza di una malattia tumorale da parte di un medico che, guardandola con gli occhi angosciati e disperati, le diceva (le comunicava senza parlare) lo stato irrevocabile delle cose: e da quell'ora fatale l'esperienza psicotica si estendeva nel corso del tempo.

Non si può non essere ogni volta angosciati nel leggere, nel rileggere, le parole con cui Suzanne Urban descriveva quella che è stata la scena originaria, e cioè la visita urologica al marito, dalla quale si è avviata la scompensazione psicotica. Non si può non riandare sgomenti alle parole con cui lei narrava il suo accompagnare il marito dal medico, il suo attendere nella stanza vicina e il suo ascoltare, piangendo e tremando, i lamenti strazianti di lui.

L'esperienza delirante si è iniziata nei suoi bagliori crudeli quando Suzanne si avvedeva del gesto del medico che, guardandola negli occhi e invitandola a nascondere il suo turbamento, accennava alla malattia insanabile del marito; trascinandola contestualmente in una pietrificata disperazione. Il gesto e lo sguardo del medico cambiavano radicalmente l'immagine del mondo, del mondo della interiorità e del mondo della esteriorità, di Suzanne: trasformando l'attesa, in cui viveva, in matrice di indicibile angoscia. Non quello che il medico *diceva*, ma quello a cui *accennava* con il suo sguardo nel quale si spalancavano gli abissi della disperazione, faceva precipitare Suzanne in una condizione di immobilità stupefatta e terrificata, e di angosciata estraneità.

Dal diario di Suzanne Urban vorrei ora stralciare [18] il brano nel quale sono indicate le sue lacerate emozioni quando è rimasta in attesa della conclusione della visita medica al marito e quando ha incontrato lo sguardo sconvolto del medico.

"Sono andata con mio marito dal medico, attendevo in sala d'aspetto e ascoltavo, tremando e piangendo, il suo spaventoso lamentarsi. Il medico gli diceva che nella vescica c'era una ferita; ma, volgendo le spalle a mio marito, mi mostrava un viso così terribilmente desolato che mi sono tutta irrigidita. Ho spalancata la bocca in preda al terrore; e il medico ha dovuto afferrarmi subito con la mano per farmi capire che non dovevo comunicare nulla a mio marito delle mie sensazioni. Questa pantomima è stata qualcosa di terrificante. Mio marito si è forse anche accorto di qualcosa ma presentava un viso del tutto sereno. Ha solo chiesto al medico da dove la cosa poteva essersi originata; e il medico gli rispondeva dicendogli che spesso è nel sangue: senza che se ne conosca la causa."

Una descrizione stringata e disperata di dolenti esperienze vissute che il diario di Suzanne riesce a rendere palpitante e straziante: indimenticabile nel suo significato psicopatologico e clinico ma anche semplicemente umano.

Dallo stato d'animo iniziale, impregnato di angoscia e di terrore, Suzanne è scivolata poi in una atmosfera di allusioni e di autoriferimenti, in una condizione di alterata e dereistica percezione del mondo delle persone e delle cose, e infine in una cascata di esperienze deliranti.

(Non è possibile spiegare *perché* queste cose accadano ma è possibile comprendere *come* esse nascano e si svolgano. Sono, questi, due modi radicalmente diversi di avvicinarsi al *senso* delle esperienze psicopatologiche: alle aree di inconoscibilità razionale e di decifrabilità ermeneutica che sono in esse.)

In ogni caso, prigioniera di una situazione ricolma di angoscia, Suzanne Urban è divenuta poi prigioniera di uno scenario del terrore: inchiodata ad una solitudine radicale e insalvabile. In questo scenario, del quale le iniziali strutture portanti sono state l'attesa della conclusione della visita al marito e la straziata percezione della diagnosi fatale rispecchiatasi nello sguardo disperato del medico, sono gli *altri* (non più l'attesa e non più lo sguardo del medico) che si fanno portatori di persecuzione e di sopraffazione, di angoscia e di angoscia della morte.

Si costituisce, così, quella che la psichiatria clinica definisce come fenomenologia delirante di persecuzione *tout court*.

Le nostre attese

Non ci sono solo le attese delle pazienti e dei pazienti, che aspettano di essere visitati e di essere curati, di essere guardati ma *non* con lo sguardo del medico del marito di Suzanne Urban, di essere sottoposti agli esami di laboratorio e a quelli tecnologici; e questo perché ci sono anche le *nostre* attese: le attese di ciascuno di noi, quando in particolare si abbia a che fare con problemi di psichiatria, che si rivolgono alle pazienti e ai pazienti.

Quante, e quali, attese anche in noi: l'attesa che il paziente ci dica cosa lo ha portato da noi: l'attesa che venga meno il silenzio; l'attesa che ci dica le cose alle quali è legata la sua sofferenza: l'attesa che la timidezza e la inquietudine gli consentano comunque di esprimersi senza esserne imbrigliato: l'attesa che nasca una relazione di fiducia: l'attesa di una scintilla di speranza nei suoi occhi e nei suoi sguardi: l'attesa di un timido sorriso e di una risposta alle domande inespresse che gli siano rivolte: l'attesa che il paziente ferito e risucchiato dalle ombre del suicidio colga in noi qualcosa di sincero e di autentico: l'attesa che egli ritorni all'appuntamento concordato e l'angoscia che non ritorni: l'attesa che alle nostre emozioni corrispondano le sue emozioni in una circolarità dotata di senso.

Quali sentimenti, quali emozioni, nascono in noi, in ciascuno di noi, quando siamo in attesa che una paziente, o un paziente, ci dica cosa prova e cosa lo addolora? Quando l'attesa si prolunga, e del resto l'esperienza soggettiva del tempo in chi è curato è radicalmente diversa da quella di chi cura, non ci è possibile sfuggire alle inquietudini e alle insicurezze (sulle nostre attitudini, anche, a creare una relazione terapeutica: così difficile e così precaria a volte); e nondimeno non dovremmo lasciare riemergere queste inquietudini e queste insicurezze: in ogni caso, certo, ma soprattutto quando si abbia a che fare con esistenze psicotiche sigillate dall'angoscia ma capaci di intuire cosa ci sia nell'anima del medico. L'attesa, una delle attese più laceranti, può essere quella che una paziente, o un paziente, ci dica qualcosa dei suoi pensieri sulla morte e sul morire, che intravediamo solo negli sguardi e nel volto, e che ci sono tenuti nascosti. L'attesa, insomma, che qualcosa infranga questo silenzio e questo dialogo impossibile, e induca a ritrovare un senso nell'incontro terapeutico: a volte non del tutto spontaneo.

La solitudine, e l'angoscia, riempiono non di rado le attese del medico.

Ancora una cosa non meno importante: come si esprimono le nostre attese nel linguaggio del corpo, a quali sguardi e a quali gesti esse si accompagnano, quando sta dinanzi a noi una paziente, o un paziente, con le sue angosce e con le sue antenne sensibilizzate dal dolore nel cogliere i movimenti dell'anima in noi: le nostre ansie e la nostra indifferenza, le nostre attese e le nostre disattenzioni?

Insomma, vorrei essere riuscito a dire qualcosa delle fondazioni psicologiche e umane dell'attesa – che non è la speranza anche se l'una possa sconfinare nell'altra – nella quale siamo tutti imbarcati non solo nell'area della psichiatria ma anche in quella delle infinite relazioni umane di ogni giorno. In psichiatria, comunque, non è possibile non riflettere sulla dimensione radicale dell'attesa: sulla sua importanza nel condizionare, nell'avviare o nel frenare, il colloquio diagnostico e quello psicoterapeutico: nei quali sono sempre in gioco complessi problemi psicologici e umani, come questo dell'attesa, non di rado ignorati o almeno sottovalutati nella loro decisiva, anche se impalpabile e sfuggente, ragione d'essere.

L'importanza dell'attesa in psichiatria è splendidamente delineata in un suo libro [132] da Mauro Manica che si confronta con le sue emozioni nei colloqui psicoterapeutici con un giovane paziente sperduto nelle alte maree di una tossicomania.

"Sento che, nonostante si trovi ad essere esposto ad innumerevoli insidie, dovrei imparare ad esercitare l'*attesa*: forse, riuscendo a sottrarmi alla necessità ed all'urgenza di colmare quei vuoti, quelle mancanze di senso che fa irrompere in seduta potrei aiutarlo meglio a tollerare la tensione sfibrante che sembra allentare il suo desiderio di esistere, o meglio, quella tensione ancora indefinita di cui si deve immediatamente sbarazzare con le tecniche della tossicomania."

Il mistero e la inquietudine dell'attesa si colgono ancora in queste parole intense e febbrili.

"Non è facile però aspettare, non è facile convivere con il pensiero che alla seduta successiva possa accadere di non vederlo ritornare perché l'ha portato via la morte anonima e silenziosa dell'eroina; oppure perché l'analisi ha fallito nel tentativo di diventare la sua nuova 'droga', annoiandolo con parole incapaci di offrire contemporaneamente quiete ed euforia; o ancora perché – come mi mostrerà *nelle sedute delle settimane successive* – la parte 'tossica' è sempre in agguato."

(Ma dalla psicoterapia giungerà la liberazione dalla tossicomania.)

3. La speranza come categoria esistenziale

Ancora Nietzsche: ancora il suo pensiero incandescente e la sua immaginazione che sfonda ogni confine di terrestrità: ancora le sue rabdomantiche attitudini nel cogliere il segreto delle emozioni e nello smascherare le abitudini e le inerzie quotidiane; e anche nel circolo tematico della speranza ancora la sua parola che toglie il respiro: "La speranza è l'arcobaleno gettato al di sopra del ruscello precipitoso e repentino della vita, inghiottito centinaia di volte dalla spuma e sempre di nuovo ricomponentesi: continuamente lo supera con delicata bella temerarietà, proprio là dove rumoreggia più selvaggiamente e pericolosamente" [153]. Così, con questi pensieri che vivono come sempre di immagini, e che richiamano intorno a sé associazioni tematiche senza fine, vorrei iniziare questo capitolo sulla speranza come categoria esistenziale che non può essere intesa nella sua radicalità se non nel contesto di considerazioni e di riflessioni multidisciplinari: non solo ovviamente psicopatologiche ma teologiche, filosofiche e letterarie che, insieme, ci consentano di avvicinarci al nocciolo eidetico della speranza: ai suoi infiniti orizzonti di senso che oltrepassano comunque ogni rigida delimitazione razionale.

Non intendo, ovviamente, contrapporre le diverse concezioni sulla speranza e sulle sue dissolvenze; ma solo delineare in questo capitolo alcune delle grandi interpretazioni della speranza come categoria esistenziale: che si radica nella vita e senza la quale la vita sembra destituirsi di ogni orizzonte di senso.

La speranza non si identifica nell'attesa: le cose, che Eugène Minkowski [142] [143] ha scritto nel contesto dei suoi straordinari libri di psichiatria fenomenologica, sono la premessa al mio discorso: aprendo un solco conoscitivo che può essere accettato, o meno, ma che rinasce dall'esperienza psicopatologica e clinica; e questo ne attesta il rigore.

"La speranza va più lontano nell'avvenire dell'attesa. Io non spero nulla né per l'istante presente né per quello che immediatamente gli subentra, ma per l'avvenire che si dispiega dietro. Liberato dalla norma dell'avvenire immediato, io vivo, nella speranza, un avvenire più lontano, più ampio, pieno di promesse. E la ricchezza dell'avvenire si apre adesso davanti a me"; e ancora: "Ma la speranza va 'più lontano' anche in un altro senso: la speranza allontana da noi il contatto immediato del divenire-ambiente, sopprime la morsa dell'attesa e mi consente di guardare liberamente lontano nello spazio vissuto che si apre adesso davanti a me" [142].

La speranza è una illusione, non è se non una illusione, come dice dolorosamente Giacomo Leopardi [121], o è una esperienza psicologica e umana che fa parte della vita: nel senso che senza speranza non si vive?

Non si può non scegliere fra l'una e l'altra tesi: quella di Eugène Minkowski, continuo a richiamarmi al suo pensiero perché nutrito anche di una esperienza clinica radicale e appassionata, è formulata con drastica chiarezza.

La speranza si apre sul divenire, e il divenire la ha in sé "in potenza": "Va detto che non si tratta affatto di una 'proiezione' – meccanismo di cui si usa e si abusa tanto spesso – di nostri stati d'animo: nel qual caso la speranza sarebbe sospesa nel vuoto e senza fondamento, consegnata unicamente al gioco dei nostri diversi fattori psicologici a rischio di farci disconoscere il reale stato delle cose e di lasciarci giocare a rimpiattino, per così dire, con noi stessi"; e infine: "Essa costituisce invece un punto di intersezione fondamentale e naturale fra il divenire, con tutto ciò che esso porta potenzialmente in sé, e la nostra visione umana del divenire, in una unione intima e indissolubile" [142].

Queste allora le premesse fenomenologiche al senso del mio discorso.

Sperare contro ogni speranza

Non vorrei continuare questo capitolo sugli aspetti meta-clinici della speranza senza richiamarmi brevemente alle *Lettere* [158] di Paolo: ai brani nei quali sia tematizzata la speranza. Sono brani nei quali risplende la luce di una straordinaria interpretazione (anche umana) della speranza che si adombra nel grande libro [1] di Agostino.

Nella *Lettera ai Romani*, in particolare, il tema della speranza riemerge con radicale fermezza; ne farei qualche stralcio: senza temere di sconfinare in aree estranee all'orizzonte di ricerca in questo mio libro sull'attesa e sulla speranza in psichiatria. Nella *Lettera* si ha la celebre formulazione (4, 18) dello sperare contro ogni speranza: parola tematica di tante esperienze psicologiche e umane dolorose e non dolorose, angoscianti e insondabili, oscure e temerarie; e in essa si ha ancora una definizione (8, 24-25) della speranza che, al di là dei contenuti della fede, diviene fondamento emblematico di ogni possibile speranza. "Infatti nella speranza siamo stati salvati, e una speranza visibile non è speranza, poiché ciò che si vede come si può ancora sperare? Noi speriamo ciò che non vediamo, e attendiamo pazientemente." In un altro brano ancora della *Lettera ai Romani* Paolo inserisce la speranza in un contesto radicalmente teologico (5, 1-6); ma vorrei ugualmente citarlo nella sua splendida enunciazione: "Giustificati dunque per la fede, godiamo pace con Dio per il signore nostro Gesù Cristo! Per mezzo suo abbiamo anche ottenuto con la fede l'accesso alla grazia in cui ci troviamo e il vanto della speranza della gloria di Dio, non solo, ma anche un vanto tra le afflizioni, consapevoli come siamo che l'afflizione produce pazienza, e la pazienza approvazione, e l'approvazione speranza. La speranza non procura vergogna, poiché l'amore di Dio si è riversato nei nostri cuori ad opera dello Spirito santo che ci fu dato".

Non ho bisogno di ricordare le cose profonde e vertiginose che sulla *Lettera ai Romani* sono state scritte da Karl Barth [5]; e in ogni caso vorrei chiudere questo mio discorso sulle lettere paoline con una ultima citazione (11, 1), dalla *Lettera agli Ebrei* questa volta, nella quale la definizione cristiana della speranza ha in sé, direi, incrinature antropologiche. "La fede è certezza delle cose sperate, convinzione delle non vedute."

La memoria e la speranza

La memoria nasce dal passato, e vive del passato, la speranza vive del futuro, e si indirizza al futuro; e nondimeno esse non sono modi di vivere il tempo radicalmente separati l'uno dall'altro. Dalla memoria rinascono continuamente i ricordi che, come albatros, si levano in volo sempre diversi di stato d'animo in stato d'animo, di *Stimmung* in *Stimmung*, e che influenzano i modi con cui riviviamo l'avvenire. Le speranze sono nutrite anche delle cose che abbiamo vissuto e che sono nascoste, e quasi imprigionate, nella memoria; e così i ricordi si rispecchiano nelle speranze che sono state e sono in noi. Nel rifluire ininterrotto di esperienze dal passato al presente, e dal presente al futuro, dalla memoria alla visione e dalla visione alla attesa, si riformula una circolarità di vissuti che sconfinano dalla memoria alla speranza e dalla speranza alla memoria; ed è forse questo che ha indotto Gabriel Marcel [136] a definire la speranza come la memoria del futuro.

Sono pensieri in ogni caso che non possono rinascere se non da questo testo agostiniano [1]: inesauribile e infinito nei suoi abissi di significato.

Cosa ha scritto Agostino della memoria? Ne vorrei stralciare qualche frammento che consenta di riflettere anche sulle relazioni possibili fra memoria e speranza.

"Giungo allora ai campi e ai vasti quartieri della memoria, dove riposano i tesori delle innumerevoli immagini di ogni sorta di cose, introdotte dalle percezioni: dove sono pure depositati tutti i prodotti del nostro pensiero, ottenuti amplificando o riducendo o comunque alterando le percezioni dei sensi, e tutto ciò che vi fu messo al riparo e in disparte e che l'oblio non ha ancora inghiottito e sepolto"; e ancora con una straordinaria pregnanza tematica: "Quando sono là dentro, evoco tutte le immagini che voglio. Alcune si presentano all'istante, altre si fanno desiderare più a lungo, quasi vengano estratte da ripostigli più segreti. Alcune si precipitano a ondate e, mentre ne cerco e desidero altre, balzano in mezzo con l'aria di dire: 'Non siamo noi per caso?', e io le scaccio con la mano dello spirito dal volto del ricordo, finché quella che cerco si snebbia e avanza dalle segrete al mio sguardo; altre sopravvengono docili, in gruppi ordinati, via via che le cerco, le prime che si ritirano davanti alle seconde e ritirandosi vanno a riporsi ove staranno, pronte a uscire di nuovo quando vorrò".

I ricordi che hanno un volto, un volto che cambia e si trasforma in mille altri volti quando cambiano le nostre emozioni e le nostre intenzioni; e gli occhi dell'anima che hanno uno sguardo ancora più luminoso che non gli sguardi come voci degli occhi: indirizzati alla percezione della realtà che ci circonda. Gli sciami delle immagini che sgorgano dai vasti quartieri della memoria e che si accalcano quasi febbrilmente le une davanti alle altre: rinascendo da luoghi sempre più profondi e segreti.

Come si siano formate queste immagini non c'è nessuno che lo sappia dire: benché si conoscano i sensi che le afferrano e le ricollocano nella nostra interiorità.

"Anche immerso nelle tenebre e nel silenzio io posso, se voglio, estrarre nella mia memoria i colori, distinguere il bianco dal nero e da qualsiasi altro colore voglio; la mia considerazione delle immagini attinte per il tramite degli occhi non è disturbata dalle incursioni dei suoni, essi pure presenti, ma inavvertiti, come se fossero depositati in disparte"; e nondimeno: "Ma quando li desidero e chiamo essi pure, si presentano immediatamente, e allora canto finché voglio senza muovere la lingua e con la gola tacita; e ora sono le immagini dei colori che, sebbene là presenti, non s'intromettono a interrompere l'azione che compio, di maneggiare l'altro tesoro, quello confluito dalle orecchie".

Sono cose, direi, che non si riescono a leggere e a rileggere senza essere sommersi da una stupefazione infinita e quasi da un indicibile smarrimento dinanzi alla profondità, certo, ma soprattutto alla inaudita modernità (contemporaneità) delle intuizioni e del linguaggio con cui esse sono espresse.

Non so davvero come la psichiatria possa fare a meno di queste intuizioni che ci immergono negli enigmi e nei segreti della memoria: dalla quale sgorgano anche le immagini della speranza.

"Dalla stessa, copiosa riserva traggo via via sempre nuovi raffronti tra le cose sperimentate, o udite e sulla scorta dell'esperienza credute; non solo collegandole al passato, ma intessendo sopra di esse anche azioni, eventi e speranze future, e sempre a tutte pensando come a cose presenti. 'Farò questa cosa, farò quell'altra', dico fra me appunto nell'immane grembo del mio spirito, popolato di tante immagini di tante cose; e l'una cosa e l'altra avviene. 'Oh; se accadesse questa cosa, o quell'altra!'; 'Dio ci scampi da questa cosa, o da quell'altra!', dico fra me, e mentre lo dico ho innanzi le immagini di tutte le cose che dico, uscite dall'unico scrigno della memoria, e senza di cui non potrei nominarne una sola."

Si intrecciano, così, eventi del passato ed eventi del futuro: risucchiati nel presente dell'esperienza del tempo.

Una ultima riflessione, la più complessa forse, è quella che riguarda il tema della felicità della vita: che Agostino non può non riconoscere in Dio e che egli si chiede come cercare, e dove trovare.

"La felicità della vita non è proprio ciò che tutti vogliono e nessuno senza eccezioni non vuole? Dove la conobbero per vederla così? dove la videro per amarla? Certo noi la possediamo in qualche modo"; ma diversi sono i modi con cui ciascuno di noi la possiede. "C'è il modo di chi la possiede, e allora è felice, e c'è chi è felice per la speranza di possederla. I secondi la posseggono in modo inferiore ai primi, felici già per la padronanza della felicità; tuttavia stanno meglio di altri, non felici né per padronanza né per speranza. Però nemmeno questi ultimi desidererebbero tanto la felicità, se non la possedessero in qualche modo; che la desiderino, è certissimo."

Egli si chiede, infine, dove si trovi la felicità e se non si trovi nella memoria: e allora nel solco della tesi, che non ameremmo tanto la felicità se non la conoscessimo, egli conclude il suo discorso: dicendo che, sì, la felicità si conserva nella memoria.

Nella memoria non c'è solo il ricordo del tempo della felicità già vissuta; ma anche la speranza della felicità: in questo misterioso intrecciarsi di passato e di futuro.

Una cascata di secoli separa Agostino da Blaise Pascal ma l'uno e l'altro sono legati da una comune linea di pensiero che ancora oggi desta in noi risonanze emozionali e culturali davvero incancellabili e indimenticabili. Al di là della comune riflessione sui grandi temi dell'esistenza (sul tempo e sulla memoria, sui modelli di conoscenza che non sono mai solo quelli razionali ma anche, e soprattutto, quelli emozionali trainati una volta per tutte dalle ragioni del cuore, sulla conoscenza di Dio a cui non si giunge con la fredda ragione calcolante e invece con il cuore in fiamme, sulla enorme importanza delle emozioni, della angoscia e della speranza in particolare, nel cogliere e nel vivere il senso della vita), la linea incandescente e immemoriale, che unisce Agostino a Pascal, il pensiero creativo di Agostino a quello di Pascal, è rappresentata dalla rivalutazione radicale e leggendaria della interiorità (dei vasti infiniti paesaggi dell'anima) come il luogo emblematico e decisivo nella conoscenza di sé e nella conoscenza del mondo, del mondo delle persone e delle cose, in cui siamo immersi: l'una e l'altra conoscenza alleate in una misteriosa comunità di destino, e sconfinate poi storicamente nella fondazione filosofica della fenomenologia e dell'esistenzialismo contemporanei.

L'angoscia e la speranza, la inquietudine e gli smarrimenti del cuore, le luci e le ombre della vita, sono *Leitmotiv* della vertiginosa riflessione pascaliana: che incenerisce ogni schema teorico e ideologico, e si avvicina al nocciolo esistenziale delle esperienze vissute e degli avvenimenti.

Il silenzio eterno di questi spazi infiniti ci spaventa: facendoci cogliere immediatamente la fragilità e la inconsistenza delle cose che non siano recuperate nella loro dimensione interiore: nella quale (sola) si realizza la grandezza della condizione umana: al di là di ogni miseria.

Come è possibile non citare, nel contesto del mio discorso, le parole di Blaise Pascal sul tempo e sulla speranza? Vorrei lasciarle nel suo francese scintillante ed essenziale che rende il suo pensiero di una sbalorditiva chiarezza: come avviene del resto in ogni scansione delle sue *Pensées* [159].

"Nous ne pensons presque point au présent; et, si nous y pensons, ce n'est que pour en prendre la lumière pour disposer de l'avenir. Le présent n'est jamais notre fin; le passé et le présent sont nos moyens; le seul avenir est notre fin. Ainsi nous ne vivons jamais, mais nous espérons de vivre."

La dialettica e il mistero della speranza, gli abissi di significato che ci sono in essa, riemergono da queste parole che sfidano il tempo; e a noi, a chiunque di noi intenda fare una psichiatria fenomenologica e antropologica, non rimane in fondo se non di dilatare e di riversare nel solco delle esperienze cliniche il senso di quello che le meditazioni pascaliane racchiudono in sé.

Noi non viviamo mai ma speriamo di vivere, e allora, quando la speranza viene meno in noi, quando le alte maree della disperazione ci sfiorano o rischiano di sommergerci, come ci è possibile vivere e continuare a vivere? Cosa avviene del passato, delle cose che abbiamo immaginato e vissuto in un passato vicino e lontano, e del presente, delle cose che stiamo vivendo e captando nel presente inafferrabile e inconsistente, quando l'avvenire, che vive di speranza, si inaridisce o si frantuma? Quando la luce, la luce interiore, è divorata dalla oscurità, e non riusciamo più nemmeno a intravedere frammenti scheggiati di avvenire, come fare ad andare avanti? Come fare a staccarsi dagli eventi dolorosi del passato, e come fare a risentire almeno qualcosa della felicità della vita: che è stata in noi e che Agostino ha analizzato con la falce tagliente del suo pensiero?

La memoria involontaria

Dall'immenso romanzo [174] [175] [176] di Marcel Proust vorrei togliere qualche frammento tematico che, in lontana e forse difficile consonanza con l'anima delle cose scritte da Agostino sulla memoria e sulla speranza, consenta di rivedere i paesaggi sterminati della memoria, della memoria vissuta [209] e *non* della memoria geometrica (della memoria crono-logica), della memoria degli stati d'animo e *non* di quella dei fatti; e di intravedere le ombre della speranza che talora sgorgano dalla memoria: rimodellate dalla memoria e ispirate dalla memoria. La memoria involontaria, certo, fa parte del mondo immaginativo e creativo proustiano, e non di quello agostiniano, ma l'uno e l'altro sono immersi nella solitudine della vita interiore: nella decifrazione febbrile degli stati d'animo che rinascono e scompaiono in un carosello inafferrabile di immagini e di pensieri, di emozioni e di fantasie senza fine. Così, sfidando convenzioni e magmatiche resistenze scientifiche, che in psichiatria come scienza umana non hanno davvero molta importanza, mi sono arrischiato a citare qualcosa dai due grandi libri di una sconvolgente anatomia dell'anima: mai estranea alle ragioni del cuore e all'arcipelago delle emozioni.

La memoria involontaria nelle celebri pagine con cui si inizia [174] lo splendido romanzo di Marcel Proust. Il cucchiaino di tè, in cui egli aveva inzuppata una briciola di "madeleine": che, toccato il palato, lo faceva trasalire destando una sensazione deliziosa.

"E ricomincio a domandarmi che mai potesse essere quello stato sconosciuto, che non portava con sé alcuna prova logica, ma l'evidenza della sua felicità, della sua realtà dinanzi alla quale ogni altra svaniva. Voglio provarmi a farlo riapparire. Indietreggio col pensiero al momento in cui ho bevuto il primo sorso di tè. Ritrovo lo stesso stato, senza una nuova luce. Chiedo al mio animo ancora uno sforzo, gli chiedo di ricondurmi di nuovo la sensazione che fugge."

Come fare a raggiungere di nuovo, e a trattenerla, questa sensazione?

"Toccherà mai la superficie della mia piena coscienza quel ricordo, l'attimo antico che l'attrazione d'un attimo identico è venuto così di lontano a richiamare, a commuovere, a sollevare nel più profondo di me stesso? Non so. Adesso non sento più nulla, s'è fermato, è ridisceso forse; chi sa se risalirà mai dalle sue tenebre? Debbo ricominciare, chinarmi su di lui dieci volte."

E, ad un tratto, il ricordo visivo legato a quel sapore rinasce: rinasce il sapore della briciola di "madeleine" che la domenica mattina la zia Léonie offriva, dopo averla bagnata nel suo infuso di tè o di tiglio, a Marcel Proust.

"La vista della focaccia, prima d'assaggiarla, non m'aveva ricordato niente; forse perché, avendone poi viste spesso, senza mangiarle, sui vassoi dei pasticcieri, la loro immagine aveva lasciato quei giorni di Combray per unirsi ad altri giorni più recenti; forse perché di quei ricordi così a lungo abbandonati fuori della memoria, niente sopravviveva, tutto s'era disgregato; le forme - anche quella della conchiglietta di pasta, così grassamente sensuale sotto la sua veste a pieghe severa e devota - erano abolite, o, sonnacchiose, avevano perduto la forza d'espansione che avrebbe loro permesso di raggiungere la coscienza."

Sulla scia del sapore del frammento di "madeleine" inzuppata nel tè, o nel tiglio, che gli dava la zia, ecco sgorgare dalla memoria una cascata infinita e inesauribile di ricordi: che si snoderanno lungo lo straordinario romanzo con una inaudita molteplicità tematica: animata dalle emozioni più luminose e più oscure, più dolorose e più crudeli: più leggere e più profonde, più nostalgiche e più alate.

"E come in quel gioco in cui i Giapponesi si divertono a immergere in una scodella di porcellana piena d'acqua dei pezzetti di carta fin allora indistinti, che, appena immersi, si distendono, prendendo contorno, si colorano, si differenziano, diventano fiori, case, figure umane consistenti e riconoscibili, così ora tutti i fiori del nostro giardino e quelli del parco di Swann, e le ninfee della Vivonne e la buona gente del villaggio e le loro casette e la loro chiesa e tutta Combray e i suoi dintorni, tutto quel che vien prendendo forma e solidità, è sorto, città e giardini, dalla mia tazza di tè."

Dai campi e dai vasti quartieri della memoria rinascono così, sulla scia di improvvise e inattese associazioni tematiche, lontane esperienze vissute sprofondate negli abissi del silenzio e dell'oblio, e recuperate nelle loro risonanze emozionali: nelle risonanze emozionali del tempo in cui esse sono avvenute: con la loro scia di inquietudini e di angosce, di nostalgie e di malinconie, di dolore e di gioia.

Ci sono altri luoghi del romanzo proustiano nei quali il passato e il futuro, la memoria e la speranza, sembrano intrecciarsi l'una con l'altra: enigmaticamente e oscuramente.

"I fiori che scherzavano allora sull'erba, l'acqua che passava al sole, tutto il paesaggio che circondò la loro apparizione non cessa di accompagnarne il ricordo col suo volto incosciente o distratto; e, certo, quando erano contemplati a lungo da quell'umile passante, da quel fanciullo che fantasticava – come è contemplato un re dallo storico sperduto in mezzo alla folla, – quell'angolo di natura, quel pezzetto di giardino non avrebbe pensato che in grazia sua sarebbero stati chiamati a sopravvivere nei loro più effimeri particolari; e, tuttavia, quel profumo di biancospino ronzante lungo la siepe dove le rose canine lo sostituiranno presto, un rumore di passi senza eco sulla rena d'un viale, una bolla formata dall'acqua del fiume su una pianta acquatica e che subito scoppia, la mia esaltazione li ha tratti con sé ed è riuscita a far loro attraversare tanti anni successivi, mentre all'intorno i sentieri sono scomparsi e morto è chi li percorse e il ricordo di chi li percorse."

La lontananza sconfinata dei luoghi della memoria e la loro inaudita profondità dalla quale rinascono i ricordi.

"Ma soprattutto come a giacimenti profondi del mio suolo mentale, come ai terreni resistenti sui quali m'appoggio ancora, devo pensare alla parte di Méséglise e alla parte di Guermantes."

Agli assalti della memoria, che fa ricordare eventi del passato segnati dal dolore e dall'angoscia, si contrappongono forze diverse: che nascono dai sortilegi della speranza.

"Certo, la prima di queste due forze continuava a mostrarmi la coppia sull'Avenue dei Champs-Elysées, e mi offriva altre immagini sgradevoli, tratte dal passato: per esempio, Gilberte nell'atto di far spallucce quando la madre le chiedeva di rimanere con me. Ma la seconda forza, lavorando sul canovaccio delle mie speranze, disegnava un avvenire sviluppantesi in modo molto più compiacente che non quel povero passato in fin dei conti tanto ristretto. Per un istante in cui rivedevo Gilberte imbronciata, quanti non ve n'erano nei quali architettavo un passo che lei avrebbe fatto tentare per la nostra riconciliazione, per il nostro fidanzamento forse! È vero che la forza che l'immaginazione dirigeva verso l'avvenire era attinta, nonostante tutto, nel passato."

Gli intrecci possibili fra il passato e l'avvenire, fra questo povero passato che riesce nonostante tutto ad uscire dai suoi confini e l'avvenire che da questo passato rinasce, sembrano rispecchiarsi in alcune delle tesi agostiniane sulla memoria e sulla speranza.

L'espérance e l'espoir

La linea agostiniana e pascaliana di pensiero si è estesa al di là del tempo confluendo nell'esistenzialismo e nella fenomenologia che ne sono stati radicalmente influenzati e che hanno poi cambiata la ragione d'essere non solo conoscitiva ma anche clinica (pratica) della psichiatria.

(Vorrei solo ricordare gli snodi tematici decisivi di questo movimento filosofico (quello esistenziale e quello fenomenologico) che si sono sviluppati nelle opere di Søren Kierkegaard [107] [108] [109] [110], di Edmund Husserl [96] [97] [98] [99], di Max Scheler [188] [189] [190] [191], di Edith Stein, l'ultima allieva di Husserl che si è fatta poi carmelitana e che, ebrea, è morta ad Auschwitz [203] [204] [205] [206], di Martin Heidegger [80] [81] [82] [83] [84] [85] e di Gabriel Marcel [135] [136] [137]. Queste sono alcune delle figure storicamente più importanti, le più importanti direi, che hanno cancellato le radici idealistiche della filosofia: immergendola nella concretezza della vita. Non di filosofia intendo ovviamente parlare; ma richiamarmi solo, fra questi filosofi, a Kierkegaard e a Gabriel Marcel: che, insieme ad Eugène Minkowski (nella sua psichiatria egli dimostra sfolgoranti intuizioni filosofiche), hanno scritto cose bellissime sulla speranza e sulla disperazione.)

Il pensiero di Gabriel Marcel sulla speranza si svolge e si realizza fino in fondo nel suo saggio [136] dedicato alla fenomenologia e alla metafisica della speranza. Contestando radicalmente la identificazione della speranza nell'ottimismo, l'una non ha niente a che fare con l'altro, egli ha distinto nel cuore della speranza come categoria fenomenologica la speranza assoluta e le speranze relative: nel solco, certo, della distinzione (che in Eugène Minkowski si fa drastica enunciazione tematica e semantica) fra *espérance* ed *espoir* alla quale la lingua francese può giungere. Nel definire gli aspetti umani costitutivi della speranza assoluta Marcel ne sostiene la radicale inconciliabilità con la pre-sunzione e con la sfida: essa è essenzialmente silenziosa e riservata: segnata dall'indice di una inviolabile timidità che si attenua e si risolve solo quando la speranza diviene relazione fra *una* soggettività e un'*altra* soggettività: nell'orizzonte di un *noi* che le riunisce e le trascende in uno slancio di fraternità. La speranza assoluta non si lascia divorare dall'esperienza: dalla comune scansione degli eventi quotidiani che tendono ogni volta a svuotare di senso e di creativa originalità la vita. La speranza assoluta come segreto della interiorità e come trascendenza.

La riflessione fenomenologica di Gabriel Marcel [135] [136] ci consente di cogliere fino in fondo gli orizzonti di senso della speranza che, non solo nella vita di ogni giorno ma soprattutto in quella condizione clinica che è la depressione, rischia di sfaldarsi e di frantumarsi.

Quando la vita non sia più animata dalla speranza (dalla sua luce e dai suoi bagliori), e quando la speranza si dissolva in schegge dolorose e crudeli, il mondo della vita (la husserliana [97] *Lebenswelt*) cambia radicalmente. Come dice Gabriel Marcel [136]: si è in un mondo nel quale il tempo non fa se non scivolare senza nulla raccogliere in sé di nuovo e di originale. Si è, cioè, in un mondo nel quale il tempo non passa mai; ed è per questo che la disperazione può essere definita come la coscienza del tempo chiuso: del tempo come prigione. La speranza si presenta invece come apertura *nel* tempo: come un tempo aperto che vive del futuro (dell'avvenire) e che non si arena nel passato: nelle sabbie del passato immobili e inerziali. Mentre il tempo è nella sua essenza separazione e disgiunzione, la speranza tende alla riconciliazione e alla riunificazione; e, in questo senso, essa è come una memoria del futuro.

Il pensiero, e il linguaggio, di Gabriel Marcel si fanno talora evanescenti e impalpabili; ma ci sono in essi, direi, splendide intuizioni: come queste conclusive. La speranza, come apertura *nel* tempo e come sgomitolarsi *nel* tempo, non è in fondo se non la premessa all'essere-insieme: all'essere-insieme agli altri nella solidarietà e nella comunione. La disperazione, certo, come espressione di una radicale antisperanza, trascina fatalmente alla solitudine: agli abissi della solitudine nella quale si sprofonda senza che sia possibile uscirne: se non quando rinascano almeno frammenti di una speranza redentrice. Sto in qualche modo interpretando, e forse dilatando, il pensiero di Marcel: senza nondimeno deformarlo e senza sviarlo. In ogni caso, egli sfiora forse l'immaginazione mistica quando giunge a dire questo: chiunque abbia a sperare non dice solo "io spero" ma dice anche di sperare "in te" e "per noi"; e questo perché sperare è sempre confidare in una realtà personale: in un essere che si può chiamare "tu". Così, l'ultima definizione della speranza si riassume in questa immagine che è apparentemente astratta e rapsodica ma che si avvicina (forse) al nocciolo tematico di ogni speranza: di ogni speranza disancorata dalla sua terrestrità e dalla sua quotidianità, e trasformata (trasfigurata) in una esperienza non più mondana ma esistenziale: quella della *espérance* che è trascendenza e comunione. La immagine è questa: "Io spero in te per noi".

In ordine alle distinzioni fenomenologiche fra la speranza-*espérance* e le speranze-*espoirs* vorrei richiamarmi ancora ad alcune considerazioni svolte in un suo bellissimo libro [115] da Paul Ludwig Landsberg: filosofo tedesco di origine ebrea che, ancora giovane, è stato deportato in un *lager* a Orianenburg dove moriva nel marzo del 1944. In particolare, egli ha sostenuto come *espérance* ed *espoirs* abbiano una costituzione temporale e fenomenologica radicalmente diversa. La prima si progetta in un avvenire riempito di confidenza e di pazienza, di verità e di libertà: essa ha le sue radici nel segreto della persona umana: di ciascuna persona umana colta nella sua creatività e nella sua radicale autonomia; e senza di lei ciascuno di noi non può esistere un solo istante. Gli *espoirs* hanno le loro radici nella impazienza e nella anticipazione dell'avvenire che si esaurisce in singoli eventi al di fuori di ogni realizzazione personale; e il tempo (il futuro), che è in essi, appartiene al mondo, alle illusioni del mondo, e al caso: alla illusione, cioè, che ogni cosa desiderata possa realizzarsi.

La *espérance* è definita da Landsberg come la speranza creatrice; e in questa definizione si esprime fino in fondo il suo pensiero: limpido e profondo.

La speranza come slancio vitale

Sulla scia di alcuni [140] [141] [142] [143] lavori di Minkowski vorrei fare riemergere, in particolare, cosa egli ancora dica della speranza. (Certo, nella depressione psicotica viene meno la sorgente [212] dell'attesa e della speranza; mentre nelle esperienze deliranti si inaridisce, e si spegne, la sorgente della fiducia e della fede.) In questi suoi lavori, e in uno [142] fra questi al quale vorrei ora richiamarmi, grandi intuizioni psicopatologiche si alleano ad una bergsoniana formazione filosofica (fenomenologica): allargando i confini della comprensione e della interpretazione di esperienze cliniche che rischiano ogni volta di essere stritolate da ogni psichiatria rigidamente e univocamente naturalistica. Sono i grandi temi della vita, della condizione umana nella sua grandezza e nella sua miseria pascaliane, ad essere l'orizzonte di senso della riflessione senza fine di Eugène Minkowski.

In uno di questi lavori, allora, che fa parte di una raccolta di suoi saggi e discorsi splendidamente tradotti e commentati [119] da Federico Leoni, l'area tematica della speranza è analizzata nelle sue radici fenomenologiche che stanno al di là di ogni formale distinzione fra malattia e non-malattia. Logorata, e nella depressione non di rado frantumata e scheggiata, la speranza mantiene nondimeno intatta la sua essenza che continua a testimoniare di sé: fino a quando la malattia (la disperazione come malattia mortale) non la travolge e non l'annulla.

Il pensiero di Minkowski sulla speranza muove dalla premessa che sia necessario distinguere fra la speranza-*espérance* e la speranza-*espoir*: la speranza (la prima) che si apre al divenire nella spirale di un movimento senza fine e senza confini: inesauribile nel suo tendere ad un futuro in-determinato e in-afferrabile; la speranza (la seconda) che ha a che fare con gli eventi della vita quotidiana: banali e non banali, significanti e in-significanti, ma in ogni caso concreti e immaginabili nella loro natura e nella loro terrestrità: immersi in un futuro, direi, a portata di mano.

Le cose, che egli dice della *espérance*, sono davvero molto belle e suggestive; e richiamarle ora mi sembra utile: nel solco di questo mio discorso sui possibili modi con cui il tema della speranza si inserisca fra i temi di cui non può non occuparsi una psichiatria fenomenologica.

L'*espérance* allora: "Essa non può essere che una, sempre identica e sempre presente, se si vuole, ancora una volta, 'in potenza': ma questo le è sufficiente. Tuttavia non ne segue affatto che la speranza debba essere sospesa tra le nuvole, al di fuori della realtà, frutto della nostra immaginazione o idea unicamente astratta. Il suo ruolo nell'esistenza è davvero troppo fondamentale perché le cose possano stare così. L'esistenza che ne fosse privata – semplice finzione, questa, semplice astrazione – cesserebbe immediatamente di esistere, si ridurrebbe a nulla o, nel migliore dei casi, a una grigia polvere di fatti isolati, privi di qualsiasi significato".

L'*espérance*, del resto, non si separa dagli avvenimenti, che scandiscono la storia della vita, collocandosi al di fuori, o al di sopra, di essi; ma si aggrega ad essi: elevandoli al rango di una esistenza umana che sia dotata di senso.

Ci sono poi altre considerazioni di Minkowski che consentono di cogliere immagini diverse e sempre luminose della speranza-*espérance*.

"Naturalmente l'essere umano spera, così come in altre circostanze dispera; ripercorrendo il suo passato, ripercorrendo la sua storia passata, arriverà certo a ricordare momenti in cui la speranza è giunta a confortarlo o circostanze che lo hanno portato alla disperazione."

Sono molteplici esperienze personali, queste, di grande importanza psicologica, egli dice, ma non tali da indicare la dimensione fenomenologico-strutturale della speranza che è radicalmente aperta al divenire e all'avvenire, e che, al di là di quello che noi possiamo sperare o disperare in determinate circostanze, costituisce l'essenza stessa della vita.

Una ultima riflessione vorrei citare sul tema della speranza:

quella nella quale egli sostiene come, se noi sappiamo sperare nella vita di ogni giorno e sappiamo parlare delle nostre speranze, è solo perché in esse c'è un riflesso, almeno un riflesso, dell'*espérance*. La speranza è in ogni caso un movimento, un dato immediato, e *non* una semplice esperienza, o un oggetto; e nella speranza, in fondo, si nasconde questo slancio senza fine verso il futuro: questo divenire che ci porta al di là dell'oggi e ci fa sentire il domani come meta sempre possibile.

Filosofia e teologia della speranza

Non radicabile nell'area di una psichiatria, nemmeno di quella fenomenologica, è il discorso filosofico e politico sulla speranza svolto da Ernst Bloch nella sua opera [23] [24] [25] contrassegnata da una cultura sterminata ed estesa ad ogni campo del sapere. Ne vorrei solo accennare qualcosa in questo mio capitolo ai confini fra filosofia e psichiatria, fra teologia (e letteratura) e psichiatria; richiamandomi prima a qualche considerazione di Ladislao Mittner sull'opera del filosofo tedesco.

Nella sua storia della letteratura tedesca (splendida) Mittner si occupa anche dell'opera di Bloch: che egli definisce come fervente apostolo del marxismo "autre": di un marxismo dell'attesa messianica ed escatologica; e ancora: "La sua antropologia volontaristica scopre in tutte le manifestazioni volontaristiche dell'uomo una tendenza verso l'utopia; questa tendenza è sempre deviata dalle 'aporie della realizzazione' e lo scopo stesso è e resta nascosto; ma la direzione nelle manifestazioni vitali è sempre imparentata, è anzi – considerata nel suo scopo – la medesima: 'essa appare la sola cosa immutabile nella storia'" [144].

Non posso non rimandare alla lettura critica dell'opera di Bloch della quale non intendo in alcun modo fare, o meglio arrischiarmi a fare, un qualsiasi riassunto; ma solo indicarne una traccia quanto mai labile.

Le parole intense e inquiete con cui l'opera si inizia [23]: "Chi siamo? Da dove veniamo? Dove andiamo? Che cosa ci aspettiamo? E che cosa ci aspetta? Molti si sentono soltanto confusi. Il terreno vacilla, e non sanno perché e per che cosa. Una condizione d'angoscia, la loro, che diviene paura se assume più precisi contorni"; e poi con una drastica enunciazione tematica: "L'importante è imparare a sperare. Il lavoro della speranza non è rinunciatario perché di per sé desidera aver successo invece che fallire. Lo sperare, superiore all'aver paura, non è né passivo come questo sentimento né, anzi meno che mai, bloccato nel nulla. L'affetto dello sperare si espande, allarga gli uomini invece di restringerli, non si sazia mai di sapere che cosa internamente li fa tendere a uno scopo e che cosa all'esterno può essere loro alleato. Il lavoro di quest'affetto vuole uomini che si gettino attivamente nel nuovo che si va formando a cui essi stessi appartengono".

Gli svolgimenti tematici dell'opera sono prefigurati nella loro radicalità da queste premesse nelle quali la speranza si fa matrice di riflessione teorica ma soprattutto di trasformazione sociale e politica.

Cosa che è ancora sottolineata in queste tesi: "Nelle sue aspirazioni ogni uomo vive in primo luogo nel futuro, il passato viene solo in seguito e un vero presente non c'è ancora proprio quasi per niente. Il futuro contiene quel che si teme o quel che si spera; dunque secondo le intenzioni umane, qualora non le si frustri, contiene solo quel che si spera. La funzione e il contenuto della speranza vengono esperiti incessantemente e quando la società era in espansione venivano incessantemente attivati e diffusi" [23].

Solo quando la decadenza incrina i valori della società, e quando non si riesca ad uscire fuori dalla decadenza, la paura si antepone alla speranza e combatte la speranza; e allora, questo è il pensiero di Bloch, la paura si definisce come "maschera soggettivistica" della crisi e il nichilismo come sua "maschera obiettivistica". Sono tesi, certo, che rinascono da una concezione messianica ed escatologica della storia, come ha sostenuto Ladislao Mittner, ma che in ogni caso riconducono il tema della speranza nel cuore della riflessione filosofica e non solo filosofica.

Una ultima citazione dal libro di Ernst Bloch [23] può consentirmi di indicare una altra traccia del suo pensiero che si sviluppa poi in mille sentieri filosofici, culturali e politici; ed è necessario seguirli nella loro articolazione globale se si vuole capire cosa sia nella sua interpretazione la speranza.

Dicendo di avere fatto nel suo libro il tentativo di portare la filosofia alla speranza egli scrive: "Desiderio, attesa, speranza, richiedono dunque la loro ermeneutica, l'albeggiare del davanti-a-noi esige il suo concetto specifico, il novum esige il suo concetto di fronte". Questa è la premessa al fine di impostare criticamente e finalmente grazie alla mediazione del regno della possibilità la via strategica che porta alla conoscenza della speranza: dell'avvenire che è in essa. La traduzione non riesce, qui, a rendere del tutto comprensibile il pensiero di Bloch; ma in ogni caso egli poi dice: "La *docta spes*, la *speranza compresa*, rischiara così il concetto di un principio nel mondo, il principio speranza, che non lo abbandona più, già perché questo principio è stato sempre dentro al processo del mondo, mentre la filosofia lo ha per tanto tempo escluso".

Sulla scia del pensiero di Ernst Bloch intenderei ora richiamarmi brevemente ad un testo [146] di Jürgen Moltmann che alla speranza, alla teologia della speranza, ha dedicato riflessioni originali e innovative: con grandi risonanze in ambienti culturali diversi, e non solo teologici, ancora oggi tutt'altro che spente. Egli dice come l'obiezione senza dubbio più grave nei confronti di una teologia della speranza nasca *non* dalla disperazione, o dalla presunzione (l'una e l'altra implicano la speranza), *ma* dalla importanza radicale ed esclusiva che viene assegnata al presente: al qui-e-ora della decisione e dell'azione.

Alcune sue considerazioni: "Non è forse vero che l'uomo esiste, è reale, è contemporaneo di se stesso, conforme a se stesso e certo, sempre soltanto nel presente? Il ricordo lo lega al passato che non è più. La speranza lo proietta verso il futuro che non è ancora. Egli ricorda di aver vissuto ma non vive; di aver amato ma non ama; ricorda i pensieri di altri ma non pensa. Gli sembra che lo stesso accada nella speranza: spera di vivere, ma non vive; aspetta di essere felice un giorno, ma questa attesa fa sì che egli passi accanto alla felicità del presente".

Da queste Moltmann passa ad altre considerazioni che definiscano ancora più drasticamente le interpretazioni negative della speranza.

"Quando ricorda e quando spera non è mai completamente se stesso né completamente nel presente: o si attarda o si anticipa rispetto ad esso. Ricordi e speranze sembrano defraudarlo della felicità dell'essere totalmente presente; lo privano del presente che gli appartiene e lo trascinano in tempi che non ci sono più o che non esistono ancora per nulla; lo cedono all'inesistente e l'abbandonano al vacuo. Infatti quei tempi l'immettono nel flusso della caducità che lo risucchia nel nulla."

Nel corso del suo libro Moltmann svolge il suo discorso radicale (fondato su tesi teologiche e filosofiche, storiche e fenomenologiche): indirizzato a sostenere come la speranza, e il pensiero che in essa si fonde, non sconfinano e non si esauriscono in una astratta utopia (in un non-luogo fantasmatico e dereistico): orientandosi senza fine *non* su ciò che non c'è *ma* su ciò che non c'è ancora. L'utopia radicale e desertica è quella realistica: l'utopia dello *status quo* (nel senso tagliente e feroce di Robert Musil) che si realizza e si esaurisce nei semplici "dati di fatto"; rifiutando la categoria kierkegaardiana della possibilità e, cioè, il divenire della storia.

Queste sono le parole conclusive del testo di Moltmann: esse si propongono, direi, di sottolineare le fondazioni dinamiche e creative della speranza cristiana: riconciliandole in qualche modo con le tesi di Bloch.

"Così essa farà saltare gli orizzonti utopistici chiusi. Negli orizzonti utopistici aperti a qualsiasi possibilità essa riconoscerà e indicherà le cose necessarie. In questo modo la speranza escatologica diventa una forza motrice della storia a favore delle utopie creative dell'amore per l'uomo sofferente e per il suo mondo imperfetto, muovendosi verso il futuro sconosciuto, ma promesso, di Dio. In questo senso l'escatologia cristiana potrà esprimersi a favore del 'principio speranza' e d'altra parte ricevere dal 'principio speranza' l'impulso a meglio delinearsi."

La categoria fenomenologica e psicopatologica della speranza, *Leitmotiv* del mio discorso, non è se non una categoria clinica che consente di meglio conoscere e di meglio interpretare, o almeno di diversamente interpretare, il *senso* delle esperienze con cui la psichiatria si confronta: e questo, ovviamente, al di là delle posizioni teoriche e della conflittualità ermeneutica che sul tema della speranza separano Ernst Bloch e Jürgen Moltmann. Ma, come dimostrano una volta per tutte i lavori di Ludwig Binswanger, solo se la psichiatria riflette su queste cose riesce ad essere scienza *aperta* e dialettica.

Il Tempo-Speranza

Dalle tesi e dalle prospettive tematiche dei testi di Ernst Bloch e di Jürgen Moltmann rinascono elementi di riflessione anche in ordine alla costituzione fenomenologica e antropologica della speranza.

Questo mi sembra giustificare le scorribande che sono venuto facendo in aree di pensiero extraterritoriali sulla speranza come struttura portante della condizione umana, e che mi hanno condotto da Paolo ad Agostino, da Pascal a Proust, da Gabriel Marcel a Minkowski, da Bloch a Moltmann: alla ricerca di sentieri interrotti che mi consentano in ogni modo di meglio riconoscere la speranza e i naufragi della speranza, ma anche le attese nel loro nascere e nel loro venire meno, nel contesto delle esperienze psico(pato)logiche che fanno parte della vita.

Non si può staccare la speranza dalla memoria, e la speranza dal tempo, certo, ma nemmeno la speranza dal pensiero teologico e filosofico che ci fa comunque riflettere sulla complessità e sulla radicalità di una esperienza, come questa della speranza, con la quale la psichiatria ha a che fare non solo nei suoi orizzonti tematici e terapeutici ma anche nei suoi orizzonti perduti: come sono quelli legati al franare della speranza nella situazione estrema della morte volontaria.

Nelle parole luminose e appassionate, con cui Sergio Moravia indica in uno [147] dei suoi bellissimi libri gli orizzonti di senso del suo lavoro filosofico, e non solo filosofico, rinascono non solo i valori di una radicale fondazione etica della vita ma anche gli intrecci possibili della speranza con la memoria e con il tempo.

"E poi, Fedeltà. Fedeltà ai ricordi che amiamo (tutti, sia chiaro, ne hanno almeno alcuni). Fedeltà ai desideri e ai progetti che siamo andati elaborando – ieri o *jadis*. Fedeltà a quei desideri e progetti tanto più, si badi, se la nostra storia li ha traditi"; e ancora: "Fedeltà, in ultima analisi, all'identità che siamo o che ci piace attribuirci (anche quest'ultimo piacere *è*, e ha, un senso). Fedeltà a una sorta di blochiano Tempo-Speranza, che coincide essenzialmente con un nostro progetto-di-vita, o almeno con un nostro desiderio-di-essere".

4. Le metamorfosi della speranza nelle esperienze psicopatologiche

Cosa vorrei dire ancora della speranza, della speranza che nelle pagine precedenti è stata analizzata sulla scia delle grandi tesi (delle grandi interpretazioni) che su di essa sono state delineate in aree teologiche, filosofiche e letterarie? Come potrei illudermi di potere dire ancora qualcosa che abbia un significato nella vita di ciascuno di noi? E, infine, cosa ha a che fare la psichiatria con la speranza dopo quello che nella storia del pensiero è stato scritto della speranza? Quali pretese mai può avere la psichiatria, quella fenomenologica e antropologica anche, nell'inserirsi in questo terreno complesso e inquietante: talora, almeno apparentemente, rapsodico e comunque lontano dalla realtà clinica, dalla cura, che *non* può rimanere estranea a qualunque discorso si svolga in psichiatria?

Come ho cercato a volte di dire, richiamandomi al pensiero di Ludwig Binswanger, di Ferdinando Barison, di V.E. von Gebsattel, di Eugène Minkowski, di G.E. Morselli, di Kurt Schneider e di Erwin Straus, fra gli altri, le grandi emozioni della vita si riflettono nella vita psicopatologica con risonanze e fisionomie dilatate e originali: che ne fanno cogliere aspetti altrimenti oscuri e inafferrabili.

In questa parte del mio lavoro vorrei allora riconsiderare i modi con cui l'esperienza della speranza si viene modificando nell'area tematica di forme di vita psicopatologiche; muovendo dalle premesse conoscitive di una riflessione fenomenologica come quella, in particolare, di Eugène Minkowski: dalle sue intuizioni che hanno trasformata la psichiatria: umanizzandola nei suoi contenuti e confrontandola con l'arcipelago infinito delle emozioni: con la tristezza e la inquietudine, con l'angoscia e la speranza, con l'attesa e la nostalgia, con la disperazione e la morte volontaria; ma anche con il tempo e lo spazio, con la memoria e la fiducia, con la preghiera e il desiderio.

Come si trasformano allora le strutture costitutive della speranza nella depressione, nella quale lo sconfinare della speranza nella disperazione è una delle realtà psicopatologiche e umane più dolorose, ma anche in una esperienza psicotica come quella schizofrenica così enigmatica e così colma di inquiete risonanze emozionali?

La speranza, e la disperazione, come categorie ermeneutiche che consentono di ampliare la conoscenza dei modi di essere psicopatologici e anche esistenziali con cui la psichiatria ha a che fare.

La speranza e le illusioni

Le metamorfosi della speranza, che in psichiatria si colgono con una dolorosa e inattesa evidenza, ci confrontano con la speranza come trascendenza, come sentimento, come emozione, come stato d'animo (come *Stimmung*): come esperienza umana dagli inesauribili confini fenomenologici e antropologici: come esperienza umana che nulla ha a che fare con le illusioni, e che ci porta al di là del nostro io e della nostra solitudine monadica: facendoci ritrovare il filo fragile e crepuscolare del *senso* nella angoscia e nella tristezza, nel silenzio e nella malattia.

La speranza, nella quale lo slancio *nel* futuro (nell'avvenire) non ha soste, e ogni giorno si rinnova almeno fino a quando non si indebolisce e non si frantuma, si contrappone radicalmente, e ovviamente, alla disperazione: dalla quale è alla fine risucchiata nel gorgo della disfatta esistenziale e del nonsenso, e nella quale in ogni caso il tempo si arresta e si pietrifica in un presente senza fine: che non riesce a trascendersi *nel* futuro e che è divorato dai fantasmi, e dalle ossessioni, del passato. Lo sappiamo: la speranza come apertura al tempo e all'avvenire, e la disperazione come chiusura al tempo e come negazione di ogni trascendenza.

Fra i lavori, che in psichiatria si sono confrontati con il tema della speranza (con le crisi della speranza), vorrei ricordare quelli di Johanna Herzog-Dürck [89], di H.-W. Janz [100], di Eugène Minkowski [142] [143], di Hubertus Tellenbach [212] [213]; e, prima in ogni caso di soffermarmi su di essi, vorrei richiamarmi ad un libro [169] di Herbert Plügge, che è stato direttore della Clinica medica della Università di Heidelberg, e che ha svolto radicali riflessioni nutrite della sua grande esperienza clinica sui *modi* di sperare e su quelli di disperare in malattie somatiche avviate alla morte e in condizioni segnate dalla tentazione (dalla scelta) della morte volontaria. Nel solco della distinzione della speranza in *espérance* e in *espoir* egli distingue a sua volta la speranza fondamentale dalle speranze quotidiane e comuni. Queste sono le speranze concrete di ogni giorno (la speranza che si guarisca da una malattia, o che si raggiunga una meta desiderata e faticosamente ricercata: ad esempio); quella è una attitudine esistenziale che mai si realizza nelle comuni speranze quotidiane e che, anzi, rinasce quando esse stanno franando. (Come dice Kierkegaard in una splendida immagine ricitata da Albert Camus [42]: "Si deve colpire a morte la speranza terrestre, e solo allora ci si salva con la speranza vera".)

La tesi di Herbert Plügge allora è questa: quando non ci sono più speranze, quando la malattia somatica (la malattia tumorale) si fa malattia mortale, quando le cure non hanno più se non una qualche influenza precaria e temporanea, si inceneriscono tutte le illusioni; e da esse sembra rinascere una speranza diversa: la speranza che egli chiama fondamentale e che Gabriel Marcel [136] definiva assoluta. *Questa* altra cosa non è se non l'attesa di qualcosa che salva: di qualcosa che è al di là di ogni speranza: di ogni speranza mondana e di ogni speranza quotidiana. Quando muoiono le speranze quotidiane, anche le più dolorose e le più significative come sono quelle legate al vivere e al morire, può rinascere l'*espérance*: nel suo essere immersa nella categoria della possibilità: della trascendenza che nella sua cifra misteriosa e insondabile allenta la morsa della disperazione, e inserisce anche nella malattia mortale una qualche fragile attesa e una qualche friabile accettazione di ciò che sta per concludere la vita: troncandola.

Sono riflessioni, queste di Herbert Plügge, che sconfinano (certo) in una interpretazione religiosa della vita; ma che egli pensa, e propone, come espressioni di una analisi fenomenologica e antropologica del destino e del dolore dei suoi pazienti e delle sue pazienti: in un dialogo (in un colloquio) senza fine con loro.

Il tema delle speranze quotidiane e della speranza fondamentale rinasce dal libro [169] di Herbert Plügge anche là dove egli riflette sul suicidio: di adolescenti in particolare. Ascoltandoli constatava come in molti casi con il suicidio non sia semplicemente desiderato il nulla: l'annullamento della esistenza; e come, nella disperazione, o nella percezione dell'assurdità della vita, si scelga nondimeno il suicidio come ultimo mezzo per uscire fuori da una prigione: dalla prigione in cui ci si sente immersi: ma con lo sguardo indirizzato a qualcosa che è nel futuro: a qualcosa che abbia un senso ignoto alla vita. Le cose che, dopo un fallito tentativo di suicidio, gli venivano dette da uno di questi adolescenti: "Non sapevo più cosa fare: la mancanza di senso della vita mi portava alla disperazione. Volevo provare l'ultima cosa a disposizione e vedere se, quando tutto è finito, c'è ancora qualcosa che abbia un senso". L'ombra, se non la luce, della speranza si intravede in queste parole: come se, nonostante la ricerca della morte, ci sia qualcosa che si apra nel futuro: un futuro recuperato *nel* suicidio.

Quando muore la speranza

Nella esperienza psicopatologica e umana della depressione, della depressione che si inabissa nell'angoscia e nella sofferenza, nel desiderio della morte e nella solitudine, il tema (il sintomo) della speranza ferita e infranta riemerge con una grande evidenza; e il discorso di Eugène Minkowski ci aiuta a capirne il senso profondo.

A mano a mano che la depressione si approfondisce, certo, si indeboliscono le speranze quotidiane e comuni (quelle che rientrano nel circolo semantico dell'*espoir*): continuando a sopravvivere almeno temporaneamente la speranza trascendente: l'*espérance*. Quando, e se, le cose si radicalizzano e si fanno ancora più strazianti, anche questa speranza (la speranza dell'infinito e dell'invisibile) si attenua e talora si spegne: lasciando l'esistenza in balìa dei paesaggi più oscuri e più disperati. A mano a mano, poi, che la depressione migliora nella sua espressione psicopatologica e clinica, rinasce prima la speranza-*espérance* e poi, più o meno lentamente, le speranze quotidiane e comuni.

Come si legge, del resto, in uno dei grandi testi [219] di psichiatria la crisi della speranza, e il suo venire meno, costituiscono il sintomo più importante, e in fondo l'essenza anche clinica, della depressione.

Muovendo da una prospettiva ancora fenomenologica e antropologica, Hubertus Tellenbach, che alla depressione (alla malinconia clinica come *altra* definizione dello stato di cose che si realizza nella depressione) ha dedicato un libro [211] di originale e radicale importanza conoscitiva ed ermeneutica, ha ugualmente analizzato il problema (che è anche un mistero) della speranza e delle sue dissolvenze nella depressione. Non c'è in Tellenbach lo smalto del pensiero e della scrittura di Minkowski ma, in ogni caso, la sua esperienza clinica e la sua immensa cultura, non solo psicopatologica ma letteraria e filosofica, gli consentono considerazioni per nulla scolorite dal passare del tempo.

In un suo lavoro [212], incentrato sulle correlazioni tematiche fra sofferenza e speranza, fra soffrire e sperare, egli si associa alle tesi di Gabriel Marcel e di Eugène Minkowski sulla distinzione fra speranze comuni (speranze quotidiane largamente nutrite di illusioni) e speranza come trascendenza: come slancio in un futuro indefinito e indeterminato che, quando ci si trovi in una condizione di malattia somatica (di malattia tumorale) incurabile, ha a che fare con la persona della paziente, del paziente, e le apre, come gli studi di Herbert Plügge hanno indicato, una nuova possibilità di realizzazione.

La speranza come trascendenza, la speranza come *espérance*, nasce allora dalle ceneri delle speranze quotidiane e comuni: delle speranze che, vorrei ripeterlo, fanno parte del circolo semantico dell'*espoir*.

Nella depressione (nella malinconia clinica), invece, ovviamente nelle sue forme segnate dalla metamorfosi psicotica radicale, non solo le comuni speranze ma anche la speranza che può essere definita trascendente si vengono attenuando e perfino cancellando: nel deserto della speranza dilagano la sofferenza e l'angoscia, la colpa e la disperazione: per le quali non sono possibili né espiazioni né pentimenti né perdono.

Nel sottolineare queste inaudite ragioni di sofferenza, che sommergono alcune esistenze depressive fino a torturarle e a farle gridare di dolore, Hubertus Tellenbach si richiama ai grandi temi della tragedia greca (di Eschilo e di Sofocle in particolare); ma riconducendo le cose alla eclissi della speranza e delle speranze: senza le quali la vita si fa impossibile.

Come anche Johanna Herzog-Dürck è venuta dicendo in un suo bellissimo saggio [89], nella depressione si è in un mondo in cui non c'è più luce e non c'è più speranza; si è in un mondo in cui la leggerezza è divenuta arida pesantezza e la luce è divenuta tenebra. Da questa metamorfosi crudele del mondo discendono cascate di angoscia e di sofferenza.

La terrificante esperienza della desertificazione della speranza, e del silenzio ghiacciato delle cose e della grazia, che sigillano i modi di essere fenomenologici di alcune depressioni psicotiche, sembra rispecchiarsi analogicamente nelle parole [185] di un libro biblico (il libro greco della Sapienza, 17): che Johanna Herzog-Dürck nel suo saggio [89] riconsidera nella sua significazione anche umana e psicopatologica: come espressione delle indicibili angosce dalle quali siamo sommersi quando le ombre della disperazione come parola tematica della depressione scendono in noi.

Come scrive Hubertus Tellenbach [212], richiamandosi a questo testo biblico, una esperienza vissuta di questa impressionante intensità può essere constatata solo nell'area della esperienza depressiva della sofferenza. La lunga (interminabile) notte immerge gli iniqui nella tenebra come se fossero sprofondati in una prigione; ma ancora più inaudita è l'affermazione che nemmeno le luci splendenti delle stelle giungevano ad infrangere l'oscurità della notte; e nemmeno i bagliori del fuoco ne incrinavano la ghiacciata oscurità. Solo la effimera visione di una massa di fuoco sembrava interrompere la uniformità della notte; ma trascinando con sé una angoscia ancora più insostenibile. Come ancora più straziante e indicibile è la osservazione che, da una parte, il mondo (il mondo delle persone incolpevoli e innocenti) era sommerso dalla luce splendente che consentiva a ciascuna di loro di svolgere il quotidiano lavoro, e, dall'altra, il mondo delle persone divorate dal male continuava ad essere avvolto dalle tenebre profonde.

Non c'è più la luce della speranza, non più l'alba della grazia, non più il regno della libertà, in questo mondo oscurato e sigillato dalla mancanza di ogni possibilità di espiazione e di perdono. In alcune depressioni i paesaggi dell'anima sono sfregiati da questa disperazione.

Ovviamente, ci sono forme cliniche diverse di depressione, e solo alcune hanno la incandescenza tematica e formale di quelle, le definiamo psicotiche [28] [30] [141] [163] [197] [200] [208], nelle quali si inserisce una condizione depressiva come questa indicata da Johanna Herzog-Dürck e da Hubertus Tellenbach. A questa forma clinica se ne aggiungono altre, molte altre, alle quali sono estranee connotazioni psicotiche *tout court* e alle quali non è facile sfuggire nel corso di una vita: la tristezza, che la costituisce come suo sigillo, è legata alle mille vicende della esistenza. Ci sono, così, depressioni legate ad esperienze di perdita e a situazioni conflittuali che risalgano alla infanzia e alla adolescenza, e che a volte assumano una dimensione clinica non lontana da quella psicotica: ma oscillante e anelante ad una disperata esigenza di dialogo: come quella di Maria Teresa. Ci sono depressioni legate nella loro insorgenza a situazioni di sradicamento: di perdita della patria: della *Heimat*: nella parola tedesca c'è forse una connotazione semantica più profonda e radicale che non in quella (latina) di patria; ma in ogni caso la perdita della patria, al di là di ogni possibile cambiamento di vita sociale, si può accompagnare ad esperienze depressive di lontananza emozionale e di indicibile estraneità.

Come muore la speranza

Dai modi dolorosi e laceranti, con cui le dissolvenze della speranza sono vissute nella depressione, e *non* solo in essa ma anche nella angoscia psicotica e in particolare schizofrenica, rinascono motivi che consentano di meglio comprendere, e più a fondo, gli orizzonti di senso della speranza: come categoria psicologica e umana, come categoria esistenziale, della quale la vita non può fare a meno, e che inoltre consentano di intravedere gli aspetti radicali della speranza: talora avvertibili nella loro dilemmatica significazione solo nei laghi trasparenti e oscuri delle speranze quando esse siano infrante dalla depressione e dall'angoscia psicotica.

Dalle esperienze vissute di Maria Teresa, di questa giovane paziente [30] sommersa da una depressione intensa e dolorosa che l'ha portata a confrontarsi con gli abissi della sua vita interiore, vorrei ora fare riemergere alcuni frammenti di discorso emblematici dei modi con cui in essa la speranza si è venuta modificando.

La parola tematica della morte della speranza rinasce con drastica evidenza dal discorso di Maria Teresa. "La disperazione si impossessa di me"; e allora: "urlo la mia disperazione alla persona che mi è più vicina: a mio marito". La disperazione è vissuta come esperienza senza confini: che non può mai giungere alla fine. "Ci sono depressioni che durano eternamente, e la mia è una di queste." Quando la condizione depressiva nelle sue alte e basse maree si attenua, ricompare la memoria di un *passato* che non è né qui né ora ma che improvvisamente si fa *presente*. "Di quelle giornate ricordo la disperazione: di essere sul punto di precipitare in un abisso tremendo e di non riuscire a fermarmi al di qua. Ora, mi sento sperduta." La depressione riappare nella sua luce che diviene tenebra; nella sua luce divorata dalla tenebra. "Non ho niente a cui aggrapparmi. Triste. Non c'è più niente che mi dia senso." La disperazione ritorna ad essere parola tematica nella sua scansione emblematica. "Non ho la speranza della morte. Non ho questa speranza. Non ho più alcuna speranza." L'angoscia e la disperazione sono in Maria Teresa il segno e la ferita testimoniale di una prigione. "Sono disperata. A me sembra di essere ancora prigioniera della angoscia e della disperazione." Sono esperienze vissute che sono riemerse già nei primi giorni di malattia e che si sono poi alternate in seguito.

La speranza, benché risucchiata dolorosamente dalla angoscia, può rinascere improvvisamente nel corso della depressione. "Ieri, mi sentivo dentro una speranza non motivata. Non speravo nel miglioramento di mia figlia. Avevo, solo, nel cuore una speranza: *la* speranza. Prima, pensavo di non potere sperare se non in *una* speranza determinata; ieri, improvvisamente, è rinata in me una diversa speranza. Nel cuore questa speranza. Era bello: anche se è durata poco. Oggi, ad esempio, non c'è già più questa speranza nel cuore. L'avevo così negata questa speranza. Questa speranza immotivata contiene, in effetti, un sacco di cose: anche il futuro. Una speranza che comprendeva il futuro: senza precisare *come* desideravo un futuro. Ma un futuro che era vita, tutto sommato. La presenza di un avvenire. Non è facile concretizzare in parole quello che sento. Il futuro mi spaventava perché vedevo nel futuro la ripetizione del presente. Ieri, non avvertivo più questo senso negativo senza pormi, senza fissarmi, delle tappe da raggiungere: una libertà di avvenimenti. Mi sembrava di potere credere. Il futuro: senza fissare orizzonti: una situazione *aperta*.

La speranza che si apriva; ed era come una nuova vita." In queste parole si delinea, fra l'altro, l'acuta percezione del tempo agostiniano: del tempo interiore con i suoi sconfinamenti fra passato, presente e futuro, e con i suoi prosciugamenti e le sue accelerazioni.

Nell'esperienza *profonda* della depressione non c'era se non disperazione, e radicale nientificazione di ogni speranza (delle speranze quotidiane e della speranza fondamentale nel senso, ancora, di Gabriel Marcel e di Eugène Minkowski), e non c'era se non la ripetizione inesorabile e infinita di un presente stralciato da ogni agostiniana articolazione con un passato e con un futuro. Nell'esperienza remittente, e poi declinante, della depressione, benché siano ancora incenerite le speranze quotidiane (le speranze mondane), rinasce nondimeno una diversa speranza: una speranza animata dalla trascendenza: la *espérance* nella sua dimensione radicale e metafisica. La speranza che recupera il passato e lo immerge nell'orizzonte di un futuro *aperto*; la speranza che è davvero come una nuova vita: come una vita che riprende il suo cammino e il suo slancio vitale: il bergsoniano *élan vital*.

Le cose, bellissime e strazianti, che Maria Teresa ci diceva nel non breve cammino psicoterapeutico fatto insieme, riscattano ogni nostro discorso sulla speranza e sulla morte della speranza da ogni astratta sovrastruttura teoretica; ed assumono una incalcolabile significazione esistenziale ma anche fenomenologica: avvicinandoci alle strutture profonde della depressione.

Ci sono depressioni, come quella di Maria Teresa, nelle quali le dissolvenze della speranza assumono la profondità e la radicalità che le sue parole hanno testimoniato; ma ci sono altre depressioni, molto più frequenti del resto, nelle quali ci sono solo incrinature e ferite della speranza che si cicatrizzano: nella misura in cui farmacoterapia e psicoterapia abbiano ad allearsi. Nelle depressioni radicali e profonde, quando la speranza si inabissa nella disperazione, la farmacoterapia è decisiva; mentre nelle forme oscillanti e crepuscolari i farmaci non sempre servono, e sono invece di grande importanza le attitudini in chi cura nel mantenere vive speranze e attese, nelle parole e nei gesti, e a trasmetterle in chi è curato: in una circolarità di esperienze che nascano dalla interiorità di chi cura e di chi è curato, e che non si nutrano di illusioni ma di speranze: che non hanno nulla a che fare con le illusioni. Queste si radicano in orizzonti di senso e in progetti di vita del tutto insostenibili e dereistici; quelle si fondano su orizzonti di senso e su programmi di vita possibili e aperti ad una loro anche se complessa e talora problematica realizzabilità. L'essere capaci di speranza, e l'essere capaci di dilatare la speranza in chi sta male, sono la premessa [132] [182] alla psicoterapia delle depressioni, e non solo di queste.

Queste cose valgono benché in forme più arrischiate e dolorose anche nell'area della schizofrenia, delle esperienze schizofreniche, nelle quali gli orizzonti della speranza si oscurano e sono sommersi dalla disperazione: *non* quando la malattia dilaga ed è nella sua espansione acuta *ma* quando la malattia migliora e guarisce. La scomparsa della malattia, temporanea o permanente, si accompagna al ricordo lancinante delle sofferenze, dei deliri e delle allucinazioni, e al timore, che è una disperata certezza, di una ricaduta nel gorgo dell'angoscia. Non c'è terapia farmacologica che possa cancellare il timore di una ripresa della malattia, e riaprire il cuore alla speranza: non *mai* illusione come in questo caso. Quando questo ricordo e questo timore, questi ricordi e questi timori, si accentuano e si estendono nel tempo, trascinano con sé il rischio fatale del suicidio: come mi è capitato a volte di constatare al di là di ogni strategia terapeutica. Nel contesto della schizofrenia insomma non solo il tema dell'attesa, che si fa matrice del delirare di Suzanne Urban [18], ma anche il tema della speranza, della speranza che si intenda fare rinascere e della speranza che si intenda mantenere viva nel nucleo bruciante della angoscia dell'attesa, ha una grande importanza ermeneutica e terapeutica.

Non ci sono solo le schizofrenie acute, che si risolvono, ma ci sono anche le schizofrenie che si estendono nel tempo e che sono definite con una denominazione, certo, non molto felice "croniche". Nella loro insorgenza non si può non constatare, direi, la presenza di elementi patogeni che nascano dai modi di essere e dall'atteggiamento interiore di chiunque, in un ospedale o in una comunità, si confronti con le pazienti e i pazienti senza ascoltarli e senza alimentare in loro qualche scheggia di speranza e di attesa. La perdita della speranza e delle speranze, della attesa e delle attese, non conduce nelle schizofrenie, che si estendano nel tempo, al pensiero e alla attuazione del suicidio ma ad una fatalistica rassegnazione al destino e alla evenienza della malattia: al rifiuto psicologico ed emozionale delle cure, di ogni cura, e alla desertificazione di ogni orizzonte di senso: di ogni avvenire. Anche qui, e soprattutto qui, nel persistere nel tempo di una schizofrenia si coglie la radicale importanza in chi cura della qualità degli atteggiamenti interiori: se la speranza vive in noi è possibile comunicarla agli altri; se invece *non* vive in noi davvero non ci sono modi che possano infrangere la desertica condizione di rassegnazione alla malattia.

L'angoscia come ombra della speranza

L'angoscia come maschera di cera che aderisce al volto della superiora morente delle carmelitane di Compiègne e che lei vorrebbe strapparsi con le unghie: nei *Dialogues des Carmélites* [12] di Georges Bernanos: epifania misteriosa e indicibile di una speranza che non riesce talora a trafiggere l'angoscia della morte; ma l'angoscia anche come ombra che si accompagna al nostro cammino e che ci segue nella notte oscura [104] di Juan de la Cruz: l'angoscia allora come speranza e come ombra della speranza?

L'esperienza dell'angoscia è una esperienza che, in alcune depressioni, si fa angoscia della morte e del morire: trascinandoci negli abissi dell'inconoscibile e dell'insondabile.

L'angoscia depressiva è angoscia di non-potere-vivere ma non-potere-vivere significa contestualmente, come dice V.E. von Gebsattel [75] nei bagliori della sua immaginazione creatrice, non-potere-morire: nel senso che chiunque sia immerso in una depressione radicale *non* può vivere e *non* può morire. Ci aggiriamo, così, fra le braci di quella che è l'esperienza depressiva della morte e del morire: di quella che ne è la misteriosa fascinazione: nella depressione la vita non si spegne e nondimeno si è alla fine: con gli sguardi divorati dall'infinito.

L'angoscia della morte si rispecchia nella depressione sulla scia di una enigmatica circolarità di esperienze nella percezione di un essere-morti, di un sentirsi-morti, interiormente: come in un deserto emozionale che si riempia solo di cose estranee e indifferenti.

Anche in Maria Teresa l'esperienza della morte e del morire, strettamente legata alla esperienza del franare della speranza, è parola tematica delle cose che rivive e che esprime con questa implacabile discesa nei luoghi segreti della sua interiorità. Nel vivere la sua morte quotidiana nel silenzio e nella lacerazione del cuore, essa si vive nella kierkegaardiana vertigine della libertà: in una vita che non è se non apparenza e ombra divorate dalla morte: dall'essere alla fine. "Mi sento veramente morta. Mi sento con dentro niente"; e ancora: "Non è facile morire. Sono persino ingrassata. Cerco disperatamente di non lasciarmi sommergere. Mi sento morire". Ancora più che non l'esperienza della morte, ancora più che non l'essere nella morte, c'è in lei l'esperienza straziante del morire: nell'intrecciarsi del vivere e del morire che si costituiscono come una emblematica forma di esperienza nella depressività. "Non ho voglia di vivere perché vivere significa morire." L'esperienza del morire consuma, straziandola, la vita di Maria Teresa.

Dunque, vivere significa morire: ma allora la depressione, e anche l'angoscia psicotica che come una fiamma divorante trascorre lungo alcune schizofrenie, non sono se non la metafora della kierkegaardiana malattia mortale?

La disperazione è la malattia mortale: "Infatti è quanto mai improbabile che fisicamente si muoia di questa malattia o che questa malattia finisca come la morte fisica. Al contrario, il tormento della disperazione è proprio quello di non poter morire. Perciò assomiglia più allo stato del moribondo quando sta agonizzando senza poter morire" [107].

La kierkegaardiana dialettica fra il vivere e il morire, un vivere che è un morire infinito nella sua fatale ripetizione, si ritrova in queste misteriose e insondabili parole: "La morte non è la fine della malattia, ma la morte è, continuamente, la fine estrema. Essere salvato da questa malattia mediante la morte è impossibile; perché la sua malattia e il suo tormento così come la sua morte è proprio questo di non poter morire".

Questo, certo, è il fuoco ardente, o l'ardore gelido, della disperazione: del venire meno della speranza: senza la quale l'angoscia, quella depressiva e quella schizofrenica, dilaga inarrestabile.

Considerazioni complesse e non certo facili, queste kierkegaardiane, ma è necessario, o almeno è utile, non lasciarsi intimorire e cercare di coglierne l'abissale profondità che nasce in ogni caso da una radicale capacità di togliere il pensiero filosofico dalle rigide e astratte maglie idealistiche: immergendolo nella concretezza palpitante della vita: della condizione umana. Sono, del resto, le pazienti e i pazienti che, in psichiatria, lambiscono temi di questa radicalità e di questa profondità, e con essi non è possibile confrontarsi con le sole categorie cliniche e psicopatologiche: alle quali si devono associare categorie ermeneutiche di matrice filosofica: in particolare esistenziale e fenomenologica.

Vorrei pensare, anche illudendomi, che il destino umano di una depressione così profonda, come questa di Maria Teresa, possa essere meglio interpretato e decifrato nelle sue strutture antropologiche da riflessioni (quelle kierkegaardiane sulla morte e sul morire, e sulla speranza) che sembrano talora sfibrarsi in vortici inafferrabili e insondabili: in cifre illeggibili e indecifrabili.

Qualche (ultima e definitiva) riflessione kierkegaardiana sulle correlazioni tematiche fra la malattia mortale, fra il morire e la morte, e la speranza, mi consentirà di ritornare agli snodi umani e clinici di Maria Teresa.

Cosa ci dice Kierkegaard su queste correlazioni tematiche?

"Quando il pericolo è così grande che la morte è divenuta la speranza, allora la disperazione nasce venendo a mancare la speranza di poter morire"; e ancora: "cadere nella malattia mortale è non poter morire, ma non come se ci fosse la speranza della vita: l'assenza di ogni speranza significa qui che non c'è nemmeno l'ultima speranza, quella della morte" [107].

La morte come ultima speranza; e in Maria Teresa sembra dissolversi ogni speranza: anche quella della morte e della morte volontaria. "Sento che non riuscirei a suicidarmi ma è questo a rendere più profonda e più dolorosa la mia sofferenza e la mia angoscia. Se potessi sperare nel suicidio, se potessi contare su di una morte così vicina, se potessi scegliere la mia morte, sopporterei meglio questa tremenda sofferenza perché ne conoscerei la fine. Non ho la speranza della morte. Non ho questa speranza. Non ho più alcuna speranza." Non c'è più in lei nemmeno la speranza della morte: *nella* morte. L'agonia si prolunga; e la morte volontaria è là: orizzonte in fuga nella sua luce stregata: docile e familiare nella sua stremata fascinazione: come la morte ofelica di Mouchette nel romanzo di Georges Bernanos [11] e nel film di Robert Bresson [173]; ma Maria Teresa la rifiuta.

Nelle schizofrenie acute l'angoscia è ancora più fiammeggiante che non nelle depressioni; ed è una angoscia che [53] si accompagna talora al dilagare di una ricerca disperata di una morte volontaria nella quale annegare e cancellare l'angoscia che è ricerca della morte e angoscia della morte. Non ci sono più tracce allora di un divenire nel futuro e nell'avvenire che è possibile solo quando la speranza rinasca almeno nei suoi bagliori.

La frantumazione della speranza, il suo naufragare nell'angoscia e nella disperazione, cambia poi i suoi modi di essere quando, vorrei ripeterlo, la schizofrenia si svuota dei suoi sintomi acuti e dolorosamente creativi, e si trasforma in schizofrenia "cronica": nella quale l'angoscia si inaridisce nelle sue risonanze più accese ma continua a sopravvivere, nascosta e camaleontica, nel contesto di una disperazione prosciugata e non meno straziante di quella che si manifesta nelle forme acute della malattia.

Concretamente, e terapeuticamente, la disperazione e l'angoscia non possono non essere considerate ancora una volta come espressione di una ferita profonda e divorante: alla quale è necessario andare incontro nella sola alleanza possibile: quella fra farmacoterapia e psicoterapia.

Dalle lacrime rinasce la speranza

Sulla scia di quello che a volte avviene in una condizione depressiva, come in Maria Teresa, e cioè che in essa non si riesca più a piangere, vorrei brevemente riprendere il tema delle lacrime: dilatandone la dimensione fenomenologica e antropologica solo sfiorata in un mio libro [35].

Il piangere e il sorridere, il pianto e le lacrime, sono espressioni del corpo vivente, e in esse si riflettono la leggerezza e la profondità dell'anima: talora insondabili ma sempre luminose e oscure; talora friabili ma sempre accompagnate da tracce che non si cancellano mai completamente.

Dagli occhi rinascono le lacrime, certo, come dagli occhi di Marcel Proust, a Combray, rinasceva (l'eco delle sue parole [174] sognanti e fosforescenti non si spegne nella memoria) quello sguardo che non è se non la voce degli occhi: lo sguardo alla finestra del quale si affacciano tutti i sensi ansiosi e stupefatti: lo sguardo che vorrebbe toccare, catturare, portare via con sé il corpo guardato e l'anima insieme. (Nella angoscia invece, ed è Georges Bernanos [10] a dirlo, non si hanno più occhi; e così non si hanno nemmeno più lacrime: divorate dal tumulto del cuore in fiamme.)

Quando una depressione scende in noi smorzando e inaridendo le nostre emozioni, quando dolori molto intensi inibiscono nel loro gelido ardore ogni nostro slancio nel futuro (nell'avvenire), quando una sofferenza morale dilaga in noi e il nostro cuore ne sanguina, quando insomma la speranza muore in noi, le lacrime (espressione, certo, di sconforto e di smarrimento ma anche di una speranza che ancora sopravviva) fanno fatica a manifestarsi e alla fine non sono più possibili. Nel deserto della speranza, nelle condizioni psico(pato)logiche e umane che in queste mie pagine sono state descritte, le lacrime si disseccano: testimoniando di una profonda e insalvabile solitudine dalla quale è così difficile venire-fuori. Non ci sono più lacrime allora: né lacrime agostiniane incrinate dal dolore per la perdita della madre e della persona amica [1], né lacrime come quelle di Teresa d'Ávila sgorgate nell'estasi mistica [214], né lacrime pascaliane di gioia [159], né lacrime fedeli e sconsolate [47] che si accompagnano alla tristezza e alla nostalgia, e sono adombrate in alcuni *Lieder* schubertiani: ad esempio, in quello (*Des Müllers Blumen*, op. 25, D. 795/9, e cioè *I fiori del mugnaio*) e in quello (*Tränenregen*, op. 25, D. 795/10, e cioè *Pioggia di lacrime*) dalla splendida ispirazione musicale e poetica.

Dai nostri volti, quando le lacrime li inondano, rinascono immagini del mondo e immagini degli altri offuscate e smarrite; ma esse testimoniano in ogni caso di una sofferenza ardente e di una tenerezza ferita: aperte nondimeno alle speranze e alle attese.

Certo, quante lacrime dolorose e fuggitive nei volti delle pazienti segnate dalla solitudine e dalla malattia, e nonostante tutto anelanti anche solo ad uno sguardo e ad un saluto. Le lacrime come nostalgia della speranza e della attesa; e in un suo libro molto bello [46] Catherine Chalier invita a trovare la speranza nel cuore di ogni istante sconvolto dalle lacrime, o torturato dal ricordo di quello che le ha motivate. Le sue parole ancora: "L'acqua delle lacrime fa svanire la fermezza e il rilievo delle forme, impedisce lo sguardo diretto e fa vacillare, o addirittura spegne, la brace ardente cui le parole umane attingono il loro slancio".

Le lacrime sciolgono (forse) per un attimo i nodi accorati del mondo che è ferito e che si esprime in esse: nella loro leggerezza.

Non posso, a questo punto, non richiamarmi alle cose splendide che sulle lacrime, e sugli occhi dai quali le lacrime sgorgano, ha scritto Jacques Derrida: il grande filosofo francese dal linguaggio abitualmente oscuro e (quasi) impenetrabile: che si fa limpido e terso, senza nulla perdere della sua profondità, in questo testo [58] davvero originale.

"E Nietzsche piangeva molto. Si conosce l'episodio di Torino, ad esempio, la compassione per il cavallo di cui prese la testa tra le sue mani singhiozzando." Non solo a Nietzsche, del resto, ma anche ad Agostino (alle *Confessioni*: a questo che è il libro delle lacrime) Jacques Derrida si richiama con parole che mi sembrano intense e appassionate. "A ogni passo, a ogni pagina, e non soltanto alla morte dell'amico o della madre, Agostino descrive la sua esperienza delle lacrime, quelle che lo inondano, quelle di cui gode con stupore, domandando a Dio perché le lacrime siano dolci per coloro che sono nella sventura (*cur fletus dulcis sit miseris*), quelle che reprime in lui o in suo figlio."

Il discorso radicalmente fenomenologico, direi, si rivolge poi agli intrecci tematici fra le lacrime e gli occhi; svolgendo considerazioni di una vertiginosa profondità.

Ascoltiamolo: "Ora, se le lacrime *vengono agli occhi*, se dunque possono anche velare la vista, forse rivelano, nel corso stesso di questa esperienza, in questo corso d'acqua, un'essenza dell'occhio, in ogni caso dell'occhio degli uomini, dell'occhio compreso nello spazio antropo-teologico dell'allegoria sacra". Si ha poi una svolta tematica impressionante: "In fondo, in fondo all'occhio, quest'ultimo non sarebbe destinato a vedere, ma a piangere. Nel momento stesso in cui velano la vista, le lacrime svelerebbero il proprio dell'occhio. Ciò che fanno uscir fuori dall'oblio in cui lo sguardo la tiene in riserva sarebbe niente meno che l'*aletheia*, la *verità* degli occhi di cui le lacrime rivelerebbero così la destinazione suprema: avere in vista l'implorazione piuttosto che la visione, indirizzare la preghiera, l'amore, la gioia, la tristezza piuttosto che lo sguardo. Prima ancora di illuminare, la rivelazione è il momento delle 'lacrime di gioia'".

Le lacrime, e non la vista, fondano allora l'essenza degli occhi; e nelle lacrime si esprime, e si realizza fino in fondo, l'orizzonte di senso della condizione umana. Le lacrime, direi, che fanno galleggiare le inquietudini e le speranze infrante, la nostalgia del silenzio e delle parole del silenzio, che solcano i mari estremi dell'anima.

Lo sguardo velato di lacrime ci fa andare al di là del vedere e del sapere: avvicinandoci alla essenza delle cose: alla verità: almeno a quella del dolore e della speranza.

"L'accecamento rivelatore, l'accecamento apocalittico, quello che rivela la verità stessa degli occhi, sarebbe dunque lo sguardo velato di lacrime. Esso né vede né non vede, è indifferente alla vita offuscata. Implora: innanzitutto per sapere da dove discendano le lacrime e da chi esse salgano agli occhi. Da dove e da chi questo lutto o queste lacrime di gioia? E quest'acqua dell'occhio?"

(Le lacrime, le più profonde, salgono: diceva Rainer Maria Rilke [180]: salgono agli occhi ma da dove salgano, e da dove discendano, egli non lo dice: dai cuori straziati, e dai cuori feriti, dal dolore e dalla fatica di vivere: forse.)

Nel piangere sono implicati i due occhi insieme: non si piange con un occhio solo: come ancora ci dice Derrida: "In altre parole, due occhi possono sempre dissociarsi dal punto di vista della vista. Dal punto di vista della loro *funzione* organica. Ma è 'tutto l'occhio', il tutto dell'occhio che piange. Impossibile piangere con un occhio solo quando se ne hanno due o anche, immagino, quando se ne hanno mille, come Argo". Figure di una sfavillante immaginazione creatrice: che giunge a chiedersi se le lacrime *vedano*; e la risposta di Derrida è questa: "Non so, bisogna credere".

Questo sentiero scintillante di luci e di ombre, che Jacques Derrida ha tracciato con le sue parole e le sue immagini umbratili ed enigmatiche, consente di avvicinarci al senso nascosto e segreto delle lacrime: abitualmente banalizzate e incomprese nelle loro radici psicologiche e umane: che sconfinano nella fenomenologia e nella metafisica degli occhi e degli sguardi, dei volti e dei gesti. Quanti modi, nel carosello infinito dei gesti visibili e invisibili, di asciugarsi le lacrime: di raccoglierne le onde del mare che sono in esse palpitanti e inafferrabili; e quanti modi di accompagnare il divenire delle lacrime con gli sguardi e con i volti che possono talora ferirle e che possono talora renderle ancora più amare e immerse nella luce morente della speranza. La speranza, certo, che riesce talora a ridare alle lacrime, e al dolore che le fa nascere, un frammento di avvenire (di apertura al futuro) forse inimmaginato e inatteso; e, ancora, la speranza che nelle parole del silenzio, nelle lacrime, si colga la richiesta di aiuto non altrimenti esprimibile e si intravedano le ferite dell'anima non altrimenti rimarginabili. Le lacrime e la musica, le lacrime e la speranza (le speranze), misteriosamente intrecciate in un dialogo infinito. (Una delle sfolgoranti intuizioni nietzscheane [154]: "Non so fare differenza fra le lacrime e la musica".)

(Da una poesia di Friedrich Hölderlin, *Lacrime* [95], pubblicata nel 1805 quando la esperienza psicotica dilagava e si avviava a inaridire [177] la sua geniale creatività, ritrascrivo gli ultimi quattro versi: di una enigmatica bellezza:

> Ma voi, dolci lacrime, il lume degli occhi
> Tutto non mi spegnete; lasciate,
> Ingannevoli ladre, che a me una memoria
> Sopravviva, perché nobile muoia.

Non è per nulla facile, e forse è impossibile, giungere ad una qualche attendibile interpretazione di questi versi. Le lacrime, le dolci lacrime, sono invitate a non spegnere del tutto la luce degli occhi. La luce degli occhi si oscura, certo, quando le lacrime scendano liquide e inarrestabili; e il poeta si augura che non sia così. Le cose si fanno poi insondabili: perché sono chiamate ingannevoli ladre? Cosa rubano le lacrime: la gioia, o almeno la serenità, della vita? Le lacrime sono dolci ma testimoniano di una tristezza, direi, che affatica e addolora: che taglia ali alla speranza. Il poeta vuole morire nobile e vuole che gli sopravviva *una* memoria: quella che le ingannevoli ladre, e la tristezza che è in loro, gli sottraggono: ma non *la* memoria. A quale memoria egli si riferisca non si riesce a sapere. Negli ultimi due versi le ombre di una angoscia senza fine?: forse.)

Ridestare la speranza

Dalle parole di chi sta male, di chi sia immerso nella depressione, nell'angoscia psicotica o nella ricerca senza fine di un senso, di un qualche senso, alla vita, riemergono drasticamente l'importanza e i significati della speranza e dei suoi naufragi. Questi si riflettono nella perdita di slancio vitale, nello scoraggiarsi e nello svuotarsi degli orizzonti di vita, nel dilatarsi del presente e del passato, nell'inaridirsi dell'avvenire: del quale sopravvivono semmai solo alcune brecce che non danno sollievo e che non creano comunione, e comunicazione, con il mondo delle persone e delle cose. Dalla evanescenza della speranza discendono poi gli artigli della solitudine e dell'isolamento: che distolgono dalla solidarietà e dall'essere-insieme agli altri. Quando questo avviene, quando la disperazione depressiva, psicotica o esistenziale, svuota di senso la vita, e la morte volontaria ne è una delle conseguenze possibili, la cosa essenziale è quella di ascoltare e di valutare se la condizione psicotica, depressiva, o esistenziale, mantenga ancora aperti gli spazi ad una attesa e ad una speranza: ad una qualche attesa e ad una qualche speranza: che possano essere ridestate e rifunzionalizzate nel contesto del progetto terapeutico.

Confrontandoci, noi che viviamo nella speranza e nelle speranze, con chi *non* abbia più speranze nel cuore (bruciate dalla angoscia e dalla disperazione), non dovremmo mai dimenticare la debolezza e la inconsistenza, le ambivalenze e gli slittamenti semantici, delle parole e dei gesti che sono in noi, e che non sempre hanno in sé una radicale testimonianza terapeutica.

Le parole leggere, o le parole pesanti come piombo: quali parole abbiamo nel cuore quando ci avviciniamo al destino, al volto e agli sguardi, ai silenzi e agli scoramenti, alla tristezza e alla angoscia, alla timidezza e alle insicurezze, alle speranze recise, di chiunque fra noi sia colpito dalla malattia mortale e dalla disfatta della speranza?

III. I naufragi della speranza

La morte è chiara nel ruscello
e selvaggia nella luna
e chiara
come trema la mia stella nella sera
straniera dinanzi alla mia porta
la morte è chiara
come il miele in agosto
così chiara è questa morte
e a me fedele
quando giunge l'inverno
Signore
manda a me una morte
che mi geli
e a me la lingua giunga nel mare
e vicina al fuoco
Signore
la morte abbatte di notte il tronco dell'albero
e il sonno di molti merli
nelle tenebre.

THOMAS BERNHARD, *In hora mortis*

1. Il suicidio come leopardiana cifra della speranza

La follia nella sua dimensione psicologica e umana, il tempo, l'attesa e la speranza, sono state le strutture portanti della prima e della seconda parte di questo lavoro; mentre ora il mio discorso intende confrontarsi con esperienze della vita che hanno a che fare con il naufragio e la sconfitta della attesa e della speranza: con la morte volontaria nelle sue diverse crudeli espressioni: anche se non sempre essa corrisponda (forse) alla morte della speranza.

Vorrei allora in questo orizzonte di senso richiamarmi agli ultimi bagliori della speranza in Friedrich Hölderlin, ai pensieri dolorosi e torturati di Giacomo Leopardi sulla speranza e sul suicidio, alle riflessioni sul suicidio in un testo di Hermann Hesse, al discorso narrativo di Georges Bernanos sulla speranza che talora non muore nel suicidio, e infine al discorso cinematografico di Robert Bresson sul suicidio come ricerca temeraria di una speranza contro ogni speranza.

Questa è l'*altra* immagine della speranza e della vita.

Ovviamente, non mi interessano (qui) gli aspetti teorici del suicidio, e nemmeno quelli filosofici e teologici sulla significazione umana ed etica del suicidio; ma solo mi interessano le riflessioni che sulla morte volontaria siano state svolte tenendo presenti le sue correlazioni tematiche con la speranza e muovendo da aree conoscitive di matrice poetica e narrativa, e *non* filosofica. Benché siano distinzioni, queste, che non valgano fino in fondo quando si abbia a che fare con il pensiero poetico, che è anche pensiero filosofico, di Leopardi. In ogni modo, il pensiero filosofico leopardiano è un pensiero radicalmente nutrito di interiorità e di passione: "Ma la ragione non è mai efficace come la passione", e ancora: "Non bisogna estinguer la passione nella ragione, ma convertir la ragione in passione" [121].

Le linee tematiche di questo capitolo si incentrano allora sulla speranza che si incrina in Hölderlin quando le ombre della follia scendono vertiginosamente sulla sua vita, e ancora sulla speranza che, quando declina, porta alla morte volontaria che talora nondimeno continua a vivere di speranza: come ci dicono le riflessioni non solo di Leopardi ma anche, in particolare, di Bernanos e di Bresson. Quello che accomuna autori così diversi nella loro grandezza e nella loro espressione creativa è il fatto che in essi pensieri e immagini nascono dalla passione e dalla interiorità: dalla vita come testimonianza.

Fredda spira già la mia sera

Ci sono due poesie, fra quelle scritte [95] da Friedrich Hölderlin, nelle quali il tema della speranza e della disperazione rinasce con una drastica evidenza: anche se in modi emozionali diversi. Sono poesie che appartengono agli anni, sono comparse nel 1805, ai confini fra la grande scompensazione psicotica, fiammeggiante e creativa, e la sua eclissi sintomatologica che si è accompagnata all'inaridirsi di espressività lirica: sopravvivendo solo quelle che sono chiamate poesie della torre.

(Le *Poesie della torre* [95]: in esse sono comprese poesie scritte da Hölderlin dopo la sua degenza in una clinica psichiatrica di Tubinga nel settembre del 1806, e dopo che egli veniva affidato alla famiglia del falegname Ernst Zimmer che lo ospitava dall'estate del 1807 nella sua antica abitazione ("la torre") sulla riva del Neckar. Qui egli trascorreva trentasei anni della sua vita: morendo nel giugno del 1843. Alcune delle poesie sono firmate, a partire dal 1841, con l'enigmatico nome di Scardanelli. "A lungo le *Poesie della torre* sono state considerate un semplice documento biografico, privo di qualsiasi rilevanza estetica. Una loro rivalutazione è avvenuta solo a partire dagli anni sessanta del Novecento, sulla scia del dibattito biografico intorno alla psicosi di Hölderlin e in base ai nuovi canoni estetici proposti dalla poesia contemporanea." [177])

Di una delle due poesie (*Alla speranza*) vorrei citare le prime due strofe nelle quali più alta e incandescente è la emozione lirica:

Speranza! amata! operosa nel bene!
Che non disprezzi la casa di chi è in lutto,
E imperi, nobile, con lieta devozione,
Tra mortali e potenze del cielo,

Dove sei? poco ho vissuto; ma fredda spira
Già la mia sera. E muto, simile alle ombre,
Qui sono; e senza canto ormai
Riposa il cuore tra brividi nel petto.

L'elogio della speranza, la speranza che non disprezza la casa di chi è nel dolore e che è operosa nel bene, si accompagna nondimeno alla percezione straziante della dissolvenza della speranza. Non sa dove sia; e alla scomparsa della speranza si associano immediatamente sentimenti di profonda indicibile solitudine. La sera (la sera del giorno che si conclude e la sera della vita: direi) si spegne fredda: senz'anima; e il poeta sente di avere vissuto poco. A questi sentimenti dolorosi e crudeli se ne aggiungono altri che mi sembrano segnati dalle ombre dell'angoscia. Non ha più parole: nel silenzio e nella impossibilità al canto. I due ultimi versi sono quelli che più danno il senso della speranza infranta e perduta. Il cuore, che più non canta, riposa flagellato da brividi nel petto. La speranza si capovolge, così, nella mancanza di speranza: nella disperazione.

L'altra poesia, che ritrascrivo nella sua completezza, è *Metà della vita*: la più celebre che Hölderlin abbia scritto. Di essa ci sono non poche traduzioni in italiano: fra queste scelgo la traduzione [95] di Leone Traverso:

Con gialle pere si curva
E folto di rose selvagge
Il paese nel lago,
Voi nobili cigni,
Ed ebbri di baci
Immergete voi il capo
Nell'acqua limpida e sacra.

Ahimè, quando viene l'inverno,
Dove trovo i fiori e dove
Il lume del sole
E l'ombra della terra?
Muti e gelidi stanno
I muri, al vento
Stridono le banderuole.

Non si colgono, certo, segni psicotici qui, come quelli ad esempio che dilagano roventi e indecifrabili nel loro senso perduto nelle poesie [168] di Sylvia Plath, ma atmosfere ardenti e ghiacciate di angoscia stupefatta che lasciano intravedere la metamorfosi psicotica dell'io e del mondo. Non ci sono più i fiori, non ci sono più la luce del sole e l'ombra della terra, quando viene l'inverno: metafora straziante del prosciugamento interiore; e muti e gelidi si innalzano i muri della solitudine: mentre il vento fa stridere (gridare quasi) le banderuole.

Le cose, che Luigi Reitani dice di questa poesia, sono molto belle [177]; e allora vorrei citarle: ci introducono nelle dimensioni profonde e radicali della poesia.

"Questa poesia in versi liberi – forse la più nota di Hölderlin e tra le più celebri (e belle) dell'intera letteratura tedesca – sviluppa e compone in un solo disegno gli abbozzi *L'ultima ora*, *La rosa* e *I cigni*, schizzati su una pagina del *Libro in folio di Stoccarda*"; e ancora con una splendida analisi tematica: "La perfetta simmetria delle strofe contrappone radicalmente due complesse sfere simboliche, che hanno il loro centro gravitazionale rispettivamente nella tarda estate – associata a pienezza, vitalità, erotismo, armonia degli opposti, fusione dell'Io in un mondo significante – e nell'inverno, emblema di lacerazione, incomunicabilità, ansia esistenziale, indecifrabilità del cosmo".

Queste considerazioni di grande valore anche fenomenologico e psicopatologico fanno riemergere la inaudita complessità della ispirazione lirica di Hölderlin che riesce ad esprimere emozioni tumultuose e dilanianti con un linguaggio di strepitosa intensità semantica: nel quale si riflettono come in uno specchio lontano e allusivo l'angoscia e la malinconia, la estraneità e il terremoto psicotico: che avanzava implacabile.

Una ultima citazione: "Hölderlin riprende così il simbolismo delle stagioni caro alla cultura settecentesca (e basti pensare all'oratorio di Haydn o ai concerti di Vivaldi), mettendone però in discussione il paradigma fondamentale: estate e inverno non sono più i tempi di un grande sviluppo ciclico, ma le sfere di una scissione che caratterizza l'esistenza"; e infine: "*Metà della vita* è anche una delle poesie più tradotte di Hölderlin. La ricchezza di connotazioni quasi di ogni vocabolo, la duttilità dell'impianto metrico-sintattico lasciano aperte più strade. La traduzione è qui paragonabile all'interpretazione di una partitura, che attualizza solo una delle possibilità latenti nel testo. La storia di questa poesia è così anche la storia delle sue traduzioni".

Anche in questa poesia, in ogni caso, mi sembra di cogliere come nella poesia precedente il venire meno della speranza: il rinascere di una disperazione che rende così estranea, così riempita di estraneità, l'esperienza dell'io e del mondo: in una circolarità di *de-escalation* emozionale raggelata e insondabile nelle sue radicali trasformazioni. Il presagio di quella fatale mancanza di speranza che riempierà di sé la condizione psicotica ormai imminente di svuotamento dell'io.

La speranza è una passione

Il discorso sulla speranza, sulla speranza che con i suoi bagliori incendia l'adolescenza immergendola in un lago di attese senza fine, e sulla speranza che sopravvive anche nel suicidio, ma sulla speranza che si sfibra e si incenerisce nella illusione e nelle illusioni, scorre come un indelebile *Leitmotiv* nello *Zibaldone* e nelle poesie di Giacomo Leopardi. Cose che risalgono immediatamente dagli abissi della memoria, squarciandone i silenzi e le ombre che nascondevano i sentieri che abbiamo attraversato, quando vogliamo riflettere sui grandi temi della vita (sulla speranza e sulla disperazione, sul vivere e sul morire, sulla nostalgia e sulle illusioni, sulla adolescenza e sulla giovinezza trascorse, sulle inquietudini del cuore e sulle penombre della ragione, sul fluire ininterrotto delle passioni e dei pensieri, sul mistero della vita e della morte): cose che vorrei allora rintracciare lungo i testi meravigliosi di Leopardi contrassegnati dalla più alta poesia lirica italiana e (forse) dalla più radicale e originale riflessione filosofica: mai astratta e mai gelida ma sempre animata dalla passione alata e sfolgorante. Il tema della speranza e della disperazione, del suicidio come speranza rovesciata, rinasce dal pensiero leopardiano.

Dalle pagine dello *Zibaldone* [121] [122] le immagini molteplici ed enigmatiche della speranza, nelle loro luci e nelle loro ombre talora inconciliabili e contraddittorie, si vengono articolando e svolgendo nel contesto di stati d'animo sfiorati, o lacerati, dalla malinconia e dall'angoscia, dalla disperazione e dalla rassegnazione, dalle scintille del cuore e dalla aridità della ragione; in una vertigine di riflessioni che lasciano senza fiato nella loro modernità e nella loro incancellabile radicalità. Leggendo queste pagine, al di là delle dilemmatiche contrapposizioni fra le ragioni del cuore e quelle della ragione calcolante, la speranza è delineata come una passione: come una esperienza psicologica e umana senza la quale la fatica di vivere si dilata radicalmente, e desolatamente: senza la quale l'uomo non può assolutamente vivere. La speranza come struttura portante della condizione umana, o la speranza come fantasmatica illusione: inconsistente e inafferrabile. Sono tesi, queste, che si alternano e si elidono ma che sembrano testimoniare, in ogni caso, dell'angoscia della ricerca. La speranza che nasce dalla disperazione, e la speranza che confluisce, trasformandosi, nel suicidio. Certo, invece, nelle poesie i bagliori della speranza si spengono: ne nascono braci con i loro ultimi singhiozzi: come ci dicono alcune delle più belle poesie leopardiane.

Dalla rilettura senza fine dello *Zibaldone*, dei due tomi della edizione mondadoriana curata [121] [122] da Francesco Flora, vorrei allora stralciare alcuni pensieri incentrati sul tema della speranza e della disperazione, e su quello del suicidio. Ancora una volta non esco dal solco di una psichiatria fenomenologica e antropologica che, quando si confronta con temi di questa radicale dimensione psicologica e umana, non può fare a meno ([102] [222]) delle conoscenze che ci giungano dalle discipline letterarie e filosofiche. Del resto, non hanno fatto così (ascendenze ovviamente irraggiungibili nella loro stellare lontananza culturale e scientifica), ad esempio, Ludwig Binswanger, Sigmund

Freud, V.E. von Gebsattel, Carl Gustav Jung, Eugène Minkowski, G.E. Morselli, o Kurt Schneider? Sulla scia di questi antichi maestri, oggi ancora attualissimi, il mio discorso sull'attesa e sulla speranza, sull'angoscia che ne soffoca gli orizzonti e che può portare alla tentazione e alla ricerca della morte volontaria, si rivolge ora ai grandi pensieri leopardiani, lontani e nondimeno a volte vicini a quelli pascaliani, al fine di rianimare il linguaggio e il modo di essere della psichiatria: recuperandoli nelle loro strutture profonde che sono quelle emozionali e metafisiche nel senso [196] di Kurt Schneider e di Nicolai Hartmann. Da Friedrich Hölderlin a Giacomo Leopardi: certo.

L'età, nella quale la speranza e le speranze riempiono gli orizzonti di senso della vita, è quella adolescenziale: della adolescenza e della prima giovinezza. Non è possibile, ovviamente, non concordare con una tesi come questa: che rinasce luminosa e nostalgica nella memoria perduta e recuperata di ciascuno di noi quando ci allontaniamo dalla vita banale e frenetica di ogni giorno, e ci avviamo lungo i sentieri temerari e impervii della nostra vita interiore. La speranza, allora, come la stella del mattino fosforescente e translucida nelle nostre adolescenze spezzate; ma cosa ci dice ancora una volta Giacomo Leopardi di così essenziale e di così immemoriale: "Prima di provare la felicità, o vogliamo dire un'apparenza di felicità viva e presente, noi possiamo alimentarci delle speranze, e se queste son forti e costanti, il tempo loro è veramente il tempo felice dell'uomo, come nella età fra la fanciullezza e la giovanezza. Ma provata quella felicità che ho detto, e perduta, le speranze non bastano più a contentarci, e la infelicità dell'uomo è stabilita. Oltre che le speranze dopo la trista esperienza fatta sono assai più difficili, ma in ogni modo la vivezza della felicità provata, non può esser compensata dalle lusinghe e dai diletti limitati della speranza, e l'uomo in comparazione di questa piange sempre quello che ha perduto e che ben difficilmente può tornare, perché il tempo delle grandi illusioni è finito".

Gli intrecci fra speranze e illusioni, e ancora il suicidio come aperto nella speranza e imprigionato dalla speranza. "L'animo umano è sempre ingannato dalle sue speranze, e sempre ingannabile: sempre deluso dalla speranza medesima, e sempre capace di esserlo: aperto non solo, ma posseduto dalla speranza nell'atto stesso del suicidio. La speranza è come l'amor proprio, dal quale immediatamente deriva"; e, del resto, non si può assolutamente vivere senza speranza: "L'uomo senza speranza non può assolutamente vivere, come senza amor proprio. La disperazione medesima contiene la speranza, non solo perché resta sempre nell'anima una speranza, un'opinione direttamente o quasi direttamente, obliquamente contraria a quella ch'è l'oggetto della disperazione; ma perché questa medesima nasce ed è mantenuta dalla speranza o di soffrir meno col non isperare né desiderare più nulla; e forse anche con questo mezzo, di goder qualche cosa; o di esser più libero e sciolto e padrone di se, e disposto ad agire a suo talento, non avendo più nulla da perdere". Contestualmente a queste considerazioni, in qualche modo narrative, una fulminante: "Insomma la disperazione medesima non sussisterebbe senza la speranza, e l'uomo non dispererebbe se non isperasse". La speranza in questa fatale alleanza con la disperazione: l'una legata all'altra.

Il tempo della speranza e delle speranze non è se non quello della adolescenza: nel suo nascere dalla infanzia e nel suo fluire nella giovinezza; ma, in fondo, è anche, e insieme, il tempo delle grandi illusioni. Così, almeno, dice la ragione ma il cuore, il cuore della immaginazione e della temeraria intuizione, dice forse un'altra cosa: (ogni testo, quello leopardiano poi, è un testo aperto che la interpretazione nietzscheana rapisce e illumina): "La speranza, cioè una scintilla, una goccia di lei, non abbandona l'uomo, neppur dopo accadutagli la disgrazia la più diametralmente contraria ad essa speranza, e la più decisiva". Sulla scia, e nel solco tematico, di questa splendida immagine si collocano (direi) altri pensieri che, al di là di ogni contraddizione, colgono il nocciolo luminoso della speranza: "Ella è cosa forse o poco o nulla o non abbastanza osservata che la speranza è una passione, un modo di essere, così inerente e inseparabile dal sentimento della vita, cioè dalla vita propriamente detta, come il pensiero, e come l'amor di se stesso, e il desiderio del proprio bene. Io vivo, dunque io spero, è un sillogismo giustissimo, eccetto quando la vita non si sente, come nel sonno ecc.". Come definire meglio la linfa segreta e misteriosa della speranza e delle speranze umane se non in questa sigla vertiginosa della speranza come passione? Ma la speranza si nasconde anche nel suicidio.

Non c'è suicidio senza speranza

Sono pensieri incandescenti e abbaglianti, questi, che ci portano al di là delle illusioni, con cui la ragione calcolante destituisce di senso la speranza identificandola con la illusione, e ci danno una straordinaria fenomenologia della speranza: cogliendone le fondazioni eidetiche che ne trascendono ogni apparenza illusionale. La disperazione, del resto, è considerata da Leopardi come una esperienza, rigorosamente parlando, impossibile ad ogni persona vivente; e non c'è nemmeno suicidio senza speranza. "Chi si uccide da se, non è veramente senza speranza, non più che egli odii veramente se stesso, o che egli sia senz'amore di se stesso. Noi speriamo sempre e in ciascun momento della nostra vita. Ogni momento è un pensiero, e così ogni momento è in certo modo un atto di desiderio, e altresì un atto di speranza, atto che benché si possa sempre distinguere logicamente, nondimeno in pratica è ordinariamente un tuttuno, quasi, coll'atto di desiderio, e la speranza una quasi stessa, o certo inseparabil, cosa col desiderio." Sono riflessioni di una inaudita radicalità e di una sconvolgente profondità che giungono a cogliere aspetti originali di una grande importanza anche fenomenologica: che rinasceranno poi dopo tanto tempo in quella che è stata la psichiatria fenomenologica e antropologica. Non sono solo queste le risonanze fenomenologiche e antropologiche del discorso di Leopardi sul suicidio: ce ne sono altre che nascono, ad esempio, dalla contrapposizione fra il desiderio di morire e il timore di morire: fra la nostalgia del suicidio e l'angoscia della morte; nell'area di una vertiginosa capacità di introspezione e di analisi delle esperienze interiori. "Io mi trovava orribilmente annoiato della vita e in grandissimo desiderio di uccidermi, e sentii non so quale indizio di male che mi fece temere in quel momento in cui io desiderava di morire: e immediatamente mi posi in apprensione e ansietà per quel timore"; e poi la percezione acuta e lacerante della discordanza flagrante fra l'una e l'altra cosa: "Non ho mai con più forza sentita la discordanza assoluta degli elementi de' quali è formata la presente condizione umana, forzata a temere per la sua vita e a proccurare in tutti i modi di conservarla, proprio allora che l'è più grave, e che facilmente si risolverebbe a privarsene di sua volontà (ma non per forza d'altre cagioni) ...e turba l'ordine delle cose (poichè spinge infatti al suicidio la cosa più contro natura che si possa immaginare)".

Cosa dire di fronte a queste pagine di una splendida pregnanza fenomenologica *ante litteram*? Non si può non esserne affascinati e aiutati a capire meglio cosa possa muoversi nell'anima di chiunque mediti il suicidio.

Un ultimo frammento, che si ricollega a quello precedente, di questo discorso sul suicidio che lascia in ogni caso intravedere la sua fatica di vivere e in fondo le sue angosce conflittuali fra passione e ragione: fra natura e ragione.

"Io so bene che la natura ripugna con tutte le sue forze al suicidio, so che questo rompe tutte le di lei leggi più gravemente che qualunque altra colpa umana, ma da che la natura è del tutto alterata, da che la nostra vita ha cessato di esser naturale, da che la felicità che la natura ci avea destinata è fuggita per sempre, e noi siam fatti incurabilmente infelici, da che quel desiderio della morte, che non dovevamo mai, secondo natura, seppur concepire, in dispetto della natura, e per forza di ragione, s'è anzi impossessato di noi; perchè questa stessa ragione c'impedisce di soddisfarlo, e di riparare nell'unico modo possibile ai danni ch'ella stessa e sola ci ha fatti?"; e infine: "Perchè dopo che la ragione ha combattuta e sconfitta la natura per farci infelici, stringe poi seco alleanza, per porre il colmo all'infelicità nostra, coll'impedirci di condurla a quel fine che sarebbe in nostra mano?."

Le mie scorribande fra i pensieri leopardiani si concludono: la speranza, la disperazione, la ragione e le passioni, il suicidio come speranza altra e il suicidio come negazione della sofferenza, ne sono alcuni degli snodi tematici.

Non conosco altri testi letterari che, come questi, si confrontino con il tema del suicidio nel solco *non* di considerazioni astratte e teoriche, che pure anche Leopardi svolge in altri brani dello *Zibaldone*, ma nel solco di esperienze vissute, di esperienze interiori, sigillate da emozioni e da passioni personali. Sono testi insomma che rientrano dolorosamente ed emblematicamente nell'area di quella fenomenologia soggettiva delineata da Karl Jaspers [102] come fondamento di ogni conoscenza degli eventi psicologici e psicopatologici che sono in noi: nella nostra vita interiore solcata dalla angoscia e dalla tristezza ma anche dall'attesa e dalla speranza. Non ci sarebbe bisogno di rimarcare e di rimettere in evidenza queste cose se non dilagasse sempre più la banalizzazione biologistica della psichiatria e la sua destituzione di senso: la sua desertificazione di vita interiore. La dissociazione fra l'una e l'altra psichiatria si fa, come mille cose e mille segni dimostrano e riconfermano, sempre più insanabile; e alla psichiatria della interiorità e della soggettività, alla psichiatria fenomenologica e antropologica, non resta se non continuare lungo questi sentieri interrotti ed erranti nelle foreste designificate; testimoniando in ogni caso della grandezza e della miseria della condizione umana: come diceva Blaise Pascal: anche nelle frontiere estreme della notte dell'angoscia e della morte volontaria.

Vaghe stelle dell'Orsa

Il tema del suicidio, ma *non* quello della morte (che le contrassegna nella loro ispirazione lirica), si allontana dalle poesie leopardiane, le più belle e immemoriali della letteratura italiana, nelle quali si vengono spegnendo i bagliori della speranza che dallo *Zibaldone* rinascevano intatti e scintillanti.

Le speranze, i pensieri soavi, di Leopardi si delineano nella loro sognante e arcana bellezza nei versi iniziali di *A Silvia* [120] bruciati dalla grazia infinita che la memoria ci restituisce ogni volta.

Silvia, rimembri ancora
Quel tempo della tua vita mortale,
Quando beltà splendea
Negli occhi tuoi ridenti e fuggitivi,
E tu, lieta e pensosa, il limitare
Di gioventù salivi?

Sonavan le quiete
Stanze, e le vie dintorno,
Al tuo perpetuo canto,
Allor che all'opre femminili intenta
Sedevi, assai contenta
Di quel vago avvenir che in mente avevi.
Era il maggio odoroso: e tu solevi
Così menare il giorno.

La speranza, la dolce speranza leopardiana, non sopravvive alle ombre fatali del silenzio e della morte di Silvia: come continuano a dirci le straziate (indicibili) parole della ultima parte della poesia.

Anche peria fra poco
La speranza mia dolce: agli anni miei
Anche negaro i fati
La giovanezza. Ahi come,
Come passata sei,
Cara compagna dell'età mia nova,
Mia lacrimata speme!
Questo è quel mondo? questi
I diletti, l'amor, l'opre, gli eventi
Onde cotanto ragionammo insieme?
Questa la sorte dell'umane genti?
All'apparir del vero
Tu, misera, cadesti: e con la mano
La fredda morte ed una tomba ignuda
Mostravi di lontano.

La *climax* emozionale della poesia è radicalmente diversa, non ho bisogno di sottolinearlo, da quella che sia pure con alte e basse maree si constata invece nello *Zibaldone*. Non c'è più traccia in essa, ma nemmeno nelle altre poesie, del suicidio e del conflitto fra ragione e natura, fra ragione e passione. Non riemerge più in particolare la tesi che il suicidio sia necessario alla vita per sfuggire alla sofferenza e all'angoscia, e del resto nemmeno quella che si scelga la morte volontaria sulla scia di una qualche speranza. Ma il grande tema della speranza, la luce della speranza, che illumina alcuni pensieri leopardiani, si perde e si inaridisce: nel solco della morte, *non* desiderata, ma presente in ogni momento della vita. La vita e la morte, la speranza e la disperazione, trasfigurate in ogni caso dalle ali inesauribili della creazione lirica.

Gli orizzonti della speranza negata, della nostalgia ferita e sanguinante, della memoria dalla quale rinascono luminose e dolorose le immagini del passato, della morte inesorabile e imprevedibile, della natura che sembra accompagnarsi nei suoi adombramenti agli stati d'animo, sono gli elementi tematici delle *Ricordanze* [120]: di questa altra poesia dalla quale vorrei stralciare qualche brano che possa accompagnarsi al mio discorso sulla attesa e sulla speranza: senza le quali in ogni caso la vita non ha senso.

> Vaghe stelle dell'Orsa, io non credea
> Tornare ancor per uso a contemplarvi
> Sul paterno giardino scintillanti,
> E ragionar con voi dalle finestre
> Di questo albergo ove abitai fanciullo,
> E delle gioie mie vidi la fine.
> Quante immagini un tempo, e quante fole
> Creommi nel pensier l'aspetto vostro
> E delle luci a voi compagne! allora
> Che, tacito, seduto in verde zolla,
> Delle sere io solea passar gran parte
> Mirando il cielo, ed ascoltando il canto
> Della rana rimota alla campagna!

La luce inebriante di questi paesaggi dell'anima è scandita da immagini musicali di una leggiadria incrinata dai presagi dolorosi dell'avvenire: lontano e vicino, troppo lontano e troppo vicino, alle regioni del cuore: della intuizione ineffabile e misteriosa che ci porta al di là di ogni gioia e di ogni tristezza: della memoria del futuro.

Le ferite insanabili dell'anima, le lacerazioni del cuore, le oscillazioni vertiginose fra le speranze deluse e le speranze che risorgono dalla disperazione, la speranza contro ogni speranza mi sembrano testimoniate da un altro brano, ugualmente splendente, della poesia.

> O speranze, speranze; ameni inganni
> Della mia prima età! sempre, parlando,
> Ritorno a voi; che per andar di tempo,
> Per variar d'affetti e di pensieri,
> Obbliarvi non so. Fantasmi, intendo,
> Son la gloria e l'onor; diletti e beni
> Mero desio; non ha la vita un frutto,
> Inutile miseria. E sebben vóti
> Son gli anni miei, sebben deserto, oscuro
> Il mio stato mortal, poco mi toglie
> La fortuna, ben veggo. Ahi, ma qualvolta
> A voi ripenso, o mie speranze antiche,
> Ed a quel caro immaginar mio primo;

Indi riguardo il viver mio sì vile
E sì dolente, e che la morte è quello
Che di cotanta speme oggi m'avanza;
Sento serrarmi il cor, sento ch'al tutto
Consolarmi non so del mio destino.

Quando la morte, la invocata morte, giungerà, quando la terra si sarà fatta valle straniera, e quando dal suo sguardo fuggirà l'avvenire (sono immagini di una bellezza straziata e inenarrabile), il poeta si ricorderà delle sue speranze antiche: egli dice con parole che si serbano nel cuore e nel corso di una vita: portatrici nonostante tutto di un filo sottile e (forse) indistruttibile di speranza.

La più grande poesia italiana è quella leopardiana: così profetica e così moderna da sembrare ogni volta che la si rilegga quasi inaudita e inesprimibile; ma ad essa mi sono ora ricollegato perché il tema infinito della speranza e della disperazione, della vita e della morte, del tempo che fugge inafferrabile e insondabile, rinasce con una straordinaria emozione lirica ma anche con una radicalità psicologica e umana sconvolgente: tale da farci capire qualcosa, almeno qualcosa, della disperazione e della angoscia che stanno alla base di alcune scelte di rifiuto della vita.

Come dicevo, nel passaggio dalle prose alle poesie leopardiane si dilatano le ombre della morte della speranza: riscattate, certo, dalla trasfigurata ispirazione lirica che le destituisce di ogni asprezza tematica e le immerge in una *Stimmung* di indicibile tenerezza e di stremata malinconia; ma svuotate di ogni goccia e di ogni scintilla di speranza.

Al di là di questo, le poesie e le prose leopardiane ci confrontano con le vertiginose oscillazioni emozionali che sono nella vita: aiutandoci a guardare senza illusioni negli abissi di dolore e di speranze negate che sono in noi, e aiutandoci ad allargare la conoscenza dell'anima umana nelle sue ambivalenze e nelle sue contraddizioni.

La ferita segreta

Continuando questo mio cammino lungo i luoghi della interiorità, là dove crescono le radici che portano poi alla angoscia e alla disperazione, e in alcuni casi al suicidio, vorrei ora richiamarmi (sulla scia del pensiero leopardiano così lontano e così vicino: così palpitante e così impregnato di adolescenza creativa) ad uno splendido testo autobiografico [91] di Hermann Hesse: nel quale egli analizza e descrive i modi di vivere e di morire, di morire di morte volontaria, di Hans: suo fratello. Mi trattengo brevemente su questo testo perché il tema del suicidio è dolorosamente immerso nel tema dell'adolescenza: dei grandi ideali dell'adolescenza che, non riuscendo a realizzarsi, trascinano con sé un incolmabile vuoto esistenziale: riempito poi dalla scelta fatale della morte. (La matrice di un suicidio, come questo, è molto diversa, profondamente diversa, da quella del suicidio di Sylvia Plath e di Cesare Pavese: quello legato ad esperienze e a motivazioni francamente psicotiche, e questo invece a motivazioni e ad esperienze esistenziali ancorate ad un male di vivere e ad una fatica di vivere che hanno incenerita ogni possibile realizzazione personale e ogni possibile creazione letteraria.)

Nell'adolescenza di Hans, ma gli ideali dell'adolescenza continuano a vivere anche al di là di questa stagione della vita, gli stati d'animo oscillavano vertiginosamente dalla tristezza alla gioia, dalla malinconia alla felicità, dalla espansività al desiderio di solitudine, dalla inquietudine allo smarrimento, dalla nostalgia alla tenerezza, dall'amore alla angoscia: alla disperazione.

Un filo rosso riunisce il tema della infanzia e della adolescenza, il tema del fluire e dello svanire delle cose, e il tema della morte volontaria. Questo intrecciarsi di motivi si coglie in un brano del testo che vorrei citare nella sua dolorosa bellezza.

Nel risalire lungo i sentieri misteriosi e aspri della memoria Hermann Hesse rivede il volto del fratello adolescente: "Adesso avevo gli occhi e vedevo. Avevo visto la felicità sotto forma di un sorriso, di un luccichio degli occhi che si illuminano dolcemente; quella felicità che si può possedere soltanto finché non la si vede. Appariva meravigliosamente splendente e accattivante, la felicità"; ma contemporaneamente intravede le ombre dello svanire delle cose e del morire che scendono sulla luce degli sguardi e del volto di Hans: sul suo sorriso che sembrava testimoniare della felicità. "Per un istante fui ben presente e consapevole e, anche se non me ne rendevo conto, percepii chiaramente, grazie ai miei sentimenti contrastanti, come non vi sia un crescere che non implichi anche un morire. In quel momento si staccava una foglia dall'albero, la mia pelle perdeva una squama. Questo avviene in ogni ora della nostra vita, poiché il processo del divenire e dell'appassire non ha mai fine, anche se ben di rado ne siamo consapevoli e ci soffermiamo a osservare quello che accade dentro di noi."

Con tranciante intuizione psicologica Hermann Hesse intravede nella adolescenza di Hans i segni di una sofferenza, di un malessere psichico, che si viene poi definendo nel corso degli anni. Benché ami la musica, e suoni il violino con grande sensibilità, Hans non riesce a concludere i suoi studi e non gli rimane se non un banale lavoro in una azienda: al di fuori di qualsiasi appagamento esistenziale. La sua vita sembra naufragare nella insignificanza di una disperata solitudine: ma conosce una ragazza che gli vuole bene e si sposa con lei. Nascono dei figli: l'orizzonte di vita di Hans sembra cambiare: rinasce la speranza nel suo cuore; ma la ferita segreta, quella nutrita dello scacco esistenziale (della mancata realizzazione degli ideali artistici che, soli, avrebbero dato un senso alla vita) continua a sanguinare. La famiglia non basta a lenire e a cicatrizzare la ferita.

Sulla scia di questa disfatta esistenziale, di queste lacerazioni interiori, rinascono roventi torturazioni che si accompagnano ad angoscia e a dolore morale, e che sconfinano poi in esperienze di colpa e di autoriferimento: nel deserto della speranza e delle speranze. Sono sintomi che Hermann intravede e percepisce: anche se apparentemente nulla cambia nella vita esteriore di Hans: egli partecipa come sempre alla vita interiore della famiglia e anche alla vita religiosa che è sempre stata in lui intensa.

L'angoscia e la inquietudine di Hans sembrano calmarsi: questa è la sensazione di Hermann ma, in realtà, il fratello al di là di una maschera di apparente riconquistata tranquillità nascondeva una ferma e inafferrabile determinazione: quella di morire di morte volontaria. La morte volontaria insomma come naufragare definitivo di una esistenza che non si è mai potuta realizzare e non ha mai saputo (non ha mai potuto) corrispondere agli ideali e agli orizzonti di senso dell'adolescenza.

Una tematica così dolorosa e così inquietante, recuperata nelle ombre e nelle luci di una memoria proustiana, ci confronta ancora una volta con l'area di mistero che circonda ogni esistenza umana: quando essa poi abbia a meditare nel silenzio infiammato del cuore il suicidio.

Certo, i romanzi [90] di Hermann Hesse sono di una grande e stregata complessità, e in essi si adombrano del resto snodi tematici che hanno radici profonde nella sua vita interiore: analizzata e sondata con una grande sensibilità psicologica di matrice anche junghiana: nella quale si era del resto formato. La discrezione, e la intuizione, con cui egli coglie e descrive i cambiamenti emozionali, le alte e le basse maree della vita interiore, del fratello sgorgano senza dubbio da questa sua formazione psicoanalitica; e in ogni caso la ricostruzione della storia della vita di Hans, che Hermann Hesse delinea con una passione ferita, consente di giungere alla conoscenza di *altre* immagini interiori che compongano gli scenari dilemmatici e comunque oscuri di ogni scelta di una morte volontaria. Così, la radicale importanza, che gli ideali dell'adolescenza assumano nel condizionare la riuscita, o il fallimento, di una esistenza, si delinea nella ricostruzione di Hermann Hesse con una emblematica evidenza: che non sempre in psichiatria ci è possibile ritrovare. Questa è una delle ragioni che mi ha indotto ad inserire qui la storia della vita di Hans: da lui vissuta ma ritrascritta, e interpretata, da Hermann Hesse che in essa non ha potuto non fare rifluire la sua propria visione della vita e della morte.

La speranza rinasce dalle braci della disperazione

La speranza, i bagliori e gli oscuramenti della speranza, sono il tema dominante delle opere narrative di Georges Bernanos; e le risonanze emozionali, che nascono e rinascono nella mia memoria al di là del tempo che mi allontana vertiginosamente da quello del liceo, mi inducono a riflettere sulla fenomenologia della speranza: cogliendone le luci e le ombre.

La speranza, che si confronta con l'angoscia e con l'angoscia della morte in particolare, è la parola tematica dei *Dialogues des Carmélites* [12] che, musicati fra l'altro da Francis Poulenc, si leggono ancora oggi con un senso di smarrimento e di batticuore: tanto è alto e straziante il *diapason* lirico ed emozionale che li percorre in una altalena febbrile fra la speranza e l'angoscia. Sono due le superiore del monastero carmelitano di Compiègne: nel quale si svolgono la vita e la morte delle consorelle stroncate dalla ghigliottina della rivoluzione francese. Nella prima superiora, che per tutta la sua vita meditava sulla morte e si diceva certa di non temerla, quando la morte si avvicinava si delineava in lei una angoscia senza fine. La speranza, che sembrava così facile e spontanea stando bene, naufragava nell'angoscia.

L'angoscia mortale, l'angoscia della vita e della morte, che accompagnava la vita di Blanche de la Force, la dolce e fragile protagonista dei dialoghi, veniva cancellata dalla speranza che le consentiva di avviarsi alla morte senza paura. La speranza non aveva invece mai lasciata la vita e la morte di Constance de Saint-Denis: la carmelitana allagata dalla luce della tenerezza e dell'attesa che hanno ridonata la speranza a Blanche: in una comunità di destino che ha unito l'una all'altra le due giovani carmelitane. (Le cose narrate rispecchiano fatti realmente accaduti.)

La speranza (l'*espérance*), certo, e non le sue terrestri illusioni, rifluisce anche lungo le bellissime pagine [10] di un romanzo bernanosiano (*Journal d'un curé de campagne*): dal quale vorrei solo stralciare un frammento che ha a che fare con la contessa, una delle figure emblematiche del romanzo, divorata da una disperazione senza fine. La morte del figlio le aveva tolta ogni speranza: immergendola in una solitudine rapace e atroce: dalla quale non riusciva ad uscire. La speranza rinasceva in lei dalle ceneri della disperazione nel corso di un colloquio con il curato di Ambricourt, il protagonista del romanzo, a sua volta divorato dalla timidezza e dalla angoscia.

Nella lettera, che lei gli inviava dopo il colloquio, diceva di avere negato la speranza ad ogni ora del giorno e da undici anni; e poi: "La speranza! L'avevo tenuta morta fra le mie braccia nella spaventosa sera di un marzo ventoso, desolato... ne avevo sentito il suo ultimo soffio sulla guancia in un punto che conosco. Ed ecco che essa mi viene restituita. Non prestata questa volta ma donata. Una speranza tutta per me, solo per me, che non somiglia per nulla a quello che i filosofi chiamano così come la parola amore non somiglia all'essere amato. Una speranza che è come carne della mia carne. Questo è inesprimibile. Solo un bambino saprebbe dire qualcosa".

Nella notte la signora moriva: moriva nella speranza riaccesa e nella disperazione oltrepassata; e nondimeno alcune ombre si addensano nel romanzo sulla natura di una morte improvvisa e inattesa. L'alta tensione emozionale che il colloquio aveva trascinata con sé, o la traccia indimostrabile del suicidio?

In un altro romanzo di Bernanos, la *Nouvelle histoire de Mouchette*, dalla disperazione per la violenza subita sembra sgorgare il suicidio come ultima zattera di salvazione: come ricerca di una speranza recisa e nondimeno resistente ad ogni naufragio. Di questo romanzo, che ha [11] pagine molto belle, vorrei ora dire qualcosa.

Non mi interessano, in ogni caso, se non le ultime scansioni del romanzo incentrate sul suicidio di Mouchette: l'adolescente sottoposta alla umiliazione e alla illibertà di una violenza sessuale crudele e spietata.

Cosa dice Bernanos del suicidio a cui Mouchette sta avviandosi? "Il gesto del suicidio non spaventa realmente se non coloro che non sono per nulla tentati di compierlo e non lo saranno senza dubbio mai; e questo perché l'oscuro abisso non accoglie se non i predestinati. Colui che già dispone della volontà di morte ancora lo ignora: non se ne accorgerà se non all'ultimo momento. L'ultimo bagliore di coscienza del suicida, se non è fuori di sé, deve essere quello dello stupore: di un disperato sbigottimento."

Le parole, con cui egli descrive il suicidio di Mouchette, sono di una leggerezza straziante. È una "voce" ad accompagnarla lungo il cammino verso la morte: una voce che non parlava alcun linguaggio: un sussurrare confuso, un mormorio, che si spegneva. Le acque di uno stagno stavano per accoglierla: un silenzio immenso era in lei, e la sua volontà si smarriva del tutto. Entrata nelle acque riusciva a mantenersi a galla; ma poi, rovesciato il capo all'indietro, fissava il punto più alto del cielo. L'acqua le riempiva le orecchie di un lieto mormorio di festa; e, ruotando dolcemente sulle reni, le sembrava di sentire che la vita le sfuggiva.

Le premesse psicologiche e umane al suicidio di Mouchette? Certo, la violenza intollerabile che si è accompagnata ad una inesplicabile vergogna, ad una misteriosa timidezza, quella che coglie improvvisamente persone inquiete e angosciate, e che disegna intorno a loro un invisibile cerchio di silenzio e di solitudine: dove sembra di vederle girare a vuoto: sconvolte come lo scorpione assediato dalle fiamme. Quando poi nelle anime semplici si apre la breccia della disperazione, non c'è altra risorsa se non quella del suicidio: il suicidio di chi è infelice e che è così simile al suicidio nell'infanzia.

Sono immagini molto belle, queste, che indicano come Georges Bernanos intraveda le ombre della speranza anche nel suicidio: quando questo nasca sulla scia di una disperazione alla quale non è possibile consegnare alcuna salvezza che non sia quella di sperare contro ogni speranza. La speranza assoluta e trascendente delle carmelitane di Compiègne non è la speranza così umana e così fragile della protagonista del diario di un curato di campagna, e non è ovviamente la speranza umbratile e inquietante di Mouchette che la ricerca e la realizza nella morte volontaria: in questo suo lasciarsi annegare nelle acque ofeliche di uno stagno: nemmeno profonde e nemmeno agitate.

(Sulla scia di quello che Bernanos dice di Jeanne d'Arc in un suo bellissimo saggio [13], e di quello che sembra nascere dal romanzo [11] che ha come protagonista Mouchette, è stata adombrata la tesi [37] che egli abbia voluto indicare qualche analogia fra l'una e l'altra: fra la morte dell'una e dell'altra: fra il suicidio di Mouchette e quello virtuale di Jeanne d'Arc. Sono cose che possono essere solo accennate con timore e tremore: ovviamente. In ogni caso, la storia della vita di Mouchette è segnata dagli artigli della povertà, della desolazione, della solitudine radicale: dal deserto e dallo scacco di ogni speranza concreta e terrestre: di ogni *espoir*; ma senza che sia cancellata la presenza inquieta e trepidante della speranza trascendente: della *espérance*. Un destino non del tutto diverso nei suoi contenuti interiori, anche se radicalmente diverso nei suoi aspetti esteriori di grandezza e di splendore, ha sigillata la storia della vita e della morte di Jeanne d'Arc: nella sua innocenza calpestata e negata, nella sua anima dilaniata e insanguinata, nella sua libertà di coscienza aggredita e schiacciata, nella sua dignità atrocemente ferita e annientata, nella sua fede ardente e intemerata a cui è stato crudelmente negato ogni riconoscimento, nel suo coraggio temerario e assoluto che è stato frantumato. Ma in lei mai la speranza (quella della quale Charles Péguy [164] dice: "L'Espérance voit ce qui n'est pas encore et qui sera. / Elle aime ce qui n'est pas encore et qui sera") è venuta meno: al di là di ogni torturazione e di ogni violenza.

Certo, è davvero possibile [37] che Bernanos abbia voluto sottolineare come l'una e l'altra, Jeanne d'Arc e Mouchette, abbiano testimoniato fino in fondo, fino all'esaurimento di ogni loro risorsa, dei valori di dignità e di libertà, di fierezza e di onore, che soli danno un senso alla vita. Non so invece se si possa concordare con la tesi [198] che egli abbia anche voluto indicare come la morte (la morte volontaria) sia stata la sola via di uscita, la sola zattera sulla quale imbarcarsi in olocausto inenarrabile, ancora rimasta all'una e all'altra: al fine di sfuggire alla inaudita e implacabile violenza. Mouchette si lascia dolcemente scivolare nelle acque dello stagno, e Jeanne d'Arc sembra quasi consegnarsi alla morte [37] rimettendosi gli abiti maschili; ma in ogni modo nell'una e nell'altra risplende (questo è senza dubbio lo scenario tematico immaginato da Georges Bernanos) la luce inestinguibile della speranza: benché in ogni caso sia necessario distinguere radicalmente [115] il gesto di non evitare la morte da quello di darsi la morte.)

Il suicidio nei film di Robert Bresson

I due grandi romanzi di Georges Bernanos, il diario di un curato di campagna e la nuova storia di Mouchette, sono stati trasposti cinematograficamente da Robert Bresson, il grande regista francese, che ne ha dilatate le risonanze metafisiche. Il tema del suicidio è di radicale importanza nei film di Bresson: non solo, ovviamente, in quello su Mouchette che muore annegandosi ma anche in quello sul curato d'Ambricourt e in quello su Jeanne d'Arc: film, tutti, di una struggente e talora ambigua bellezza. Nella interpretazione tematica, che ne viene data in un suo libro [198] da Paul Schrader, sia il curato di campagna sia Jeanne d'Arc si sarebbero consegnati alla morte: non avrebbero fatto nulla per sfuggirle: questa è stata la tesi, in Bernanos solo adombrata, di Bresson. Ma nel film, nel film sul curato di campagna, la protagonista femminile, che ha dopo il colloquio con il curato ritrovata la fede in Dio e ha ritrovata la speranza perduta, muore: non Bernanos, come dicevo, ma Bresson riconduce la sua morte ad una morte volontaria che il venire meno della disperazione ha trascinata con sé.

Sono tesi oscure, di matrice forse giansenistica, che ripropongono nondimeno le connessioni possibili (leopardiane) fra la speranza, una speranza disperata certo, e il suicidio.

Il tema del suicidio di Mouchette è svolto da Robert Bresson [63] [173] con un linguaggio filmico allusivo e umbratile che intende sottolinearne la dolcezza e la involontarietà. Nel film Mouchette sembra andare incontro alla morte quasi per gioco: al di là della disperazione [62]: si lascia scivolare verso lo stagno rotolando, e rigirandosi, lungo il pendio che porta all'acqua. Lo fa una volta, una seconda volta, e il suo corpo si arresta fra la terra e l'acqua: la terza volta è come aspirato (risucchiato) dallo stagno. Le immagini filmiche rispecchiano insomma il realizzarsi di un suicidio che nasce come conseguenza della violenza altrui e anche del dolore della vita a cui Mouchette è esposta: nella notte, che precede il giorno del suicidio, muore la madre. Alle immagini ultime del film, quando Mouchette sta annegando nelle acque dello stagno, si accompagnano le note del *Magnificat* di Claudio Monteverdi. La musica suggerisce così l'avvento di una morte sottratta ad ogni violenza e sigillata dalla involontarietà e dalla redenzione di Mouchette: condannata a morire da eventi a cui non può resistere.

Sia nel romanzo di Georges Bernanos sia nel film di Robert Bresson, in ogni caso, il suicidio di Mouchette è colto e descritto nella sua fatalità esistenziale: nel suo sgorgare da una sensibilità e da una fragilità ferite, e calpestate; senza alcuna teorizzazione sul senso ambiguo e dilemmatico di ogni suicidio.

2. Il frantumarsi della speranza nell'angoscia psicotica

Nell'area tematica senza fine del suicidio, del suicidio tentato e del suicidio riuscito, che è la esperienza umana e clinica di più radicale e drammatica importanza in psichiatria, vorrei confrontarmi con la vita interiore (con la soggettività) di alcune pazienti: seguite in degenza ospedaliera e ambulatoriamente: nelle quali la morte volontaria, desiderata e tentata, mi consenta di farne riemergere alcuni elementi costitutivi nella adolescenza e nella post-adolescenza. Al di là delle diverse motivazioni, e delle diverse forme di attuazione (fallita), il desiderio della morte sembra delinearsi nel solco di una comune fondazione emozionale: quella che si muore, si rischia sempre di morire di morte volontaria inabissandosi nel nonsenso della vita, quando viene meno (quando si spegne) la speranza: la speranza come trascendenza: come *espérance* che non riesca a sopravvivere ai conflitti e alle delusioni, alle frustrazioni e alle discordanze, della esistenza.

In ogni caso, questo capitolo intende incentrarsi sul tentato suicidio nella adolescenza, sulle sue motivazioni esistenziali, in una prima parte e sul tentato suicidio in una emblematica realtà psicotica: in una seconda parte.

La morte desiderata

Ciascuna età della vita, come ha scritto una volta Romano Guardini in un suo libro struggente e doloroso [77], è contrassegnata da luci e da ombre, da speranze e da disillusioni, da progetti e da crisi esistenziali; ma, nell'adolescenza, nel passaggio difficile e frastagliato dall'adolescenza alla post-adolescenza, queste luci e queste ombre, queste speranze e queste disillusioni si fanno intense e laceranti, trascinando con sé le domande radicali sul senso della vita e della morte, della presenza di Dio e del silenzio di Dio, della comunità e della solitudine.

Ma il passaggio dall'adolescenza alla post-adolescenza è contrassegnato anche dalla trasformazione del corpo, e del mondo in cui il corpo (il corpo vissuto) è immerso; e questa trasformazione si svolge nel contesto di emozioni radicali e profonde che sconfinano nell'inquietudine e nell'angoscia, nello smarrimento e nella estraneità, nella crisi e nella dissolvenza della identità personale. Non sempre questa trasformazione si realizza adeguatamente ma in taluni casi fallisce: non si riesce, cioè, ad accettare la perdita della spontaneità e della slanciata *Gestalt* del corpo adolescenziale: della sua neutralità sessuale e della sua improblematicità. Nei casi in cui la risonanza psicologica alle trasformazioni corporee non si svolge adeguatamente, gli orizzonti di vita si oscurano e ne nascono esperienze psicopatologiche diverse: dall'ansia alla tristezza, dallo smarrimento alla insicurezza radicale, dalla perdita di senso della vita alla fascinazione inarrestabile della morte volontaria.

Solo ascoltando, solo immergendosi nella vita interiore (nella agostiniana interiorità) delle adolescenti e degli adolescenti, è possibile intravedere quali motivi siano a fondamento del rifiuto della vita e della scelta della morte. Non vorrei (ora) parlare del suicidio che si manifesta come il sintomo iniziale di una esperienza schizofrenica, e che taglia profondamente e drammaticamente il cammino di un'adolescenza: risucchiata nel gorgo di una morte segnata dal destino (dalla evoluzione) della malattia. Non è possibile non ricordare, in ogni caso, questa possibile causa del suicidio adolescenziale che ci richiama al mistero della morte, certo, ma anche al mistero di una esperienza, come quella schizofrenica, che anche quando si manifesta in età adulta ritrova le sue lontane e profonde radici nella storia della vita adolescenziale e post-adolescenziale. In ogni caso, la matrice esistenziale e neurotica del suicidio, e del tentato suicidio, è molto più frequente.

Le motivazioni

Non del suicidio psicotico, allora, ma del suicidio, e del tentato suicidio, che nascono sulla scia di motivazioni psicologiche ed esistenziali, vorrei dire qualcosa: aggregandomi alle considerazioni svolte prima: senza le quali non è possibile comprendere come mai, nella stagione più bella e creativa dell'esistenza, nasca improvvisa, o meditata, la tentazione a troncare la propria vita: a bruciarla e a frantumarla. Solo, cioè, riflettendo sulle contraddizioni e sulle angosce, sulle oscillazioni emozionali e sulla nostalgia dell'infanzia [118], che incombono sull'adolescenza, ci si avvicina senza svelarlo al segreto e al destino della morte possibile: della morte volontaria.

L'oscillazione fra il timore della morte e la sua fascinazione è leopardianamente una delle possibili connotazioni dell'adolescenza. Come la vertigine dell'altezza induce talora a precipitare giù negli abissi delle profondità perdute, così il timore della morte si trasforma talora nel solco di complessi e fatali meccanismi psicologici (non voglio morire, ho paura della morte, ma posso superare la paura solo sfidando la morte: allontanandomi e avvicinandomi ad essa) nella ricerca della morte.

Sono meccanismi che entrano in gioco anche nel nascere e nello svilupparsi di una tossicomania: di questa forma di vita che non è se non una immagine (una metafora) della morte e della morte volontaria. Ci si consegna alla "droga" perché si ha paura del dolore e della sofferenza ma anche perché si vuole affogare nella "droga" la paura della morte. Certo, questa è la banalizzazione della morte ma è soprattutto la paura della morte che si vuole cancellare: ancora una volta sfidandola. Nella tossicomania, ma anche nella corsa frenetica che, nel cuore della notte, si fa in macchina sulla soglia di una morte sempre possibile, si può nascondere un sentimento di immortalità: di negazione della morte. Ci si affida alla velocità temeraria nella certezza che la morte non abbia a sfiorarci e non abbia ad aggredirci: nella illusione, in ogni caso, che essa non ci tocchi e non ci riguardi.

Le cose molto belle, che Fabio Anibaldi Cantelli ha scritto a proposito della tossicomania, possono essere ritrascritte nell'area di modalità di vita adolescenziali che, temendo la morte, la sfidano continuamente. Queste alcune delle cose che egli ha scritto [2]: "La tossicomania è un sogno d'immortalità, ed è una condizione che rinvia profondamente all'infanzia. Con una differenza: da bambini non vogliamo essere immortali perché, semplicemente, lo siamo. Non ne sanno nulla, i bambini, della morte. Vivono il presente, dimorano nell'evento, ossia nell'eternità. Essi non sanno, sono"; e ancora: "I tossicomani hanno già saputo, e tuttavia vogliono trattenersi nell'infanzia, rifiutano ostinatamente questo sapere che è 'il' sapere. E allora si offrono alle droghe come a ciò che li sottrae dal sentimento della mortalità, ciò che riproduce l'effetto dell'infanzia: quel particolare incanto che abbiamo provato quando della vita (e della morte) non ne sapevamo nulla, quando, semplicemente, vivevamo".

Sfidare la morte nel timore della morte ma nella certezza di non-potere-morire perché si è immortali. Questa immagine, questa percezione, della morte come evento impossibile, o almeno come evento lontano e inaccostabile (quasi), si ha soprattutto nella adolescenza e nella post-adolescenza; quando sfiorare la morte, lambire la morte, è qualcosa che ha a che fare, da una parte, con una morte desiderata e ricercata e, dall'altra, con una morte che si desidera e *non* si desidera: alla quale ci si avvicina e dalla quale ci si allontana; nella persuasione, in ogni caso, che la vita non abbia molto senso: nella misura in cui essa, uscita dall'infanzia, non possa non confrontarsi con il dolore e con le speranze negate: con le illusioni che sono falciate dalla fatica di vivere: ancora una volta leopardianamente.

Le occasioni mancate

La realizzazione di gesti, che conducano al suicidio o al tentato suicidio, si ha nella adolescenza con una emblematica frequenza sulla scia di uno scacco vitale, di un conflitto familiare, di una delusione emozionale, o di un insuccesso scolastico. Anche se maturato nel contesto rovente delle problematiche adolescenziali, il suicidio, o il tentato suicidio, è un evento che dovrebbe essere intravisto, che potrebbe essere immaginato, quando nelle famiglie ci siano dialogo e attenzione alle cose espresse, e a quelle inespresse, quando nelle scuole non si trionfalizzi e non si enfatizzi la riuscita scolastica e quando in esse si valuti fino in fondo l'importanza della sensibilità e della timidezza quali fattori di crisi psicologica e umana: che hanno bisogno di intuizione e di ascolto.

Questa è Stefania ad esempio: ha sedici anni, ed è riservata e fragile emotivamente. La ingestione di psicofarmaci (di ansiolitici) ne causa la degenza nel servizio di psichiatria di Novara.

"Non voglio vedere più nessuno dei miei. Non voglio più tornare in quella casa. Mio padre non riesco a sopportarlo. Mia madre si disinteressa completamente di me. Che io ci sia, o non ci sia, non ha alcuna importanza. Non ha alcuna importanza per loro. Quando sarò a casa lo farò ancora. È inutile che mi facciate mangiare: voglio morire." La friabilità delle motivazioni, che sollecitano a tentare il suicidio come risposta ai problemi e ai conflitti della vita (emozionale e familiare), si constata del resto in quello che Stefania dice qualche giorno dopo. "L'ho fatto impulsivamente. Non ne potevo più della mia casa, poi il fidanzato non è venuto all'appuntamento, e allora ho deciso di farla finita. Ma ora non lo farò più"; e, trascorsi alcuni altri giorni, il cambiamento emozionale è radicale: "Sono la persona più felice del mondo, e tutto è stato chiarito: lui mi ha perdonato".

Cose semplici e banali, certo, e nondimeno questo è uno dei modelli più frequenti, aperti in ogni caso a rischi fatali, con cui nell'adolescenza si cerca di sfuggire ai conflitti: naufragando in una morte possibile che non sempre si riesca ad evitare.

Quella di Stefania non è una personalità malata, ma una personalità emozionalmente fragile e discordante, e la sua modalità autoaggressiva non ha radici patologiche. La ricerca della morte si è venuta svolgendo in lei come risposta ad atteggiamenti dei familiari: incapaci di riconoscere la sua friabilità e le sue crisi di identità.

La mia vita non ha alcun senso

Ci sono radici più profonde, che non quelle che hanno portato al tentato suicidio di Stefania, in altre esperienze autoaggressive nella adolescenza. Ci sono esperienze che nascono da una condizione di *tædium vitæ*, di perdita di ogni senso e di ogni speranza nella vita, e sono non di rado di matrice depressiva, e che confluiscono in sequenze ripetute di ricerca della morte: senza le metamorfosi emozionali così rapide e così definitive come quella che è avvenuta in Stefania.

Qualche *flashback* (ora) dalla storia della vita di Ignazia che si è immersa in una ricerca della morte volontaria ben più determinata e meditata che non quella di Stefania. Ignazia ha diciott'anni quando si avvelena con barbiturici, ne è salvata a stento e imprevedibilmente, e ha vent'anni quando ritenta il suicidio con una nuova, e più alta, assunzione di barbiturici. Si salva anche questa volta: dimessa dall'ospedale psichiatrico di Novara, la prima e la seconda volta, è stata poi seguita con sedute psicoterapeutiche e farmacoterapeutiche prolungate: che sono riuscite a frenare le tendenze autoaggressive collegate in ogni caso con una rovente conflittualità familiare. Testimoniata dalle cose che ci diceva nel corso delle sue degenze ospedaliere.

Queste ad esempio: "Sono considerata e sono trattata da mio marito come un oggetto: non altrimenti. La mia vita non ha alcun senso, e sono molto dispiaciuta di non essere riuscita a morire. Come vorrei essere libera di scegliere e di decidere, e invece sono stata legata a mio marito. Non so: mi auguro che il Signore non mi lasci in questa vita senza senso".

Come si vede, l'attesa (la stregata fascinazione) della morte ha in Stefania e in Ignazia forme radicalmente diverse di insorgenza e di elaborazione del tentato suicidio: correlate, certo, con la diversa struttura della personalità, e con il diverso radicamento familiare, nell'una e nell'altra. Benché, sia pure faticosamente e sempre con il cuore in gola, anche in Ignazia si sia riusciti ad arginare le incandescenti tensioni familiari, e a ricostituire orizzonti di vita diversi.

(La distinzione fra tentato suicidio (considerato come scenografia allestita al fine di richiamare l'attenzione e la cura dell'ambiente familiare, o di rimarginare relazioni in crisi) e suicidio riuscito (considerato come la sola seria e intenzionale ricerca della morte) è molto precaria e in fondo insostenibile: nel senso che, come in Stefania e in Ignazia, ci sono suicidi che *non* si realizzano solo perché accadono eventi inattesi (salvifici), e ci sono suicidi che si attuano nonostante il desiderio di non morire.)

La solitudine

Ricomponendo gli elementi tematici, che sono venuto svolgendo, in una *Gestalt* unitaria e complessiva, mi è possibile ripetere che ci sono adolescenze nelle quali, al di fuori di una patologia, ci si confronta con la morte temendola e desiderandola, banalizzandola e negandola, sfidandola e giocando con essa come ad una *roulette* russa: sulla scia di una indifferenza emozionale che non può non nascondere in sé schegge di angoscia solo apparentemente rimossa. Ma ci sono, molto più frequentemente, adolescenze nelle quali la fascinazione della morte nasce come risposta a conflitti personali e familiari; e in questi casi è necessario *distinguere* una modalità autoaggressiva che si svolge come reazione a corto circuito e, cioè, come risposta (quasi) irriflessa ad una situazione conflittuale *da* una modalità autoaggressiva, motivata o meno da circostanze ambientali, finalizzata a desiderare la morte come liberazione da un "peso" insostenibile (quello della vita con le sue angosce e le sue inquietudini, con la sua sofferenza e le sue domande senza fine), e come "salto" in una altra dimensione dell'esistenza: quella della morte intesa, e vissuta, come ultima speranza.

Certo, a fondamento comune delle diverse forme di fascinazione della morte, che si hanno nell'adolescenza (e non solo in essa del resto), sta una condizione di solitudine interiore e di isolamento sociale. Vivere l'adolescenza, le difficoltà e i problemi conflittuali di questa età nel deserto delle relazioni interpersonali (familiari e sociali), non può non trascinare con sé una condizione di disperata solitudine; e la morte, la ricerca della morte volontaria, si può manifestare sia come sfida alla vita (come negazione della vita e come fuga in un altrove che non si conosce) sia come controrisonanza ad una vita svuotata di senso.

La confrontazione terapeutica con chiunque abbia tentato, e fallito, il suicidio non può esaurirsi nella sola dimensione clinica e farmacologica; ma deve allargarsi alla vita interiore di ogni adolescente, e al suo contesto familiare ed educativo (scolastico). La psichiatria, del resto, non può non essere consapevole del fatto che il mondo, in cui viviamo, è ambiguamente contrassegnato [117] da elementi di inumana violenza (più o meno nascosta) e di glaciale indifferenza ai valori della fragilità e della precarietà esistenziali: che sono presenti nella adolescenza e nella post-adolescenza, e che, se non sono ascoltate e capite nel loro significato, si possono dilatare fino a divenire insostenibili, e a trovare nella morte la loro sola soluzione.

La fascinazione psicotica della morte

Dalla morte desiderata nell'adolescenza *non* incrinata da una esperienza psicotica alla fascinazione della morte in una *Gestalt* psicotica (schizofrenica): come questa di Alessandra nella quale sintomi di una sconvolgente estraneità dell'io e di una distorta (delirante) percezione del reale si accompagnavano ad una inesauribile e ostinata volontà di morire: che nemmeno alte dosi di psicofarmaci riuscivano ad arginare se non dopo alcune settimane. Le parole nulla potevano dire dinanzi ad una condizione di pietrificata solitudine autistica: nemmeno scheggiata dai gesti e dalle presenze psicoterapeutiche. Dal diario, che Alessandra teneva nel corso delle settimane di terrificante sofferenza, riemergono le angosce e le ferite brucianti della sua vita interiore: che consentono di capire cosa si muova nell'anima di alcune pazienti e di alcuni pazienti segnati dalla malattia e divorati da un desiderio di autodistruzione. Sono pensieri che il colloquio clinico di ogni giorno faceva rinascere ma in frammenti e in barlumi di senso che il diario invece rimette in una evidenza piena e dolorosa. Sono state settimane, quelle che ha trascorso nel servizio di psichiatria dell'ospedale maggiore di Novara, che restano incise nella memoria: incancellabili.

Cosa ci diceva allora questa giovane donna dal volto smangiato dalla tristezza e dalla inquietudine: dalla angoscia e dalla disperazione?

Dal diario vorrei stralciare alcune delle cose che lei ha scritto e che rivelano a quali confini di sofferenza si possa giungere in forme di vita psicotica travolte dal rifiuto della vita e dal richiamo della morte volontaria. Sono cose che fanno pensare a quali voragini di dolore e di torturazione interiore si aprano nel cuore di persone malate: alle quali solo il suicidio si presenta come ancora di salvezza e come alternativa ad una vita divenuta senza speranza. Sono cose che ho faticato a trascrivere per le immagini di una angoscia senza limite in esse fiammeggianti: al di là di ogni nostra comune esperienza; ma nella speranza, e non nella illusione, che esse ci inducano a presagire e a cogliere le ombre oscure e laceranti dell'*autre monde* in cui si vive e si muore in alcune, solo in alcune certo, schizofrenie: così mutevoli e così camaleontiche nella loro sintomatologia e nella loro evoluzione [18] [22] [31] [53] [184] [187] [219]. In ogni caso, solo di rado mi è capitato di osservare situazioni psicotiche divorate da questa stregata e impenetrabile autodistruttività: che ci lasciava ogni giorno con il cuore in gola: temendo, ovviamente, l'irreparabile.

Mi sento isolata da tutti

Dal diario allora questi stralci che consentono di cogliere la intensità della metamorfosi psicotica: sulla quale si innesta la divorante tentazione del suicidio.

"Io credo di essere ormai condannata a morte da me stessa. Mi viene l'impulso prepotente di uccidermi. Come farò a trattenerlo? È più forte di me. A buttarmi giù dal secondo piano mi è sembrato un tragico gioco. Ancora adesso non credo di essere stata io: anche se è la realtà. Ma credo che lo rifarei: anzi, ne sono sicura. Perché? Perché ho sfidato la legge divina. Il Signore non mi ha punita ma io sulla terra sono una sopravvissuta. Non ho più il senso della realtà e il gusto per la vita. Non riconosco più la realtà e non mi riconosco più nella realtà. Una volta mi interessavo di tutto: adesso niente più mi interessa. Ho ucciso dentro di me i miei genitori per essere indipendente e non essere condizionata dagli affetti. Cosa è questa smania di uccidermi? La spinta è già fuori del mio controllo. Io non sono più io e il mio essere è disseminato in mille posti diversi. Se mi guardo vivere, ho paura. Sono una non entità caotica. Stamattina ho perso il mio io. Mi sento isolata da tutti."

L'angoscia, una angoscia che dal volto e dagli occhi si irradiava ai gesti, contribuisce a frantumare il corso dei pensieri che si inseguono e si dissociano, si contraddicono e si sfilacciano, in un carosello allucinato e vertiginoso. Quando in ogni caso Alessandra dice di avere perduto l'io, testimonia di una profonda scissione e di una radicale estraneità dell'io: che rendono inconoscibili sia il mondo sia l'io; ma il pensiero dominante, che riemerge intatto al di là di ogni altra sintomatologia, è il desiderio di morire: la paura e il desiderio febbrile di morire: di morire suicidandosi.

"Mi sono buttata giù per fare un'esperienza diversa; e ora ho una crisi di annientamento totale. Perché? Mi sono suicidata per il mio precedente fidanzato e adesso mi voglio suicidare per quello che ho fatto a mio marito. Ho paura di voler morire. Ho paura di volerlo rifare di nuovo. Ho paura che sia così. Quello che mi tormenta di più è il dubbio di non guarire, e nello stesso tempo non voglio morire. Quando vedo medicinali anche velenosi sono terrorizzata e nello stesso tempo non lo sono: sono decisa e mi trattengo a stento dal prenderli tutti. Sento la mia mente andarsene via. Ho paura che questo secondo ricovero in ospedale sia l'ultimo tentativo di non uccidermi; ma tutto è avvolto in una fitta nebbia."

In questo frammento discorsivo galleggiano zolle di una, almeno temporanea e intermittente, percezione del reale; ma subito dopo (il giorno dopo) le cose ricadono in una dissolvenza dereistica: nella quale emozioni contraddittorie si alternano faticosamente.

"Io credo che per risolvere il dubbio ho scelto di distruggermi. Materialmente non l'ho ancora fatto (è stata questa la mia fatica) ma adesso non ce la faccio più e lo farò anche fuori: senza neanche accorgermi. Ho paura perché non ho più niente sotto controllo e tutto mi sembra possibile. Non so più cosa dire tranne che non ho più niente da dire. Soffro una noia mortale e per combattere la noia ho paura di avere ucciso dentro di me tutti. Non so più se sragiono: se almeno sapessi che posso guarire. Ho l'impressione di avere fatto saltare per aria delle bombe per essere qualcuno: per fare qualcosa. Io ho bisogno di fare qualcosa e ho paura che il fare qualcosa coincida con l'uccidere o con l'uccidermi anche involontariamente: per esempio, mangiando tutte le pillole. Mi sento completamente impotente."

Non c'è conoscenza in psichiatria se non muovendo dagli abissi della vita interiore: ascoltata e decifrata nelle sue strutture fenomenologiche.

La testa è stanca, stanca, stanca

Emozioni intense e antitetiche continuano ad alternarsi nel corso delle ore, e non solo nel corso delle giornate. Lampi di coscienza di malattia sono rapidamente oscurati dal franare della identità e della unità dell'io, e dal dilagare di esperienze di autoreferenzialità: di esperienze deliranti immerse in desideri mai placati di suicidio.

"Non mi sento più la testa e mi sembra che tutti mi prendiate poco sul serio quando dico che vorrei fare del male alla gente. Non sembro io a dire queste cose ma sono io che sento di farle. La mia testa è come andata via su sentieri non suoi: estranea a tutti. Non sento più niente, ed è per sentire qualcosa che farei del male a qualcuno. Non provare nulla in questo modo è come vegetare: morire da viva è un non vivere che equivale a non morire. Avrei voglia di rompere tutto. Sono irrequieta, non so più dove stare, non mi interessa più nulla e la testa è completamente vuota, o piena di sé. Mi pare di non ragionare più: la testa è stanca, stanca, stanca. Non ho più nemmeno la voglia di scrivere. Due anni fa ho deciso di lasciarmi morire, poi mi sono sposata e ho fatto finta di vivere per altri due anni."

Le emozioni talora si inaridiscono: non sono più rivissute. La definizione, che Eugen Bleuler ha dato della vita emozionale nella schizofrenia, quella di atimia (di negazione, cioè, della vita affettiva), *non* corrisponde alla realtà delle cose: nel senso che nella malattia le emozioni subiscono vertiginose oscillazioni fra alte e basse maree; ma, anche quando sembrano spegnersi, non sono se non sonnecchianti: capaci di ridestarsi in ambienti caldi e partecipi.

"Non ho voglia più di niente: come mai? Non so se ho caldo, o freddo, fame o sete, sonno o insonnia. Tutte le cose che faccio non hanno una finalità, o almeno non la vedo, e forse non mi importa molto di vederla. Sono molto irrequieta in questo momento. Ho paura di morire o comunque di non guarire; e poi mi viene il desiderio di uccidermi. Non so che agitazione sia: sembra che mi abbia morsicata una tarantola. Sono le mani e le gambe che non stanno più ferme, e rischiano di fare disastri, mentre il tronco assiste impalato e rigido. Dove voglio andare? Cosa voglio fare? Ho paura di usare le mani per uccidermi e uccidere; e non sono più capace di stare ferma."

Cose, queste, che sono espresse in una *atmosfera* emozionale incandescente: dominata, ovviamente, dalla angoscia: da una angoscia che oscura gli orizzonti di comprensione del reale.

"Insieme alla paura c'è tanta apatia e tanta indifferenza da farmi paura: non sento più la paura; e ho paura di avere sfidato la vita e la morte, e cioè Dio, e non sarò più perdonata. Stanotte ho avuto continui pensieri suicidi: vere e proprie spinte al suicidio. È come se annaspassi nel vuoto: fuori e dentro di me. Cosa è questa presenza estranea che mi angustia sempre? Cosa è che, mentre il mio capo ha sonno, mi fa stare sveglia? Provo costantemente l'istinto di scappare: di scappare da me stessa; perché ho la sensazione che debba uccidermi e che sia troppo avanti su questa strada: non mi è possibile fermarmi. L'istinto, che mi spinge ad uccidermi, è fortissimo; e, quando si è presa questa decisione dentro, non c'è nulla che possa bloccarla. Mi sento spinta ad uccidermi."

La paziente, nonostante l'angoscia che la divora e la sommerge, sa analizzare e descrivere bene le sue esperienze interiori: quelle che hanno a che fare con la lacerazione della propria identità ma anche, e soprattutto, quelle che hanno a che fare con il desiderio di suicidarsi: di affidare ancora alla morte volontaria la sola soluzione possibile in ordine alla angoscia e alla sofferenza: alla perdita di senso della vita e alla dissolvenza delle relazioni personali con gli altri.

Mi sono già uccisa dentro moralmente

I giorni si succedono ai giorni: nel vortice di angosce senza fine e di esperienze interiori contrassegnate dal tema della morte: dal desiderio della morte volontaria che le cure non riuscivano a scalfire e che trascinavano con sé atroci sensi di colpa, distorsioni nella percezione delle emozioni e del corpo, torturazioni morali: legate, queste ultime, ad una coscienza morale crudelmente intaccata e ferita dalla malattia: dalla mancata libertà degli atti psichici e dei gesti. Sono fotogrammi che si aggregano gli uni agli altri: ricomponendo sequenze filmiche (narrative) talora insostenibili nelle loro terrificanti risonanze psicologiche e umane.

Il diario, la ritrascrizione che Alessandra ha fatto delle sue sensazioni e dei suoi pensieri in forma di diario, mi ha consentito di seguire e di cogliere emozioni (sentimenti) e idee che, come dicevo, dai colloqui clinici riemergevano solo in isolati frammenti: talora, del resto, indecifrabili. Vorrei in ogni caso continuare a rinarrare le esperienze vissute della paziente: al fine di farne rinascere altri aspetti della sua condizione umana flagellata dalla disperazione e dalle suggestioni inarrestabili della morte volontaria: così desiderata e così temuta.

"Non c'è un posto in cui possa stare: come mai? Non ho la percezione delle parti del mio corpo. Ho paura che mi sia già uccisa dentro moralmente. Sto proprio male. Mi sento svuotata di tutto e mi sento in colpa verso mio marito che non amo e che ho preso in giro: giusto per avere qualcuno in questi due anni prima di morire. Già due anni fa, e ancora prima, ero allo stremo delle forze e mai di buon umore. A mio marito ho fatto una ingiustizia atroce, quella di averlo sposato solo per convenienza, e perché la mia vanità è stata offesa da chi, prima di lui, viveva con me e non mi ha sposato. In caso di suicidio ho paura che mi taglierei le mani e i piedi; e intanto la mia mente se ne vola via. Da qualche ora ho delle visioni: mi vedo nel momento di uccidere le persone, ne vedo le ferite aperte e sanguinanti. Non l'ho fatto materialmente ma l'intenzione è stata quella: dentro di me l'ho fatto e questo è terribile. Ne sarò punita da Dio. Per questo non credo di meritare più nulla, e ho un altro motivo per suicidarmi. Dove si è rotta la corda? Posso essere perdonata? C'era in me l'intenzione di sacrificare le persone che più amo, e spiritualmente l'ho fatto. E adesso? Faccio molta fatica a non suicidarmi: ne sento prepotentemente la spinta; ed è come se l'abbia già fatto. Sono per sempre colpevole davanti a Dio."

Leggendo questo diario, che ha poi altre pagine di radicale importanza psicopatologica e clinica, non si può (direi) non essere turbati e insieme calamitati dal vortice di pensieri e di immaginazioni, di emozioni e di impulsi, che una forma di vita psicotica trascina con sé. Il *Leitmotiv*, nel quale confluiscono le diverse espressioni della malattia, è costituito da questa tumultuosa e inarrestabile tematica del suicidio: proposto, e riproposto, in diverse sequenze discorsive: nello sfondo di una crisi della coscienza dell'io che [22] [31] [102] [186] [197] è considerata come la struttura portante della schizofrenia.

In ogni caso, ogni suicidio, e ogni tentato suicidio, si rivela nella sua complessa ragione d'essere sintomatologica ed esistenziale solo quando sia analizzato e descritto a partire dalla vita interiore: dalla soggettività: come un diario (*il* diario) aiuta almeno in alcune situazioni a mettere in evidenza. Ma altri aspetti del mondo della vita di Alessandra, segnata e straziata dall'illimite della angoscia e della disperazione, rinascono da questo diario scritto senza esitazioni e con una scrittura a volte limpida a volte confusa: sulla scia di stati d'animo che in essa si riflettevano con risonanze dilemmatiche e comunque dolorose.

Il mio vero io si è spento

Nelle ulteriori sequenze discorsive si rimette sempre più in evidenza la scissione, e poi la riconciliazione malata (psicotica), fra le cose pensate e immaginate, e le cose realizzate, o che si vorrebbero realizzare, in una dolorosa circolarità di esperienze.

"Ho ucciso davvero i miei nella mia immaginazione ma è stata una immaginazione attiva della quale sono colpevole. Ho immaginato apposta di uccidere i miei per vedere cosa succedeva. Non sopporto più questa sofferenza: Dio non mi perdona questo gioco crudelissimo"; e ancora con una inattesa svolta tematica: "Questa specie di follia del dubbio è una cosa che non sembra (quasi) capitata a me: come una cosa a parte. Il mio vero io si è spento, ed è nello stesso tempo abulico e depresso, ed è franato. Ho paura che sia troppo tardi e ho paura di avere commesso un crimine: di avere giocato con la vita e con la morte. Ma quale crimine ho commesso? Sono sicura che è talmente grande che non ho il coraggio di dirlo. Sono anzi terrorizzata all'idea che si scopra il crimine commesso; e per la disperazione voglio suicidarmi ancora. È davvero un crimine orrendo."

Cosa è possibile dire di questa vertiginosa sovrapposizione di temi che si avvicinano e si allontanano? La originale (straziata) connotazione psicopatologica e umana di una schizofrenia, come questa, si esprime in questo inesauribile desiderio della morte, certo, ma anche nella coscienza lacerante del dolore e della fatica di vivere che le emozioni ferite trascinano con sé. La coscienza di colpa in ordine a gesti realmente commessi, come i ripetuti tentativi di suicidio, e ad azioni mai commesse, come quelle immaginate contro i familiari, si alimenta così di realtà e di irrealtà, di azioni concrete e di fantasie malate. La fornace del dolore, come quella che Thomas Bernhard [14] ha delineato nel suo discorso stregato e sconvolgente nel quale passioni e deliri si intrecciano in un *cocktail* indimenticabile di immagini e di metafore, di speranze e di illusioni, mi sembra a volte rispecchiarsi nei monologhi senza fine che Alessandra affida al diario. Sono monologhi solo apparentemente slegati da ogni *background* di senso: che si recupera invece se riconduciamo i monologhi ai disturbi psicopatologici e clinici, a quelli in particolare della coscienza dell'io, su cui si fonda la forma di vita psicotica (schizofrenica) che si è manifestata in Alessandra: sigillata, del resto, da una implacabile condizione autistica: che *non* è quella di un autismo povero ma quella di un autismo ricco nel senso radicale di [140] Eugène Minkowski.

La paura, che è paura di tante cose e di tante situazioni, cresce poi in vortici sempre più tumultuosi.

"Ho paura ad addormentarmi e vorrei addormentarmi perché ho paura di fare disastri. Cosa sta succedendo? Ho paura, ho paura. La verità è sempre quella che non dico. Non so cosa fare e ho paura di me stessa. Ho paura di uccidermi anche senza volerlo perché ho passato il limite che Dio mi ha dato come persona. Ho voluto sapere troppo e ho sfidato anche Dio. Comunque ho paura di scoprire una verità terribile. Ho paura che, scoprendo la verità, finisca per suicidarmi definitivamente. Non ce la faccio più, e penso seriamente di farla finita una volta per tutte. Sono un caos ambulante e anche il mio fisico è un caos ambulante. Ho paura di morire prima di essermi pentita e di andare quindi all'inferno. Non funziona più niente in me. Mi sento come un collasso continuo."

Le contaminazioni linguistiche e tematiche si fanno crudelmente evidenti in una *de-escalation* semantica dilagante.

"Sono proprio diventata una non entità caotica. Un niente che spara da tutte le parti. È come un ictus psicologico che ha preso tutto il corpo ma specialmente la parte sinistra. Se una persona ha perduto il proprio io lo può ritrovare ma lo può perdere anche definitivamente."

Sono ridotta ad una larva umana

Sono trascorsi venti giorni dall'inizio della degenza ospedaliera: ci sono giorni in cui sembra attenuarsi il tumulto delle idee deliranti, della dissociazione, delle tentazioni suicidarie, della emozionalità scheggiata e frantumata, delle lacerazioni del pensiero, dei monologhi divorati dal nonsenso (dalle apparenze del nonsenso), delle esperienze di colpa, delle angosce senza fine, dei discorsi torrenziali e deragliati lungo sentieri (lungo binari) discordanti.

Le cose sembrano insomma migliorare: Alessandra è dimessa con una adeguata cura farmacologica e nel contesto di una adeguata assistenza domiciliare; ma l'una e l'altra non bastano a mantenere il fragile equilibrio conseguito. Alessandra ritenta il suicidio, ed è necessaria una nuova ospedalizzazione.

Il diario riprende: "Raggiungo livelli di tensione altissima. Mi succede sempre una cosa strana. Poniamo che prenda un cappuccino: quando ho finito di berlo dico: 'Vorrei un cappuccino'. Non ho capito cosa abbia appena bevuto. Ho una rabbia repressa e impotente, e così non so più cosa faccio. Vorrei uccidere tutti e vivo nel terrore di uccidermi: non perché ami la vita, non sono capace di viverla, ma perché uccidersi è un peccato che porta diritto all'inferno".

L'angoscia, la paura, si accompagna ora ad una disperazione scarnificante nella quale non si intravedono nemmeno barlumi di speranza, o di illusione, e nella quale ricresce la fascinazione della morte volontaria. Come sempre, il destino della vita, anche della vita psicotica, è segnato dal senso e dalla misura che in essa assumono le emozioni [43] [50] [183] [187]: quelle sigillate in particolare dall'angoscia e dalla tristezza, dalla inquietudine e dalla disperazione, dalla rassegnazione e dalla resa alla sconfitta.

Qualche giorno dopo la seconda ospedalizzazione: "Sono ridotta ad una larva umana e soffro troppo per continuare a vivere. Non mi trovo più, non so dire dove ho sbagliato o dove mi sono persa. Non ho più energie: sono mortalmente stanca e non resisto più. Mi sento fuori dal mondo e ho paura che non mi piaccia starci. Ho paura di essere tornata a voler morire. Ho sempre ritenuto egoistico vivere ed è per questo che ho scelto di soffrire: è sempre una forma di vita, questa. Ho paura che tra un po' volo e non riuscirete a fermarmi. Mi viene da uccidermi: da pugnalarmi. Vivere o morire mi è indifferente; e poi sento come un demone che ride dentro di me, e deride i vostri sforzi di guarirmi. Io dentro di me ho già ucciso tutti".

Si intravede, una settimana dopo questa ultima ritrascrizione, un filo di speranza non del tutto negata, o calpestata; ma nel contesto di una angoscia e di una sofferenza che non si calmano se non temporaneamente.

"Cerco di guarire e tutto questo scrivere lo dimostra ma sono molto preoccupata per questo pensiero: non provo più angoscia delle mie ossessioni. Mi sento ormai priva di significato: tutto non ha più senso e tanto meno io. Cosa ci sto a fare? Come può un niente guarire? Fatemi recuperare energie: senza energie come si fa a vivere? Ma se mi tornano le energie ho paura di ricadere nel suicidio. Ho paura che, stando bene, potenzi tutte le mie negatività. Mi sento sfinita e dissociata con la testa vuota. Annaspo e boccheggio. Chiedo aiuto ma non merito il vostro aiuto perché ho già deciso di morire. Mi sento spinta in questo momento ad uccidermi. Non mi trovo più; ma perché non credo più a niente e a nessuno?"

Gli andamenti sintomatologici della malattia sono ancora oscillanti con queste basse e alte maree di angoscia e di dissociazione; ma il discorso non ha più le voragini di senso che contrassegnavano le pagine del diario nei brani prima ritrascritti: nei loro bagliori e nelle loro incandescenze emozionali: nelle loro riaccensioni tematiche.

Le ultime cose

Il diario sta concludendosi con le ultime fiammate emozionali che si attenuano e si inaridiscono poi quando la scompensazione psicotica, lenta e infinita, è stata arginata.

"Nella mia testa non c'è più niente: è tutto cotone. Se potessi farmi del male me lo farei. Mi strapperei gli occhi e mi aprirei la testa. Mi sento cadere in avanti: questo non è il mio corpo. Non mi viene più voglia di scrivere: tanto è tutto inutile. Sono un niente: l'essere più inutile della terra. Se avessi un'accetta mi taglierei le mani, i piedi e in mezzo alla testa. Mi vedo buttarmi giù da quel balcone una altra volta: ma, questa volta, battendo la testa. Mi sento ancora spinta ad uccidermi. Mi avete tolto le mie ossessioni ma adesso non provo più niente tranne una grande aggressività, una violenza, nei vostri riguardi. È già tutto dentro di me. Non ho più la benché minima reazione. Non voglio guarire ma vorrei non volerlo. Voglio di nuovo morire."

Sono le ultime parole del diario che si diradava, del resto, a mano a mano che la malattia migliorava sia pure con dolorose intermittenze. Gli impulsi autoaggressivi, che hanno determinata la prima degenza con una defenestrazione e la seconda con ingestione di psicofarmaci, si sono inariditi.

Il passaggio dalla malattia, dalle inquietanti scansioni psicopatologiche che ne hanno sigillata la evoluzione con questa disperata fascinazione della morte volontaria, alla risoluzione clinica e sintomatologica è stato alla fine drasticamente avvertibile. Le lancinanti tematiche, che la paziente ha ritrascritto nel diario, si sono venute dissolvendo nel volgere di alcuni giorni. Le due degenze ospedaliere si sono estese complessivamente nel corso di quaranta giorni, e in esse si sono potute allora arginare le vertigini psicotiche: riempite in ogni caso di una indicibile sofferenza che il diario ha testimoniato fino in fondo e che nell'idea del suicidio, e solo in essa, trovava una scheggia frantumata di speranza, o di illusione.

Sia lungo le due degenze ospedaliere sia poi alla dimissione il rischio, che il suicidio tentato e mancato si ripetesse e si realizzasse, è stato alto: ai confini talora della sua incontrollabilità; e sono state settimane di angoscia anche in ciascuno di noi che assisteva e curava la paziente nelle sue crisi e nelle sue scompensazioni emozionali: alle quali la farmacoterapia non riusciva se non ad offrire un qualche sollievo: fino a quando la situazione non si è poi risolta. L'abbiamo dimessa con il cuore in gola: si è fatta rivedere da noi per qualche tempo ma poi non si è più presentata alle visite di controllo clinico.

L'infinito della sofferenza

Ci sono insomma forme diverse di suicidi tentati e di suicidi riusciti: quelle che si sono svolte in Ignazia e Stefania non sono state se non la espressione di suicidi tentati sulla scia di improvvise tempeste emozionali che si sono manifestate e si sono risolte in una rapida successione temporale: senza lasciare conseguenze psicopatologiche di una qualche significazione. Nell'adolescenza, certo, questa è modalità più frequente ed emblematica che non quella infinitamente più crudele e arrischiata di scegliere la morte di Alessandra: sia in ordine alla defenestrazione che c'è stata in lei e non c'è stata in Ignazia e Stefania sia in ordine alla sintomatologia conseguente al suicidio tentato e mancato. La ragione di questa diversa modalità di sfidare la morte e di riviverla poi nel suo fallimento si ritrova ovviamente nella presenza in Alessandra di una esperienza psicotica aggressiva e tumultuosa, e nella mancanza di una tale esperienza in Ignazia e Stefania. Nella prima e nella seconda adolescenza sono possibili l'una e l'altra forma di suicidio tentato, o riuscito; e l'una e l'altra forma in ogni caso non hanno nulla a che fare con le motivazioni che hanno portato al suicidio di Cesare Pavese e di Antonia Pozzi; mentre quelle che hanno condotto alla morte volontaria di Margherita e di Ellen West si sovrappongono, ma con ben diverse scansioni tematiche, a quelle del tentato suicidio di Alessandra.

In ogni caso, dagli stralci del diario di Alessandra riemergono con una straordinaria capacità di analisi interiore e di espressione tematica le esperienze di angoscia e di disperazione, di smarrimento e di dissociazione frantumata, di lacerazione dell'io e di perdita di contatto con il reale, di tentazione febbrile e inarrestabile a troncare la propria vita, di oscillazioni strazianti fra l'angoscia della morte e il desiderio della morte, di trasformazione delirante del proprio corpo e del mondo, di immaginazione dereistica e di ambivalenze disperate. Una lettura dolorosa e faticosa, questa, delle esperienze vissute di Alessandra ma una lettura che ci confronta con il travaglio inesausto e con la sofferenza senza fine a cui alcune esistenze psicotiche sono esposte: quando si aprano in esse gli abissi della disperazione e della fascinazione della morte volontaria. Gli enigmi della vita e della morte rinascono dalle pagine del diario di Alessandra e ci invitano a guardare al mistero della morte volontaria con attenzione e con angoscia: nella riconsiderazione degli spazi di illibertà che in alcune situazioni psicotiche si allargano vertiginosamente e implacabilmente.

Cosa fa di noi una esperienza psicotica di questa sconvolgente intensità che per alcune settimane ci immerge in una lunga notte oscura sottratta ad ogni speranza?

Quando si vive in una esperienza psicotica così profonda e così lacerante, come questa di Alessandra, siamo confrontati al di là dei deliri e delle allucinazioni, dei disturbi della vita emozionale e della coscienza dell'io, con una sofferenza e una sventura davvero incancellabili e indicibili, strazianti e sconvolgenti, che ci fanno perdere il tempo e ci fanno perdere il mondo: immergendoci nella infinitudine della sofferenza. Una sofferenza, che non ha nulla in comune con le nostre comuni sofferenze, e che nondimeno ci è possibile rivivere (se ci sono in noi intatte attitudini alla immedesimazione) come una esperienza non impossibile e comunque radicata nella condizione umana: nei suoi smarrimenti e nei suoi deragliamenti: nei suoi abissi e nelle sue vertigini.

3. Il suicidio senza fine in Cesare Pavese

Il suicidio immaginato e fantasticato in Giacomo Leopardi nelle sue correlazioni tematiche con la speranza, e il suicidio ripensato nelle sue fondazioni psicologiche e umane nei testi narrativi di Georges Bernanos e in quelli cinematografici di Robert Bresson; e poi il suicidio tentato e mancato di Ignazia e di Stefania, e di Alessandra, in una età come quella adolescenziale nella quale si può essere risucchiati nel gorgo di un suicidio che fallisca, e non si ripeta, o che rinasca sulla scia di immediate risonanze emozionali ad eventi dolorosi della vita e sulla scia di scompensazioni psicotiche ad insorgenza acuta.

Queste sono le linee tematiche che si sono venute svolgendo finora nel corso del mio lavoro; ma dal suicidio tentato e mancato vorrei ora giungere ad alcune riflessioni sul suicidio che si è realizzato in alcune emblematiche forme di vita non-psicotica, come quella in particolare di Cesare Pavese, e di vita psicotica come quella di Margherita e di Ellen West: divorate da una malattia che, del resto, ha fatto rinascere in esse creative risorse interiori.

Non intendo in ogni caso confrontarmi con gli aspetti clinici e statistici del suicidio, con la sua frequenza, con la sua epidemiologia e con le sue possibili cause, e nemmeno con le sue premesse teologiche e filosofiche, ma invece con le sue dimensioni fenomenologiche e antropologiche (esistenziali): rintracciate nei destini di una vita: nella quale la morte volontaria, pensata e immaginata (meditata e desiderata) nella adolescenza, si sia poi realizzata in età giovanile, o in età adulta.

Il nocciolo del discorso è allora quello che si incentra sulle possibili connessioni tematiche e formali fra l'adolescenza e il suicidio nel solco di una continuità evenemenziale fra l'una e l'altro: al di là del momento in cui il suicidio si compia: vicino alla adolescenza, o lontano da essa.

Questo stato di cose può essere definito, anche se in modo problematico, come suicidalità cronica [38][88][192]: come aspirazione al suicidio mai spenta e mai cancellata nel corso del tempo: mai soffocata e mai esaurita; nel vortice di una angoscia e di una disperazione senza fine.

Qualche premessa

Al di là di riflessioni di natura filosofica, che non possono non essermi ora estranee, vorrei nondimeno richiamarmi a quello che sul suicidio hanno scritto, in celebri testi, Albert Camus e Karl Jaspers.

Le folgoranti considerazioni di Albert Camus [42]: "Non c'è se non un problema filosofico realmente serio: quello del suicidio. Giudicare se la vita valga o non valga la pena di essere vissuta è rispondere al quesito fondamentale della filosofia"; e ancora: "Uccidersi, in un certo senso e come nel melodramma, è confessare: confessare che si è superati dalla vita o che non la si è compresa". Sono considerazioni, queste, che nulla hanno perduto della loro radicalità e della loro emblematica significazione umana, e che rinascono in ciascuno di noi quando ci confrontiamo con la tragica evenienza di un suicidio: con le sue incognite e il suo mistero.

Le riflessioni [101] di Karl Jaspers, che sgorgano dalle sue straordinarie esperienze psicopatologiche prima ancora che non da quelle filosofiche, ci fanno intravedere le fondazioni esistenziali di questa ricerca volontaria della morte.

"Chi da vicino ha preso parte direttamente al dramma di un suicidio, se è dotato di qualche senso di umanità ed è un po' inclinato a veder chiaro nelle cose dell'anima, troverà che nel fatto bisogna riconoscere che non c'è un motivo unico che possa da sé solo spiegare l'avvenimento. In fin dei conti rimane sempre un mistero"; e ancora con drastica chiarezza: "La via più semplice e più comoda sembra che sia quella di attenersi all'ipotesi della malattia mentale. Infatti, si è andati avanti su questa via fino al punto da dichiarare malato di mente ogni suicida. Così viene a cessare il problema dei motivi che determinano il suicidio. Il problema del suicidio rimane sbrigativamente risolto essendo collocato al di fuori del mondo normale. Ma non è così". Una ultima citazione: "Il suicidio non è conseguenza della malattia mentale allo stesso modo che la febbre è la conseguenza dell'infezione. Certamente, il fattore biologico, affatto inesplicabile, della malattia, è penetrato nella vita. Ma il suicidio in alcuni malati, e non in tutti, nasce da situazioni e condizioni psichiche sorte sul terreno della malattia".

Il circolo tematico

Il suicidio come umana esperienza che nasca nel contesto di una forma di vita psicopatologica, ma non solo in questa come dice Karl Jaspers, e che in ogni caso ha in sé il sigillo invalicabile del mistero: che si illumina talora di qualche spiraglio quando sia possibile accostarsi agli abissi di interiorità di ogni persona che abbia ricercata e poi realizzata la morte volontaria.

Muovendomi in questo orizzonte tematico vorrei ora riflettere, richiamandomi alle lettere, al diario e alle poesie di Cesare Pavese, sui modi con cui le idee di suicidio (le fantasie e gli impulsi che ad esse si accompagnano) si siano venute stratificando nelle sue esperienze vissute, nelle sue angosce e nei suoi presentimenti, nel corso della sua travagliata adolescenza: estendendosi poi in sequenze alternanti nella loro espressione tematica, ma sostanzialmente continuative nelle loro radici emozionali, fino alla età adulta: quando le idee di suicidio si sono concretate fino in fondo.

Nella definizione di suicidalità cronica (dia-cronica) è possibile intendere la nostalgia di una morte volontaria che, dalla adolescenza, si trascini nel tempo fino a giungerne alla attuazione. Destini (quello di Cesare Pavese, e non solo quelli di Karoline von Günderrode [221] e di Heinrich von Kleist [111], ma anche quelli di Paul Celan [44], di Gérard de Nerval [151], di Antonia Pozzi [170] e di Georg Trakl [215]) che sono stati sommersi dal fascino stregato e incontrollabile del suicidio già dalla adolescenza, e che hanno saputo scendere nei vortici tumultuosi e nei naufragi imminenti della loro vita interiore. Ogni volta, il suicidio, quello attuato ma anche quello tentato e fallito, ci si presenta con le sue cifre enigmatiche e sfuggenti: mai, o quasi mai, omogeneizzabili e unificabili in geometriche schede statistiche a cui è estraneo quello che c'è di soggettivo, di interiore, di indicibile nelle azioni umane: in quelle, in particolare, segnate dalle sfide ultime e irrevocabili: dalle inafferrabili vertigini della morte volontaria. Sono questi, del resto, i sentieri conoscitivi che scandiscono le ragioni d'essere delle psichiatrie ermeneutiche, quella psicoanalitica (freudiana e junghiana) e quella fenomenologica, che si confrontano con la decifrazione dei significati nascosti nella interiorità delle pazienti e dei pazienti: in una ricerca senza fine.

Certo, la categoria clinica e psicopatologica di suicidalità cronica non è univoca: le sue radici possono essere quelle che nascano da una condizione depressiva con le sue alte e basse maree talora inafferrabili e talora inarrestabili: come è forse avvenuto in Antonia Pozzi; ma possono invece essere quelle che, come in Margherita, affondino nelle acque inquiete della dissociazione psicotica con le sue cascate di angoscia e di imprevedibile autoaggressività. Ma ci possono essere radici che rinascano da personalità problematiche e complesse, come quella di Pavese, in ogni caso estranee a incrinature psicotiche.

La forma comune ad ogni suicidalità cronica, ad ogni realtà clinica che possa essere in essa inserita, è costituita dalla continuità *nel* tempo delle tendenze autodistruttive che, come dicevo, dalla adolescenza (la loro comune matrice) si estendano implacabili fino alla giovinezza, o alla età adulta, quando divengono azione suicidaria: resistendo alle cure, anche alle cure farmacologicamente e psicologicamente adeguate, e non modificandosi nemmeno sulla scia di eventi della vita emozionalmente significativi.

Un vortice di mai sperimentata beatitudine

Alle lettere di Cesare Pavese, di una così prosciugata modernità, vorrei anteporre qualche frammento delle lettere scritte all'inizio dell'Ottocento, e immerse in una *climax* di inebriato e dereistico romanticismo, da Karoline von Günderrode e da Heinrich von Kleist. Il tema comune delle lettere è quello del suicidio, di un suicidio immaginato e attuato nel circolo tematico di una suicidalità cronica, ma rivissuto in modi radicalmente diversi: che risentono ovviamente non solo delle diverse disposizioni individuali ma anche del diverso *Zeitgeist* in cui ciascuno di loro viveva.

Oggi, non si muore più sulla scia di emozioni malate e febbrili, concitate e ribollenti, come quelle che hanno travolta l'esistenza di Karoline von Günderrode e di Heinrich von Kleist, ma la cifra segreta di ogni suicidio si nasconde forse in destini interiori che trascendono le circostanze storiche e culturali.

Cosa ci dicono le lettere di Karoline von Günderrode, elegiaca e torturata poetessa tedesca, che a ventisei anni, nel 1806, moriva di morte volontaria affondandosi il pugnale nel cuore? Sono lettere che, insieme a bellissime poesie, sono state raccolte in un libro delicato e struggente [221] da Christa Wolf; e, al fine di indicare la continuità nel tempo (la suicidalità cronica) del desiderio di morire, vorrei ricordare una lettera ad una amica dell'agosto 1801: cinque anni prima della morte: "Ieri ho letto *Dartula* di Ossian, e l'effetto è stato benefico; l'antico desiderio di morire da eroe mi ha ripreso con grande violenza; mi era intollerabile vivere, intollerabile morire una morte tranquilla, qualsiasi". A questa lettera vorrei ora associarne altre due scritte poco prima della morte e riempite di una lacerata nostalgia della morte e di una insostenibile (frantumata) dolcezza. La *prima*, inviata ad un amico (Friedrich Creuzer), e scheggiata di inaudita decadenza romantica, dice: "Ti mando un fazzoletto che per te dovrà avere lo stesso significato di quello che Otello donò a Desdemona. Per renderlo sacro, l'ho portato a lungo nel cuore. Poi mi sono ferita la mammella sinistra, proprio sul cuore e ho asciugato le gocce di sangue che sgorgavano dalla ferita con questo fazzoletto. Vedi, per te ho ferito una cosa tanto tenera. Bacialo; è il sangue del mio cuore!". La *seconda* lettera è inviata ad un'amica (Lisette Nees) ed è animata da una fredda decisione: "La tua lettera mi ha commosso, Lisette. Ma ora sei più serena? Non avrai più brutti presentimenti? Ora io guardo al tuo futuro con più calma e maggior fiducia dell'ultima volta; è come se il destino mi avesse detto che tu vivrai e, se fosse il contrario, sarebbe pura follia. Mi chiedi di me? Vivere mi ha stancato; sento che il mio tempo è finito e che se vivo è solo grazie a un *lapsus* della Natura; questa sensazione a volte è molto forte, a volte invece meno. Così è la mia vita. Addio Lisette".

Certo, in ciascuna di queste due ultime lettere rinascono tonalità emozionali radicalmente diverse: nell'una l'anelito stremato alla morte è immerso in una atmosfera di tenerezza malata e disfatta: ai confini di una svenevolezza e di una sfinitezza atroci che nulla tolgono alla disperata determinazione di morire; nell'altra, invece, il tumulto emozionale (l'incandescenza tematica) si inaridisce e dalle sue braci rinasce la gelida lama del rifiuto della vita che si coglie fino in fondo nella nientificazione di ogni speranza e di ogni avvenire: quando essa scrive: il mio tempo è finito. Ma, in ogni caso, il destino di Karoline von Günderrode è stato segnato già nell'adolescenza (nella lettera dell'agosto 1801, scritta a ventun anni, si dice che l'antico desiderio di morire l'ha ripresa con grande violenza) da questa inarrestabile (diacronica) fascinazione della morte.

Immerse in una attesa concitata ed esaltata della morte, e animate da una ricerca disperata e senza fine della morte volontaria, sono le lettere (alcune [111] delle lettere) di Heinrich von Kleist, il grande drammaturgo tedesco, suicida a trentaquattro anni il 21 novembre 1811: trascinando nella morte Henriette Vogel disposta a morire con lui; mentre la cugina Maria non aveva accolto l'invito a seguirlo nel suicidio.

Fra le lettere inviate alla cugina vorrei indicarne due, quella del 10 novembre e quella del 12 novembre, scritte a pochi giorni dalla morte dunque, nelle quali il desiderio della morte si inserisce in un linguaggio fiammeggiante e torrido: che ci lascia sconvolti e increduli.

La lettera del 10 novembre: "Le tue lettere mi hanno straziato il cuore, mia carissima Maria, e se ne avessi il potere, ti assicuro che avrei rinunciato alla risoluzione che ho preso di morire. Ma, ti giuro, mi è assolutamente impossibile continuare a vivere; la mia anima è a tal punto ferita che, direi quasi, quando mi affaccio alla finestra, anche la luce del giorno mi ferisce. Qualcuno vorrà considerarla malattia ed esaltazione; non tu, però, che sei in grado di considerare il mondo anche da prospettive diverse dalla tua".

La lettera del 12 novembre: "Mia carissima Maria, se tu sapessi come la morte e l'amore si alternano per incoronare di fiori, terreni e celesti, questi estremi istanti della mia vita, certamente mi lasceresti morire gioiosamente. Oh, ti assicuro, sono perfettamente beato. La mattina e la sera m'inginocchio, come non seppi mai fare prima, e prego Iddio: ora lo posso finalmente ringraziare della mia vita, la più tormentata che un uomo abbia mai vissuto, perché me la compensa con la più splendida e la più voluttuosa di tutte le morti"; e, ancora, richiamandosi al rifiuto di Maria di seguirlo nel suicidio e al consenso da parte di Henriette Vogel, la lettera così continua: "La risoluzione sbocciata nella sua anima, di morire con me, mi attrasse al suo seno, non ti so dire con quale indicibile e irresistibile potenza; ricordi che più volte ti ho domandato se volevi morire con me? Ma tu sempre rifiutasti... Un vortice di mai sperimentata beatitudine mi ha travolto, e non ti posso negare che la sua tomba mi è più cara del letto di tutte le imperatrici del mondo... Ah, mia diletta amica, voglia Dio chiamarti presto in quel mondo migliore dove noi tutti, con l'amore degli angeli, potremo stringerci al cuore l'un l'altro... Addio".

Questo stato d'animo, che è addirittura un vortice, di mai sperimentata beatitudine trascorre lungo questa lettera: giungendo a considerare e a vivere la morte *non* come liberazione dalla sofferenza e dalle angosce della vita *ma* come conquista (come riconquista) di una forma di vita radicalmente diversa da quella terrena: nel contesto di una *Stimmung* francamente dereistica: che ha una qualche analogia tematica con quella espressa da Ellen West nella sua nostalgia della morte, si ritrova nella lettera inviata alla sorella il giorno del suicidio.

"Non posso morire senza essermi riconciliato, gioioso e sereno come sono, con l'intero mondo e quindi anche, prima di ogni altro, mia dilettissima Ulrica, con te"; e infine: "E ora addio, possa il Cielo donarti una morte soltanto a metà così gioiosa e indicibilmente serena come la mia: questo è l'augurio più affettuoso e più profondo che io possa concepire per te".

Certo, in Heinrich von Kleist la scelta, e il desiderio febbrile, della morte volontaria rinascono nel contesto di una tumultuosa concitazione emozionale alla quale non è possibile non consegnare, direi, una radicale connotazione autistica: benché dalle sue lettere non riemergano in ogni caso sintomi che possano rimandare alla presenza di una esperienza psicotica *tout court*. Ma, al di là di questo, il suo suicidio si costituisce come sigla e come

Leitmotiv di una esistenza segnata da una dereistica e inarrestabile nostalgia della morte.

Le lettere

Sono infinite le lettere [162] scritte nella sua breve vita da Cesare Pavese ad iniziare dai sedici anni; e in una di queste scritta ad una persona amica c'è una poesia che testimonia di una crudele vocazione al suicidio e che è preceduta da queste parole: "Ti parrà un tragico voluto ma no: *tutto* è vero".

> Sono andato una sera di dicembre
> per una strada buia di campagna,
> tutta deserta, col cuore in tumulto.
> Avevo dietro me una rivoltella.
> Quando fui certo d'essere ben lontano
> d'ogni abitato, l'ho rivolta a terra
> ed ho premuto. Ha sussultato al rombo,
> d'un rapido sussulto che mi è parso
> scuoterla come viva in quel silenzio.
> Davvero mi ha tremato tra le dita
> alla luce improvvisa ch'è sprizzata
> fuor della canna. Fu come lo spasimo,
> l'ultimo strappo atroce di chi muore
> di una morte violenta. L'ho riposta
> allora, ancora calda, entro la tasca
> e ho ripreso la via. Così, andando,
> tra gli alberi spogliati, immaginavo
> il sussulto tremendo che darà
> nella notte che l'ultima illusione
> e i timori mi avranno abbandonato
> e me l'appoggerò contro una tempia
> per spaccarmi il cervello.

Questa è la poesia: la lettera, che la contiene, è stata scritta nel gennaio 1927 quando Pavese aveva diciannove anni.

Una *rêverie*, questa, immersa in una sconvolgente concretezza di espressioni e di intenzioni, e segnata dalla presenza di una angoscia indicibile che mi sembra riemergere non solo dai contenuti della poesia e dai suoi andamenti tematici ma anche dal linguaggio talora oscuro e in ogni caso tumultuoso. Non si ha a che fare con idee allusive e indefinite di suicidio ma con una scenografia atroce dalla quale si allontana ogni illusione: ogni speranza. Anche l'immagine della rivoltella, che è percorsa da questo rapido sussulto e che sembra palpitare viva, trascina con sé una scia di angoscia tremenda e di inquietudine rovente: è una immagine quasi allucinatoria, direi, nella sua pregnanza semantica.

Questo rivolgere la rivoltella a terra e questo premerla lasciano ugualmente stupefatti e agghiacciati: nel deserto di ogni illusione e di ogni speranza: di ogni avvenire e di ogni progetto di vita.

L'immagine della morte, della morte violenta, non si esaurisce del resto nel gesto di prendere la rivoltella e di sparare; ma rinasce nella scena emozionalmente insostenibile di riprendere in mano la rivoltella, quando l'ultima illusione e i terrori avranno abbandonato il poeta, appoggiandola contro la tempia e così uccidendosi. Una *climax* fredda e incandescente sconfina in una fatale anticipazione della morte volontaria.

(Fra le poesie [161] si ha un testo dell'ottobre 1927 nel quale il tema del suicidio rinasce con drastica evidenza.

"Ma perché prendersela tanto coi poveri suicidi. Li trattate da stupidi, da imbecilli, da vili, come se ciascuno di essi non avesse le sue ragioni terribili e immense"; e ancora: "Ebbene io vi dico che il suicida è un martire, martire tanto degno quanto i martiri di tutte le religioni. E per religione intendo ogni ardore dell'anima umana, Dio o Idee che sono poi tutte altrettanti iddii. Se martire è colui che testimonia colle sue sofferenze e il suo sangue la sincerità del suo pensiero e dei suoi sentimenti, fusi, la sincerità della sua anima non più volgare, perché non ha da essere un martire anche un suicida che, piuttosto di mentire (a se stesso e quindi agli altri), di costringersi con uno sforzo che sente inutile, a un assestamento diverso che tanto sente inutile e non suo, preferisce uccidersi, darsi quel grande dolore, il supremo di tutti i dolori?".

Le cose, che Pavese dice ora del suicidio, non hanno la sconvolgente intensità e la passione disperata di quelle che sgorgano dalla poesia scritta nove mesi prima; ma in ogni caso come dimenticare mai queste ragioni terribili e immense che egli attribuisce ad ogni suicida?)

Nelle lettere, che senza fine accompagnano la vita e gli eventi della vita di Pavese, il tema del suicidio non rinasce in fondo se non in quelle, fra le ultime del resto, inviate nell'agosto 1950 (egli moriva in agosto) ad una amica.

Così, in una di queste lettere [162]: "Vedi, quando il discorso riguarda me e te io ho le mani legate – c'è una tale sproporzione di stati d'animo tra noi due, che le mie stesse parole mi ritornano in bocca e mi feriscono"; e ancora: "Bisogna pure che riesca a dominare quest'orgasmo. Penso che sia la musica in cui tu balli, a scavarmi dentro, a scrollarmi il sangue, a farmi fare la faccia feroce (ma è la faccia feroce di un suicida, non altro). Ci sono dei momenti che le più banali arie mi prendono alla gola e mi farebbero gridare". In una altra lettera infine: "Ma tu, per quanto inaridita e quasi cinica, non sei alla fine della candela come me. Tu sei giovane, incredibilmente giovane, sei quello ch'io ero a ventott'anni quando, risoluto di uccidermi per non so che delusione, non lo feci – ero curioso dell'indomani, curioso di me stesso – la vita mi era parsa orribile ma trovavo ancora interessante me stesso. Ora è l'inverso: so che la vita è stupenda ma che io ne son tagliato fuori, per merito tutto mio, e che questa è una futile tragedia, come avere il diabete o il cancro dei fumatori".

Il diario

Nel suo celebre diario [160], che si inizia il 6 ottobre 1935 e si conclude il 18 agosto 1950 (solo qualche giorno prima della morte), Cesare Pavese si confronta lungo gli anni che gli rimanevano di vita con il tema e con la nostalgia della morte, della morte volontaria, che si manifestavano la prima volta nella lettera del 9 gennaio 1927.

Nel diario, in ogni caso, e al di là di questo tema e di questa nostalgia, si colgono i segni di una profonda solitudine: testimoniata fino in fondo dalle cose che egli ha scritto nel diario del 6 novembre 1938: "Passavo la sera seduto davanti allo specchio per tenermi compagnia...". Sono parole laceranti, queste, nelle quali non si può non intravedere nella solitudine una radicale cifra tematica della vita e della morte di Pavese: mai, forse, interrotta e mai, forse, spezzata: nonostante i trionfi letterari e nonostante le molte relazioni sociali.

Nel diario, in questo diario arido e scheggiato, oscuro e abbagliante, desertico e talora insondabile, il cammino della disperazione e l'orizzonte della morte volontaria si fanno a mano a mano più evidenti: nella misura in cui ci si avvicina alla ultima decisione: anche se il diario non ha le ombre desolate e allucinatorie che accompagnano la visione del suicidio, del suicidarsi, nella poesia.

Dal diario del 1936: "Soltanto così si spiega la mia vita attuale da suicida. E so che per sempre sono condannato a pensare al suicidio davanti a ogni imbarazzo o dolore. È questo che mi atterrisce: il mio principio è il suicidio, mai consumato, che non consumerò mai, ma che mi carezza la sensibilità"; e da quello del 1938: "Perché quest'allegrezza sorda e profonda, *fondamentale*, che sorge nelle vene e nella gola di chi ha stabilito di uccidersi? Davanti alla morte non dura più che la bruta coscienza che siamo ancor vivi".

Seguendo il sentiero misterioso, che porta negli abissi della interiorità, Cesare Pavese si sente condannato a pensare al suicidio dinanzi ad ogni situazione dolorosa della vita; e come è possibile sfuggire e sottrarsi in vita al dolore e alla sofferenza: alla malattia mortale? Questo lo atterrisce, certo, ma poi, due anni dopo, questo accennare alla allegrezza che nasce nelle vene e nella gola di chi ha scelto di morire di morte volontaria. Contraddizioni e ambivalenze si alternano in desolati saliscendi che fanno parte, del resto, della vita di ciascuno di noi ma che si radicalizzano quando ci siano in noi, come ci sono state in Pavese, scompensazioni emozionali intense e conflittuali: risucchiate nel vortice di disillusioni e di illusioni impossibili, di insoddisfazioni esistenziali e di mete irraggiungibili, di attese senza fine e di solitudini feroci: nelle quali naufragano senza soste gli orizzonti di senso della vita.

Nulla riesce a dare un senso alla vita: nemmeno la fama e i grandi successi letterari: divorati dall'assurdo kafkiano. Questa sembra essere la tematica del suicidio quando essa rinasce dal diario del 1946: "Anche questa è finita. Le colline, Torino, Roma. Bruciato quattro donne, stampato un libro, scritte poesie belle, scoperta una nuova forma che sintetizza molti filoni (il dialogo di Circe). Sei felice? Sì, sei felice. Hai la forza, hai il genio, hai da fare. Sei solo. Hai due volte sfiorato il suicidio quest'anno. Tutti ti ammirano, ti complimentano, ti ballano intorno. Ebbene? Non hai mai combattuto, ricordalo. Non combatterai mai. Conti qualcosa per qualcuno?".

Si intravedono, qui, le ombre di una dolorosa nostalgia della vita: di una vita desiderata e sognata ma invano cercata.

Nel diario del 1948 ci sono parole desolate e sconsolate, disperate e chiuse ad ogni speranza, anche se ancora incrinate da emozioni nostalgiche e dolorose. "Quando viene la sera triste, dal cuore schiacciato, senza perché, la consolazione sta ancora nel consueto pensiero che neanche la sera gaia, ebbra, esaltata ha un perché – se non forse un incontro già fissato, una idea balenata nel giorno, una cosetta che poteva non essere. Cioè, ti consola il pensiero che nulla ha un perché, che tutto è casuale. Strana cosa. Su un altro piano questo pensiero è agghiacciante. Il volubile colore dei tuoi umori lo sopporti in quanto futile."

Il tema della solitudine, il tema del desiderio della solitudine, si inserisce nel solco di questo discorso; e allora si spegne ogni incrinatura nostalgica: divorata dall'angoscia.

"Questo bisogno di esser solo, di non sentire che ti chiedano nulla, che ti tirino con sé... Quest'orrore che abbiano il minimo diritto su di te, che te lo facciano sentire... Questa evidente goffaggine degli altri, di aspettarsi qualcosa, di *take for granted* qualcosa da te."

La solitudine come difesa dal mondo delle persone: nel quale non ci sono in fondo se non indifferenza e distrazione, insignificanza e desertificazione emozionale.

Dal diario del 28 novembre 1949 riemergono esperienze di angoscia lancinante che si accompagnano ad atmosfere di fine del mondo e di estraneità dell'io: tali da lasciare intravedere una radicale, anche se temporanea, metamorfosi della esistenza: ai confini di una incrinatura psicopatologica.

"Succede di notte, quando comincio a assopirmi. Ogni rumore – scricchiolio di legno, frastuono in strada, grido lontano e improvviso – mi risucchia come un gorgo, un repentino e ondeggiante gorgo, in cui mi crolla il cervello e crolla il mondo. Nell'attimo attendo il terremoto, il finimondo. È un residuo della guerra, delle bombe aeree? È una raggiunta consapevolezza della possibile fine universale? Esaurimento – è una parola – ma che cosa significa? È piacevole, un sussulto leggero come d'ubriachezza, e mi riprendo a denti stretti. Ma se un giorno non ce la faccio a riprendermi?"

Non ci sono altri brani del diario nei quali aleggi una *climax* di questa inquietante ed enigmatica risonanza emozionale. Sono parole che si incidono nella memoria indelebili e che sono il segno sanguinante di una malattia mortale: tale da falciare talora ogni esperienza di vita, e ogni speranza, e tale da svuotare di senso ogni percezione dell'io e del mondo: divorata da una diffusa inconoscibilità.

Una calma e stanca rinuncia

Nel diario del suo ultimo anno di vita, il 1950, il tema del suicidio si viene ridelineando con febbrili accelerazioni, e facendo riemergere gli snodi radicali di una vita destituita di senso e di speranza.

Il 25 marzo di quell'anno una considerazione che sembra togliere al suicidio imminente ogni motivazione concreta: "Non ci si uccide per amore di *una* donna. Ci si uccide perché un amore, qualunque amore, ci rivela nella nostra nudità, miseria, inermità, nulla"; e il 10 maggio una riflessione che sembra adombrare invece la tesi di una possibile connessione fra il suicidio e la crisi affettiva nella relazione con Constance Dowling: l'attrice allora famosa che era amata da Pavese: "Mi si chiarisce l'idea, a poco a poco, che, se anche torna, sarà come non ci fosse. 'I'll never forget you' questo si dice a chi si ha intenzione di mollare. Del resto, come mi sono comportato io con quelle che mi pesavano, mi seccavano – che non volevo? Nell'identico modo. Il gesto – il gesto non dev'essere una vendetta. Dev'essere una calma e stanca rinuncia, una chiusa di conti, un fatto privato e ritmico. L'ultima battuta". Una settimana dopo le parole definitive: "Adesso, a modo mio, sono entrato nel gorgo: contemplo la mia impotenza, me la sento nelle ossa, e mi sono impegnato nella responsabilità politica, che mi schiaccia. La risposta è una sola: suicidio".

Le ultime pagine del diario sono del 16, del 17 e del 18 agosto: e nella notte fra il 26 e il 27 agosto Cesare Pavese, assumendo grandi dosi di barbiturici, moriva di morte volontaria.

Sono pagine che si leggono, anche queste, con grande emozione: sono pagine alle quali sono nondimeno estranee le alte maree dell'angoscia che riemergevano in altri brani del diario.

Rivolgendosi a Constance Dowling, il 16 agosto, egli scriveva: "Cara, forse tu sei davvero migliore – quella vera. Ma non ho più il tempo di dirtelo, di fartelo sapere – e poi, se anche potessi, resta la prova, la prova, il fallimento. Vedo oggi chiaramente che dai 28 a oggi ho sempre vissuto sotto quest'ombra – qualcuno direbbe un complesso. E dica pure: è qualcosa di molto più semplice. Anche tu sei la primavera, un'elegante, incredibilmente dolce e flessibile primavera, dolce, fresca, sfuggente – corretta e buona – 'un fiore della dolcissima valle del Po', direbbe chi so io. Eppure, anche tu sei soltanto un pretesto. La colpa, dopo che mia, è soltanto dell'"inquieta angosciosa, che sorride da sola'".

La *Stimmung* emozionale è qui smorzata e quasi svagata: le parole, che rivolge all'attrice americana, testimoniano di turbamenti dolorosi e conflittuali: definiti comunque un semplice pretesto; ma il giorno dopo, il 17 agosto, riemergono le roventi ferite esistenziali.

"È la prima volta che faccio il consuntivo di un anno non ancor finito. Nel mio mestiere dunque sono re. In dieci anni ho fatto tutto. Se penso alle esitazioni di allora. Che cosa ho messo insieme? Niente. Ho ignorato per qualche anno le mie tare, ho vissuto come se non esistessero. Sono stato stoico. Era eroismo? No, non ho fatto fatica. E poi, al primo assalto dell'"inquieta angosciosa', sono ricaduto nella sabbia mobile. Da marzo mi ci dibatto."

L'ultima pagina del diario è quella del 18 agosto: scritta alla distanza di alcuni giorni dalla morte. La costituiscono frasi brevi staccate le une dalle altre che ritrascrivo di seguito.

"La cosa più segretamente temuta accade sempre. Scrivo: o Tu, abbi pietà. E poi? Basta un po' di coraggio. Più il dolore è determinato e preciso, più l'istinto della vita si dibatte, e cade l'idea del suicidio. Sembrava facile, a pensarci. Eppure donnette l'hanno fatto. Ci vuole umiltà, non orgoglio. Tutto questo fa schifo. Non parole. Un gesto. Non scriverò più."

La decisione inflessibile, la difficoltà (la impossibilità forse) nell'entrare in relazioni significative con gli altri, la solitudine intesa come distacco dal mondo e dalle cose, la freddezza almeno apparente con cui i pensieri di suicidio vengono espressi negli ultimi giorni di vita, la perdita di ogni significato nella vita, si intrecciano in uno scenario nel quale si è venuto realizzando il suicidio.

Alla scrittura secca e disossata, quasi de-emozionalizzata, del diario, anche quando tocca il tema della morte volontaria, si accompagna una tonalità emozionale ben diversa, incrinata dal dolore e intensamente elegiaca, nelle poesie che Cesare Pavese ha composto fra il marzo e l'aprile del 1950, e che sono uscite postume con il titolo che riprende il verso iniziale [160] di una di esse. Il cambiamento di stato d'animo, di *Stimmung*, è radicale: la malinconia, che dal diario e nemmeno (direi) dai testi narrativi non rinasce se non in qualche brano, sembra essere *Leitmotiv* delle poesie che si esprimono con un linguaggio infranto e lirico: talora (quasi) leopardiano. Come sono conciliabili questi due diversi modi di esprimersi e di essere, quello arido e geometrico del diario e quello dolente e sfibrato delle poesie, in una forma di vita complessa e, certo, contraddittoria come quella di Cesare Pavese? Non saprei rispondere se non immaginandomi che in ciascuno di noi possano davvero alternarsi emozioni e stati d'animo, passioni e discordanze esistenziali: che fanno parte del mistero della vita: anche della vita di Pavese; e allora rassegniamoci ad analizzare le cose splendide, che egli ha scritto, nelle loro diverse formulazioni tematiche.

Fra queste poesie vorrei indicarne tre nelle quali si colgono una alta sensibilità lirica e una dolorosa percezione del mistero della vita e della morte: del vivere e del morire.

La poesia più bella, e anche la più famosa, è quella del 22 marzo che è sigillata dal tema della morte.

> Verrà la morte e avrà i tuoi occhi –
> questa morte che ci accompagna
> dal mattino alla sera, insonne,
> sorda, come un vecchio rimorso
> o un vizio assurdo. I tuoi occhi
> saranno una vana parola,
> un grido taciuto, un silenzio.
> Così li vedi ogni mattina
> quando su te sola ti pieghi
> nello specchio. O cara speranza,
> quel giorno sapremo anche noi
> che sei la vita e sei il nulla.
>
> Per tutti la morte ha uno sguardo.
> Verrà la morte e avrà i tuoi occhi.
> Sarà come smettere un vizio,
> come vedere nello specchio
> riemergere un viso morto,
> come ascoltare un labbro chiuso.
> Scenderemo nel gorgo muti.

La morte ci accompagna febbrilmente dal mattino alla sera ma quali saranno i suoi occhi? Saranno gli occhi della persona amata da Pavese: gli occhi che lei ogni mattina vede riflessi nello specchio. Indecifrata e ambigua la speranza rinasce e poi si spegne negli ultimi versi così aridi e così disperati.

Non meno bella, direi, è una poesia del 4 aprile che ha questo titolo: *The night you slept*.

Anche la notte ti somiglia,
la notte remota che piange
muta, dentro il cuore profondo,
e le stelle passano stanche.
Una guancia tocca una guancia –
è un brivido freddo, qualcuno
si dibatte e t'implora, solo,
sperduto in te, nella tua febbre.

La notte soffre e anela l'alba,
povero cuore che sussulti.
O viso chiuso, buia angoscia,
febbre che rattristi le stelle,
c'è chi come te attende l'alba
scrutando il tuo viso in silenzio.
Sei distesa sotto la notte
come un chiuso orizzonte morto.
Povero cuore che sussulti,
un giorno lontano eri l'alba.

Anche questa è una poesia dedicata a Constance Dowling, e in essa ci sono queste immagini palpitanti e luminose che sembrano lontane dall'essere, come invece sono, testimonianza di una morte ormai decisa e implacabilmente desiderata. Sono immagini, in ogni caso, queste stelle stanche, questa notte che piange, questo povero cuore che sussulta, questa buia angoscia, questo volto scrutato nel silenzio, questo giorno lontano che allora era l'alba, sono immagini di una tenerezza ferita che non si riescono a sovrapporre alle contemporanee pagine del diario.

L'ultima poesia scritta da Pavese, nell'aprile, è in lingua inglese e ha questo titolo: *Last blues, to be read some day*.

'T was only a flirt
you sure did know –
some one was hurt
long time ago.

All is the same
year has gone by –
some day you came
some day you'll die.

Some one has died
long time ago –
some one who tried
but didn't know.

(La traduzione, che ne ha fatta [160] Italo Calvino, è questa: "Era solo un flirt / tu certo lo sapevi – / qualcuno fu ferito / tanto tempo fa. / È tutto lo stesso. / Il tempo è passato – / un giorno venisti / un giorno morirai. / Qualcuno è morto / tanto tempo fa – / qualcuno che tentò / ma non seppe".)

La ispirazione lirica ed elegiaca, che nelle altre due poesie ritrascritte si delineava acuta e vibrante, ora si inaridisce: come se le speranze antiche, anche se flebili e discordanti, si spegnessero definitivamente: divorate dal desiderio e dal richiamo della morte volontaria: che, per un attimo, la creazione poetica sembrava smorzare e indebolire.

In ogni caso, l'atmosfera emozionale delle poesie è radicalmente diversa da quella del diario.

Le radici di un suicidio

Le pagine del diario di Pavese sembrano essere, ma non sempre certo, aride e schematiche, trancianti e risolutive, quasi estranee alle ombre dell'angoscia della morte e della sfida alla vita: che gli orizzonti di una esistenza divorata dal pensiero del suicidio trascinano con sé ad esempio nei testi poetici [215] di Georg Trakl. Sono pagine, quelle di Pavese, che sembrano corrispondere alla struttura della sua personalità [192]: alle sue passioni frenate e alle premesse razionali, e *non* leopardianamente emozionali, del suo modo di essere. Gli eventi della vita, quelli felici e quelli infelici, le sconfitte della vita emozionale e relazionale, si sono svolti (forse) nel contesto di un mondo della vita orientato alla ricerca fallita di ogni appagamento esistenziale, alla crisi profonda nei valori della vita e nei significati della vita, alla mancanza della speranza e ad una adolescenza forse difficile, e problematica [192].

In ogni caso, il suicidio di Pavese non può essere interpretato come espressione di una condizione depressiva sgorgata dal naufragare di una relazione affettiva: ma un suicidio che ha avuto radici lontane nella storia interiore della sua vita, e che si inserisce nel contesto esistenziale di una suicidalità cronica: testimoniata fra l'altro da quella sua lontana ed emblematica poesia.

Insomma, *non* in Pavese il suicidio come impulso bruciante e inarrestabile, come franare in una morte che abbia avuta una immediata e fulminea fascinazione, e nemmeno il suicidio immaginato ugualmente da tempo come in Antonia Pozzi [45] [170] [171] [172] e nondimeno immerso in una *rêverie* fantasticante e quasi sognante: in una chimerica trasformazione del reale; *ma* un suicidio vissuto e poi attuato nella sua fredda e implacabile distruttività: nella sua radicale progettazione. Nemmeno, così, il suicidio radicato nella atmosfera romantica e perduta come in Heinrich von Kleist (e come in Karoline von Günderrode, del resto): nella sua dereistica e visionaria concezione della morte volontaria, nella quale ha trascinato la vita indifesa e fragile di Henriette Vogel, come la più alta ed emblematica conclusione della vita; e nemmeno il suicidio di radicale matrice psicotica come quello di Sylvia Plath [167] [168] scandito da una ricerca ostinata della morte, che si accentuava e si inaspriva contestualmente alla riaccensione della malattia, e nondimeno accompagnato da roventi conflitti interiori che si alimentavano di una angoscia incandescente: non inconsapevole del dolore e della disfatta irrevocabile che sono presenti in ogni suicidio.

Vorrei ricordare qualcosa, a questo punto, del suicidio di Antonia Pozzi: confrontandolo con quello di Pavese.

La storia della vita e della morte di Antonia Pozzi è stata segnata da questa precoce aspirazione alla morte e da questa acutissima percezione del trascorrere (del fuggire) del tempo come epifania della inconsistenza e della friabilità della vita. Le pagine diaristiche da lei scritte a quattordici anni lo dimostrano con dolorosa evidenza e con smarrita tenerezza; mentre le poesie composte appena qualche anno dopo si rivelano come portatrici di desideri (di fantasie laceranti) di suicidio che si ripetono poi sia nelle pagine diaristiche sia in altre bellissime poesie. Le une e le altre dimostrano in ogni caso la presenza labile e inconfondibile di una condizione depressiva, di una malinconia, che *non* le impediva di studiare, di laurearsi, di insegnare, di viaggiare, di avere relazioni frequenti e intense di amicizia e di amore; ma nello sfondo rinascevano le ombre della nostalgia della morte e della fine. Non ha mai chiesto aiuto, del resto, e ha tenute nascoste le poesie e le pagine diaristiche che dicevano di queste sue emozioni scalfite dal *tædium vitæ* e dalla rassegnazione. Certo, gli eventi della vita sono stati segnati e incrinati da questo amore deluso e impossibile (divenuto impossibile) per il suo professore di latino e greco: la goccia che ha fatto traboccare il vaso, o la ragione vera dello scacco fatale? Una domanda senza risposta.

La malinconia (la tristezza esistenziale), leggendone i diari, le lettere e le poesie, non può non essere considerata come la matrice possibile della morte volontaria di Antonia Pozzi: essa scorre come un filo rosso lungo le sue poesie: dalle prime, così immerse in una dolorosa e disfatta *climax* adolescenziale, alle ultime; e alla malinconia non può non essere legata la loro indicibile fascinazione. Dalle poesie è possibile risalire e riandare, anche senza conoscere il diario, alla importanza che la malinconia aveva nella condizione psicologica e umana di Antonia Pozzi. Altra età, la sua, da quella di Pavese: in lei la scelta del suicidio si muove su di una linea tematica che direi ofelica: gentile e quasi estranea alla angoscia e al mistero doloroso della morte e del morire: sulla scia, direi, del suicidio di Mouchette immaginato da Georges Bernanos e da Robert Bresson.

Non ci sono, o almeno non sembrano esserci, analogie fra il suicidio di Antonia Pozzi e quello di Pavese: pensato e immaginato, se si astrae dalla poesia scritta a diciannove anni, con l'apparente ghiacciata freddezza e l'apparente indifferenza emozionale che riemergono dal suo diario: da questo diario che Pavese ha scritto in ogni caso con una radicale spontaneità e con una grande immediatezza tematica.

Non solo nei diari, ma anche nelle poesie, di Antonia Pozzi la malinconia (le domande inquiete e smarrite sul senso della vita) trascorre come elemento tematico; ma *non* è una malinconia riempita di sola desolazione e di sola disperazione: è una malinconia nella quale non si spengono mai del tutto la speranza e le speranze nel ritrovare un senso nella vita: al di là dei conflitti e delle ferite dell'anima. Non so se si possa intravedere nel suo suicidio l'ombra di una speranza *altra*, quella di Mouchette ad esempio, ma in ogni caso nei diari e nelle poesie, ma anche nelle lettere, sono sempre presenti una dolcezza e una vulnerabilità, una nostalgia e una agostiniana inquietudine, che non sono molto lontane da una flebile speranza. La speranza e le speranze sono state poi travolte, certo, negli ultimi istanti di vita ma non hanno mai finito di sopravvivere: forse. In Cesare Pavese, invece, dal diario e dalle lettere non mi sembrano riemergere nemmeno brandelli di speranza, di una speranza leopardiana e di una speranza bernanosiana, ma solo il silenzio della speranza, il deserto della speranza, e la cancellazione rapida e incenerita delle speranze quotidiane: subito divorate dalla inconsistenza e dalla dissolvenza dei motivi che stanno a loro abituale fondamento. Lungo le pagine del diario, in particolare, la notte oscura dell'anima non sembra presentare intermittenze.

Non la malinconia, e non la dissociazione psicotica, nella genesi del suicidio di Pavese: certo; ma una storia della vita e una adolescenza incrinate [192] dalle angosce e dalle inquietudini: dalle discordanze e dalle dissonanze nelle relazioni interpersonali.

Gli elementi tematici, che soli sembrano indicare una condizione di vulnerabilità psichica radente e inquietante, sono costituiti (vorrei ripeterlo) dalla poesia scritta a diciannove anni e poi dal frammento diaristico del 28 novembre 1949, quasi nove mesi prima della morte, nei quali si intravedono le ombre di una inquieta e dereistica percezione del mondo: associata ovviamente a segni di una sfibrata lacerazione interiore: nella circolarità tematica senza fine fra l'io e il mondo: fra l'io e i diversi contesti interpersonali, e ambientali.

Sono segni umbratili e crepuscolari che si manifestano e poi scompaiono quasi improvvisamente; ma sono anche segni di una drastica pregnanza fenomenologica ai quali non può non essere consegnata una qualche significazione di crisi esistenziale e di malessere vitale: tendenze profonde che rigalleggiano quando condizioni interiori ed esteriori di vita dolorose, e (psico)traumatiche, le fanno riemergere: portandole alla luce della coscienza.

Il suicidio come destino?

Quando le ali oscure di una esperienza psicotica scendono sugli orizzonti di senso di una vita, la morte volontaria come in Margherita si fa inafferrabile e sfuggente ad ogni strategia terapeutica; ma sono molto più frequenti i casi in cui, anche nel contesto di una forma di vita schizofrenica e di una depressione psicotica, si riesce ad arginare con adeguate cure farmacologiche e psicologiche la attuazione degli impulsi autodistruttivi.

Questo si ottiene in misura sensibilmente più alta quando si abbia a che fare con una nostalgia della morte alimentata dalla malattia (dalla sofferenza psichica) e non con una nostalgia della morte legata ad una impostazione ideologica della vita e della morte: che gli eventi della vita rendano ancora più dolorosa e negativa. Come è avvenuto, direi, in Pavese nel quale la storia della vita, la morte precoce del padre e le rigidità emozionali della madre, la struttura del carattere incrinata dalla sensitività e dalla vulnerabilità che rendevano difficili le relazioni interpersonali, la solitudine interiore, hanno ferita la sua adolescenza e la sua vita [192]: alleandosi ad una negativa *Weltanschauung*.

Le tendenze auto-distruttive, che possono rimanere latenti e nascoste nel corso degli anni, si sarebbero realizzate nel contesto di un diverso svolgimento degli eventi della vita che hanno contrassegnata l'esistenza di Pavese, o sarebbero comunque confluite nel suicidio al di là di ogni atmosfera familiare e di ogni altro evento della vita?

Certo, il suo suicidio è avvenuto quando i bagliori della fama e del successo accompagnavano la sua vita, e questa è una evenienza infrequente [192], ma quando anche si inceneriva una relazione affettiva di radicale importanza; e allora come considerare questo suicidio: come espressione di una radicale illibertà, di un destino in ogni caso non modificabile, o invece nonostante tutto come espressione di una situazione esistenziale: nella quale illibertà e libertà, destino e ambiente, si sono confrontati in una dilemmatica e insanabile crisi?

Come dicevo, ogni suicidio ha in sé aree incolmabili di mistero che *non* possono essere risucchiate in schemi astratti e omogenei di interpretazione. Non sfidiamo le cifre problematiche e segrete del suicidio di Pavese; e vorrei solo dire che *non* è stato un suicidio come quello di Heinrich von Kleist e di Karoline von Günderrode animato da una speranza contro ogni speranza, e nemmeno quello di Antonia Pozzi trainato da una condizione di malinconia: stremata e impalpabile ma ostinata e inafferrabile.

4. Una febbrile nostalgia della morte

Il suicidio di Antonia Pozzi e quello di Cesare Pavese si sono (dunque) realizzati al di fuori di una connotazione psicotica della loro vita: incrinata dalla malinconia e dalla bruciante riemergenza di conflitti interiori di matrice adolescenziale; ma in ogni caso *non* macerata e *non* divorata dalla esperienza psicotica *par excellence* che è quella schizofrenica: come è avvenuto invece nel suicidio di Margherita e in quello di Ellen West: due straziate figure femminili che nella storia della loro vita e nella loro straordinaria sensibilità umana, e anche poetica, mi sono sembrate l'una legata all'altra da grandi (goethiane) affinità elettive.

La speranza, come categoria esistenziale che riesce a dilatare i cammini frastagliati e dolorosi della vita, ha solo illuminato alcune sequenze della loro vita: della loro vita adolescenziale e della loro vita giovanile; ma è stata poi infranta dal nascere e dal dilagare della malattia: che non ha solo cancellate le speranze quotidiane.

La categoria psicopatologica e clinica della cronica suicidalità si manifesta nella sua radicale evidenza in alcune esperienze schizofreniche ad insorgenza adolescenziale e giovanile.

Margherita

Il discorso sul suicidio, sul *senso* del suicidio, ha aspetti complessi ed enigmatici anche nel contesto di esperienze francamente psicotiche: come sono state, ad esempio, quella di Margherita [31], che riconsidero da questo punto di vista, e quella di Ellen West [18]: la paziente mirabilmente descritta da Ludwig Binswanger.

Quali sono le aree ancora aperte di libertà in una morte volontaria che travolga esistenze ferite dai venti gelidi della *déraison*?

Scendere negli abissi della interiorità, nelle soggettività infrante, nelle quali il suicidio si viene preparando, è cosa non solo difficile ma temeraria. Il mistero (la solitudine invalicabile), che sigilla l'istante vicino e lontano dell'*ultima* decisione, chiude la strada a qualsiasi tentativo di interpretazione che si illuda di cogliere qualcosa di definitivo nella genesi di un suicidio.

Ci sono suicidi programmati e ci sono suicidi che si svolgono sulla china precipitosa e imprevedibile della istantaneità e della fulmineità. Ci sono tentativi di suicidio che trasfigurano la morte (la morte cercata nella straziante illusione che la vita, negata, si realizzi nella morte), e che non si ripetono perché segnati nel loro fallimento da una catarsi salvatrice, e ci sono tentativi di suicidio che si ripetono fatali fino alla fine. Ci sono pensieri di suicidio (fantasie di suicidio), che nascono di frequente nella adolescenza e nella giovinezza, e poi si spengono, o che si stratificano e si pietrificano nel cuore senza spegnersi mai e realizzandosi infine: al di là di ogni scialuppa (di ogni zattera) e al di là di ogni speranza (di ogni illusione). Non ci resta, a volte, se non arrenderci alla girandola atroce e oscura di interpretazioni illeggibili.

La storia della vita di Margherita è stata segnata dalla suggestione della morte volontaria che, come un filo rosso incandescente, ne ha sigillata la fragile esistenza. La parabola agonica (la ricerca del suicidio come meta infinitamente desiderata e sempre sfuggita) si è poi concretata alla soglia dei quarant'anni: quando Margherita precipita nel vuoto, defenestrandosi, e muore. In lei la morte volontaria si è venuta delineando nel contesto di una esperienza psicotica (quella schizofrenica) che si è iniziata in età giovanile e si è venuta svolgendo nel corso degli anni con risalite e ricadute improvvise: accompagnate dalle ombre ora lievi ora disperate di una morte che si avvicinava e si allontanava: inafferrabile e impalpabile, anelata e temuta, ma sempre presente almeno nello sfondo di ogni esperienza vissuta.

Quando incontravo Margherita (nel silenzioso ospedale psichiatrico o nel tumultuoso servizio di psichiatria dell'Ospedale Maggiore di Novara, o anche talora lungo i viali degli splendidi giardini che illuminano di verde la città), quali percezioni avevo della sua angoscia e della sua disperazione, dei suoi silenzi e delle sue parole fragili, e intense?

Certo, le cose cambiavano nella misura in cui le grandi ondate delle sue fiammeggianti esperienze deliranti e allucinatorie la sommergevano, o nella misura in cui le esperienze psicopatologiche si attenuavano e talora si spegnevano; ma, in ogni caso, le ombre del dolore e della sfibrata insicurezza interiore rinascevano nel volto e nei gesti, nelle parole e nel sorriso.

Ogni volta, quando nell'*altro*-da-noi (malato o non-malato del resto) si intravedono queste ombre, le ombre in particolare dell'angoscia della morte e della morte possibile, le nostre parole rischiano di ferire e cancellare (di oscurare) le speranze che magari si stavano faticosamente ricostruendo. Ma la psichiatria, ciascuno di noi che lavora in psichiatria, non può non esporsi a questo rischio: al rischio di non sapere oltrepassare la soglia del silenzio e di non sapere quando le parole siano inutili, e antiterapeutiche: oscure e opache.

L'angoscia, e la diffidenza inquieta, divoravano il suo volto e i suoi sguardi: quando ho incominciato a seguirla in ospedale psichiatrico, alla soglia dei suoi vent'anni, e poi negli anni seguenti ad intervalli più, o meno, lunghi: che facevano rinascere speranze poi rapidamente inaridite. Ogni riaccensione psicotica trascinava con sé una sintomatologia delirante e allucinatoria che non spegneva mai in Margherita le sue grandi risorse interiori e la sua grande sensibilità psicologica, e umana: al di là delle cascate di angoscia inenarrabili che si attenuavano, e si risolvevano, ma non immediatamente, con la farmacoterapia neurolettica: antipsicotica.

Alcune delle tematiche deliranti, segnate sempre da una indicibile sofferenza, sono state queste.

"Come è possibile che trascorra, in questo stato semilarvale, vent'anni in manicomio. Mi aiuti: non sia così lontano, mi tratti da essere umano, non da medico che cura un'ammalata. Si può fare quello che volete ma più rapidamente: *non* in vent'anni"; e ancora: "Sono dettagli che non importano. Quello che sto vivendo è terribile. So che userete contro di me quello che dico. Tutti mi sono contro. Non capisco perché tanto odio contro di me. In lei non vedo odio: almeno per ora; dopo, non so. È una questione di sensibilità".

Nel corso degli anni, e in particolare dopo i trent'anni di età, le cose sembravano migliorare radicalmente: ma nonostante le cure farmacologiche e psicologiche sono riprecipitate. Alle idee deliranti si accompagnavano esperienze allucinatorie ostinate e implacabili: "Sono torturata dalle voci: ma forse è la voce di Dio, ed è per questo che obbedisco, anche se a volte non mi sembra la voce di Dio perché mi ordina cose strane"; e ancora nel gorgo di una inquietudine che rivivo ancora oggi nella sua lancinante fenomenologia: "Sì: può darsi che sia già morta. Avrei delle domande da porle ma la voce mi dice di non farle. Il pensiero della gente penetra nel mio cervello; e anche la televisione ce l'ha sempre con me. Nella mia testa ci sono due voci, due ragionamenti, e non posso fare nulla, telefonare a una persona ad esempio, senza fare del male". Come una corrente carsica, che scorreva al di là dei sintomi deliranti e allucinatori, la fascinazione del suicidio continuava ad essere presente: immaginata e fantasticata, tentata e fallita, e infine realizzata sulla scia di questa (talora) inarrestabile e cronica suicidalità: anche in Margherita radicata a partire dalla adolescenza. Le ombre incalzanti del desiderio di morire non si coglievano solo nelle parole, che ci diceva, ma anche nelle sue poesie.

Le poesie

In alcune delle sue bellissime poesie, che sono state scritte negli anni in cui la esperienza psicotica si è venuta manifestando, si intravedono i segni (il lieve schianto) delle cose che sarebbero poi accadute: al di là di ogni cura: come in questa elusiva poesia.

I versi iniziali:

> Morirò all'alba
> di un giorno come questo.
> Il sole pallido sorgerà a raggera
> dietro la brughiera.

I versi conclusivi:

> Quando sarò morta
> mettetemi la bianca veste di sposa.
> Non stonerà vicino ai miei occhi sinceri.
>
> Portatemi vicino al mare
> all'aria pulita
> ridente di fiori mediterranei.
> Portatemi lontano da canali e rogge
> che languiscono in questa triste pianura.
>
> Trasportatemi in una cesta di vimini
> di quelle che usano i ragazzi
> per rubar fichi
>
> e non piangete
>
> perché dal campanile
> vi guarderò
> sorridente e bianca.

Come è possibile non cogliere in questi versi sospesi e stupefatti la presaga (intatta) determinazione di Margherita nella scelta della morte volontaria?

Il *Leitmotiv* del vivere e del morire scorre lungo i versi di questa poesia: nella quale la morte lontana e vicina, ancora lontana ma già vicina, è descritta in una sua immagine apparentemente distaccata e in ogni caso trasfigurata.

La morte come un evento che giungerà nel momento in cui il giorno sta nascendo e in un giorno come questo che Margherita sta vivendo. Direi che l'invito a metterle la bianca veste di sposa, quando morirà, è forse decadente ma è riscattata dalla immagine che essa non stonerà vicino ai suoi occhi sinceri, e cioè spontanei: non oscurati da sentimenti crudeli. Sono le immagini che seguono, immagini nelle quali mi sembra di rintracciare almeno qualcosa della sconsolata emozione creativa di Antonia Pozzi, a ridare slancio tematico alla poesia: quando dolcemente ridice un invito ad essere accompagnata, dopo la morte, in riva al mare: accanto a ridenti fiori mediterranei; e lontano dai corsi d'acqua che languiscono nelle nostre tristi pianure. Molto bella e ferita dalla nostalgia è anche l'immagine, incrinata nondimeno da una adolescenziale regressione, della cesta di vimini in cui Margherita chiede di essere trasportata. L'invito a non piangere si accompagna a questa ultima immagine infranta e fuggitiva: Margherita sorridente e bianca guarderà i suoi cari da un fantasticato campanile.

(Il bianco, nella sua ghiacciata e stellare lontananza, è anche il colore emblematico di Ingeborg Bachmann, di Antonia Pozzi e di Sylvia Plath: della loro poesia così alta e così vertiginosa, così ferita e così palpitante.)

Non così esplicita, e solo allusiva, nei suoi nostalgici contenuti di una morte anelata, ma più elegiaca e insieme più straziante, è un'altra poesia: della quale vorrei citare una prima parte attonita e diafana.

Si tocca il fondo
quando si diventa indifferenti
anche al proprio dolore.

Quando ci si aggrappa alla morte
per ricevere un po' di affetto
postumo.

Quando non si ha più niente da ascoltare,
più niente da dire, più niente da vedere.

Quando una bocca parla
e non se ne sentono i suoni.

Quando l'indifferenza
ti strappa alla vita
negli acquitrini del nulla.

A questa vorrei aggiungere l'ultima parte.

Quando le lacrime si sono come rapprese negli occhi.

Quando quell'urlo di disperazione
è diventato afono
e tu gridi, gridi,
ma non ti sentono.

Ma continui a sprecare la tua lealtà
e aspetti nel tempo
con umiltà.

Nel cuore dell'angoscia psicotica rinascono, come qui, immagini oscure e luminose, dolorose e quasi insostenibili: nelle loro sequenze tematiche. Questo aggrapparsi alla morte al fine di ricevere poi dell'affetto, e questo divenire indifferenti al proprio dolore, sono l'espressione di una acuta analisi della propria vita interiore: che Margherita svolge con coraggio e con fermezza: senza lasciarsi intimorire dall'angoscia. L'esperienza della solitudine e del silenzio riemerge drasticamente da questa perdita della capacità e della volontà di ascoltare, di dire e di vedere: da questa perdita della capacità di sentire i suoni che sono bensì pronunciati: ma senza che siano percepiti. Ma rinasce ancora l'indifferenza che ci strappa alla vita e ci immerge in quelli che Margherita definisce con una bellissima metafora gli acquitrini del nulla.

Non è più possibile piangere in alcune forme di tristezza e di angoscia, e in lei le lacrime sembrano coagularsi negli occhi: irrigidite e inibite nel loro divenire: nel loro fluire lungo il viso. In una stretta correlazione tematica con questa immagine ne rinasce un'altra: incrinata da laceranti contraddizioni: come questa della disperazione che urla e si fa nondimeno afona: con questa svolta improvvisa che ci dice come in vita, ma soprattutto quando stai male, tu gridi chiedendo aiuto (gli echi inconsapevoli di Simone Weil) e gli altri, noi tutti, *non* sentono. Così aspetti in un tempo senza fine.

La farmacoterapia ha una azione radicale sulla sintomatologia psicotica acuta, ma essa non sempre riesce a modificare l'attitudine interiore nei confronti del mondo e degli orizzonti di senso della vita che ogni paziente ha in sé. Così, il rifiuto della vita (il desiderio della morte), che abbia a contrassegnare la categoria clinica della suicidalità cronica, può delinearsi anche nel contesto di una esperienza psicotica (schizofrenica) e non solo di una esperienza depressiva, o di una esperienza che potremmo chiamare ideologica, o filosofica: al di là della presenza di una condizione (almeno virtuale) di malattia.

L'angoscia, che nasce in ciascuno di noi dinanzi ad una esperienza possibile di autoaggressività (di suicidio), non può non indurci a sondare cosa ci sia negli stati d'animo di una paziente, di un paziente, che abbia già compiuto tentativi di suicidio o che ne lasci trasparire una qualche intenzionalità. Non ci sono criteri che consentano di riconoscere tendenze autoaggressive con una qualche attendibilità; e non c'è se non la intuizione che di volta in volta, e di situazione in situazione, ci fa sentire (ci fa provare) emozioni controtransferali significative.

Nell'analizzare l'esistenza psicotica (desolata e creativa) di Ellen West, che negli ultimi mesi della sua vita segnata da suicidi tentati e falliti è stata curata nella celebre clinica svizzera di Kreuzlingen da lui diretta, Ludwig Binswanger è giunto [18] a riconoscere nella morte volontaria della paziente, suicidatasi alcuni giorni dopo la dimissione, abissi di significato temerari e quasi sconvolgenti. Richiamandosi alla kierkegaardiana definizione di malattia mortale [107], nella quale il tormento della disperazione consiste nel fatto che in essa non si possa morire, e la morte non sopraggiunga mai, Binswanger sottolinea come il suicidio assuma almeno in alcuni casi una significazione disperatamente positiva, e come l'avvicinarsi della morte, la sua realizzazione, si trasformi in una esperienza di vita appagante e quasi liberatrice. Così, solo nel suicidio, solo annegando nel nulla della disperazione, Ellen West riusciva ad essere fino in fondo se stessa. Di lei dice allora Binswanger: "La festa della morte non è stata se non la festa della rinascita della sua esistenza. Quando nondimeno l'esistenza umana non può realizzarsi se non nella rinuncia alla vita, l'esistenza diviene esistenza *tragica*".

La ricostruzione della storia della vita di Ellen West si fonda sul diario e sulle poesie che ha incominciato a scrivere ancora adolescente: nel contesto di una attesa e di un desiderio della morte che sembrano riempire lunghe stagioni della sua esistenza. A sedici anni Ellen West scrive alcune poesie nelle quali riemerge una grande oscillabilità emozionale: ora il cuore batte di gioia ora il cielo si oscura: i venti spirano tempestosi e la zattera della sua vita se ne va alla deriva: senza sapere dove. In una poesia scritta a diciassette anni (il suo titolo è inquietante: "Baciami quando sarò morta") il sole si getta nel mare come una sfera di fuoco, e la nebbia si stende sulle acque e sulla spiaggia: il dolore ferisce Ellen che si chiede se ci sia ancora salvezza. Ancora: invoca il re del mare invitandolo a stringerla fra le sue braccia: amandola e facendola morire con i suoi baci. Nel diario, che ha accompagnata la sua vita (la sua breve vita), quando ha ventun anni, Ellen scrive: "La morte è la felicità più grande della vita se non la sola. Senza la speranza di una fine l'esistenza sarebbe insopportabile. Solo la certezza che la fine, prima o poi, deve giungere, mi consola un poco"; ma già tre anni prima, a diciott'anni, le ombre del dolore in una lettera ad un'amica: "La malinconia si stende sulla mia vita *come un nero uccello* che è in agguato là nello sfondo: fino a quando non giunga il momento *di precipitarmi addosso e di uccidermi*".

In una poesia, Ellen l'ha scritta a ventun anni, la grigia necessità siede alla sua tomba: pallida come cenere: inerte e immobile con lo sguardo pietrificato: gli uccelli fuggono silenziosi e i fiori appassiscono. La *morte* non le appare più orribile: non è più la figura con la falce; ma una nobile signora con bianchi fiori stellati fra gli scuri capelli e con grandi occhi grigi, e sognanti. La sola cosa, che ancora voglia, è morire. In un'altra poesia, composta a venticinque anni, l'anelito alla morte rinasce in questi versi:

> Ahimè, ahimè
> la terra nasconde in sé il grano,
> ma io
> sono infeconda,
> sono un guscio vuoto,
> sono un involucro incrinato e inutilizzabile,
> senza valore.
> Signore, Signore,
> riprendimi!
> Creami una seconda volta
> e creami meglio!

Questi versi non hanno la leggerezza di quelli di Margherita ma indicano la intensità della sofferenza e della desolazione interiore.

Negli anni, che seguono, le condizioni psichiche di Ellen West sembrano uscire dal gorgo della disperazione: si sposa e si sottopone ad una psicoterapia analitica; ma, all'inizio dei trentatré anni, le cose riprecipitano: ci sono due tentativi di suicidio, e nasce allora la necessità di una degenza in una clinica psichiatrica.

A questo periodo risalgono brani del diario di una indicibile sofferenza.

"Mi dibatto nella mia angoscia mortale, e devo passare mille ore spaventose. Ogni giorno mi sembra che abbia mille ore, e io sono spesso così stanca di tutto questo pensare spasmodico che nulla più mi auguro se non la morte"; e ancora: "Questo è l'*orribile* della mia vita: essa è riempita di *angoscia*. Angoscia dinanzi al mangiare, angoscia dinanzi alla fame, angoscia dinanzi all'angoscia. Solo la morte può liberarmi dall'angoscia. Ogni giorno è un camminare su di un crinale che dia le vertigini: un eterno bilanciarsi sugli scogli."

Queste mille ore, questa cascata di ore senza fine, sembrano indicare un orizzonte di infinite realizzazioni possibili ma non è se non una dolorosa illusione: di giorno in giorno queste ore diminuiscono vorticosamente di numero, e si avvicinano le ultime ore di una vita consumata dall'angoscia: dall'angoscia e dal desiderio della morte.

Il tema della desolazione e il tema del nonsenso della vita riemergono da un altro frammento del diario di Ellen West: scritto alla distanza di qualche mese dal suicidio.

"Sono prigioniera: prigioniera in una rete dalla quale non mi posso liberare. Sono prigioniera in me stessa: mi aggroviglio sempre più e ogni giorno è una nuova e inutile battaglia: le maglie si restringono sempre più. Sono in Siberia: il mio cuore è nei ghiacciai, e intorno a me ci sono solo solitudine e gelo. I giorni migliori sono un tentativo triste e futile insieme di liberarmi dal mio vero stato. È una cosa indegna continuare a vivere così. Karl, se mi hai amato, consentimi di morire." (Karl è il marito, e questo chiedergli di lasciarla morire desta risonanze febbrili e sconsolate: testimoniando di un desiderio di morire ora inarrestabile.)

Sono parole, sono grida silenziose dell'anima, che ci dicono a quali profondità di angoscia e di estraneità, di corrosione interiore e di stupore, si giunga quando le ombre della morte volontaria scendano su di una esistenza psicotica non inaridita e nemmeno svuotata di intenzionalità: dotata, come questa di Ellen, di slancio vitale e creativo che resiste ostinatamente al dilagare della sofferenza.

Dopo due mesi di degenza Ellen West è dimessa dalla clinica ed è accolta in quella di Binswanger, a Kreuzlingen, nella quale rimane due mesi e mezzo. Nel diario della clinica sono, ovviamente, descritti i sintomi della malattia che hanno condotto Binswanger a formulare in Ellen West la diagnosi di schizofrenia: ma non dei sintomi della malattia vorrei ora parlare, e invece della ricostruzione della storia della vita di Ellen che il marito, su invito di Binswanger, ha delineato. Nella sua tarda adolescenza Ellen si dedicava con passione e con temeraria ostinazione alla equitazione: una volta si fratturava una clavicola e, al di là del dolore, si dispiaceva di non essersi procurata una lesione mortale. Quando si ammalava, si diceva ogni volta delusa della guarigione, che si augurava non giungesse mai, e poi diceva di invidiare le amiche destinate ad una morte precoce. Ancora nel solco di questa costante nostalgia della morte delineatasi già alla soglia della giovinezza: quando lavorava in una scuola materna, Ellen si avvicinava ai bambini malati di scarlattina e li baciava: nella speranza di esserne contagiata. Saliva poi sul tram con la febbre molto alta: esponendosi alle gelide folate del vento.

La storia della vita di Ellen West è sigillata da questa fascinazione della morte volontaria che cresceva anche nel corso della degenza, durata dal 14 gennaio al 30 marzo di un anno non indicato da Binswanger, nella sua clinica.

La ripresa delle tendenze autodistruttive induceva Binswanger a chiedere al marito di Ellen West di consentirne il trasferimento nel reparto chiuso della clinica: *conditio sine qua non* per la sua ulteriore degenza. Il marito diceva di consentire a questa richiesta ma solo se Binswanger poteva assicurare la guarigione, o almeno un qualche sensibile miglioramento, di Ellen. Cosa che egli non riteneva conciliabile con la presenza di una schizofrenia; ma, consapevole che la dimissione si sarebbe accompagnata al suicidio, proponeva al marito il consulto con due altri psichiatri di diversa formazione, e fra questi Eugen Bleuler; e anche questi concordavano con la diagnosi e la prognosi formulate da Binswanger. Non sarebbe servita a nulla la ulteriore degenza della paziente in clinica. Da questa Ellen veniva dimessa, e solo qualche giorno dopo avveniva quello che si prevedeva: sfuggendo alla attenzione del marito assumeva una dose mortale di veleno. Nell'inesauribile anelito alla morte volontaria, e nel suicidio conseguente, Binswanger coglieva il senso e la realizzazione, la indicibile epifania, della vita di Ellen West.

Le genealogie del suicidio

Cosa ho voluto fare, cosa ho voluto indicare (non, certo, dimostrare), con questo discorso zigzagante ed errante sui modi con cui si possa giungere, a partire dall'adolescenza e dalla prima giovinezza, alla attuazione di un suicidio pensato ed immaginato come la sola risposta ad una vita naufragata sugli scogli del *non*senso esistenziale, o della malattia?

Sulla scia delle lettere e dei diari di Heinrich von Kleist, di Karoline von Günderrode, e dei diari (e di qualche poesia) di Cesare Pavese, di Margherita e di Ellen West, mi sono proposto di ricostruire e di fare riemergere alcuni snodi tematici, alcune sequenze narrative, incentrati sulla sfida inquietante e incandescente del suicidio: che hanno accompagnato queste umane esistenze sigillate da grandi dolori e da grandi illusioni, da grandi conflitti interiori e da grandi speranze oltraggiate. Ovviamente, il mio orientamento di ricerca è stato quello fenomenologico: rivolgendosi alla analisi e alla descrizione dei fenomeni della vita interiore colti nella loro immediatezza e nella loro pregnanza eidetica; al di fuori di interpretazioni psicodinamiche che si collocano in altre aree metodologiche e conoscitive. La sorgente delle mie considerazioni è sgorgata dai diari e dalle poesie, dalle autodescrizioni e dalle interpretazioni (quelle, in particolare, di Ludwig Binswanger: vertiginose e talora insondabili): aree delle quali la psichiatria, almeno una qualche psichiatria, non può fare a meno.

(Cosa è un diario: quando nasca dalla leggerezza e dalla profondità? Vorrei dirlo con le parole di Valeria Piazza [165]: "Il diario, scritto in un preciso momento nel tempo, esce così dal tempo. Ricapitolando e trascendendo l'esperienza, esso incorpora gli eventi del passato e li fissa nel presente, rendendoli disponibili per il futuro. Secondo la preziosa indicazione di Benjamin, il diario ci permette di trasformare e di compiere tutto ciò che non vivemmo, restituendoci a noi stessi sciolti dai nostri limiti, liberati e sereni. Come 'libro insondabile di una vita mai vissuta', esso ci mette in contatto con ciò che di noi stessi è per sempre sottratto all'interiorità psicologica: con il nostro io divenuto 'raggio del tempo', che si tiene 'sull'orlo dell'immortalità' e nel cui irradiarsi scorre il tempo immortale". Il diario insomma come specchio di emozioni nascoste e segrete, e come matrice di conoscenze psicologiche altrimenti irraggiungibili: direi.)

Comuni in ogni caso alle esperienze di vita e di morte di Antonia Pozzi e di Cesare Pavese, di Margherita e di Ellen West, sono state la continuità nel tempo, *dal* tempo della adolescenza e della prima giovinezza, dei pensieri di suicidio (delle fantasie di suicidio) e la intensità incontrollabile degli impulsi talora solo virtuali e talora ripetuti al suicidio.

La categoria psicopatologica e clinica di suicidalità cronica, al di là della arida e schematica definizione, consente di unificare e di riassumere le esperienze vissute e la storia della vita dei destini che ho voluto interrogare. Destini diversi, certo, nella loro connotazione tematica (*non* psicotiche le esistenze di Antonia Pozzi e di Cesare Pavese e, invece, psicotiche quelle di Margherita e di Ellen West) ma destini comuni nella loro storia di angosce e di tristezza, di solitudine e di nostalgia (forse) di forme adolescenziali di vita dalle quali non si riusciva ad autonomizzarsi e a staccarsi. Destini comuni, ancora, in questa riflessione continua e straziante sul *non*senso della vita e sulla fascinazione della morte; benché diversi, certo, nella loro ideologia e nella loro libertà: condizionata dalla malattia (dalla esperienza psicotica) in Margherita e in Ellen West, e da una malinconia sottile e lacerante in Antonia Pozzi, e *non* in ogni caso dalla malattia in Pavese.

Cambiano gli scenari quando la suicidalità cronica si manifesti in esperienze francamente psicotiche come quelle che hanno incrinata la vita di Margherita e di Ellen West: l'una e l'altra travolte in età post-adolescenziale da una dissociazione schizofrenica che, fra alte e basse maree, le ha condotte a ricercare una morte volontaria infine ottenuta. Margherita è stata seguita con ogni possibile strategia farmacoterapeutica e psicoterapeutica, ospedaliera e ambulatoriale; ma nonostante questo non si è riusciti a salvarla: il suicidio è avvenuto nel corso di una sua degenza in una divisione medica di un ospedale civile. Non è bastata a salvarla, a ridare un senso alla vita, la presenza del marito e della figlia che le volevano bene e che le dimostravano di volerle bene. Ci sono insomma esperienze psicotiche che, benché seguite e curate adeguatamente, si concludono nel suicidio; anche se forse il momento decisivo, in cui la morte volontaria si viene realizzando, non può non essere immerso nelle ombre e nelle oscurità degli eventi insondabili, in fondo, della vita: al di là di ogni tentativo che si proponga di riportarli alla luce della conoscenza. In ogni caso, il destino di Margherita, che vorrei ora riconfrontare con quello di Ellen West, dimostra la complessità e talora la precarietà di ogni terapia.

Il destino psicopatologico e umano di Ellen West si è venuto svolgendo in un contesto radicalmente diverso da quello di Margherita. Non essendoci allora alcuna farmacoterapia, e non essendole stata utile del resto la psicoterapia a cui lei è stata sottoposta, non si poteva aiutarla fino in fondo, non si poteva arginarne gli impulsi autodistruttivi, se non mantenendola in un ambiente residenziale (ospedaliero), e cioè nella clinica psichiatrica di Kreuzlingen, al di là di ogni abituale delimitazione temporale. Nella ricostruzione fenomenologica e antropologica della storia della malattia e della storia della vita di Ellen West, Binswanger è giunto ad affermare, vorrei ricordarlo, che solo nella morte volontaria si realizzava il senso ultimo e decisivo della sua vita. La categoria clinica di suicidalità cronica si costituiva insomma come la sola ragione di vita della paziente; e non era possibile intravederne altre: non l'amore del marito, non l'affetto di altri familiari, non le cure. Nel solco della tesi, che la malattia non fosse in alcun modo modificabile e che il suo destino fosse segnato dagli irrevocabili abissi della suicidalità, Ellen West è stata poi dimessa: consegnata alla morte volontaria.

Cosa dire di queste tesi e di queste decisioni che non possono non destare inquietudine e angoscia? Non è possibile non riconoscere la grandezza morale e la radicale rivendicazione della dignità umana della follia, che hanno contrassegnata la psichiatria di Ludwig Binswanger; ma non è nemmeno possibile non esprimere qualche dolorosa riserva sui modi con cui la creativa esistenza di Ellen West sia stata sacrificata: quasi abbandonata alla morte. Certo, la diagnosi di schizofrenia si accompagnava nella psichiatria dominante del tempo, ma *non* nella psichiatria ad esempio di Ernst Kretschmer [113] [114] e di Kurt Schneider [193] [194] [195], ad una prognosi radicale e fatale: non la si curava e non si guariva. Cosa insostenibile oggi ma nemmeno così accettata ieri; ma in ogni caso mai noi avremmo dimessa dopo solo alcuni mesi di degenza, fra l'altro, una paziente così giovane e così creativa: così dotata di risorse interiori e di luminose (straziate) intuizioni: così sincera e così autentica anche nel dire il suo desiderio di morire: la sua inebriante nostalgia della morte. Cose, emozioni palpitanti, che Ellen provava in sé nella loro immediatezza e nella loro espansione tematica; ma che nascevano in lei drasticamente condizionate dalla malattia: dalla illibertà, dalla mancanza di libertà, che la malattia faceva sgorgare in lei.

Nemmeno la definizione clinica di suicidalità cronica intende significare la inesorabile e inemendabile determinazione ad una morte volontaria che *non* possa mai, e comunque, essere evitata. Nell'area tematica di una suicidalità cronica è contenuta, certo, la tendenza a sciogliere nella morte volontaria il senso, e il nonsenso, della vita; ma questo ovviamente non sempre avviene: avviene nella misura in cui abbiano a manifestarsi condizioni interpersonali e ambientali tali *non* da arginare *ma* da scompensare questa tendenza: questi impulsi autodistruttivi. Non si è salvata la vita di Margherita ma si è salvata la vita di Claudia [31] e di Alessandra: nonostante i ripetuti tentativi di suicidio. Non si è salvata la vita di Margherita, anche lei incrinata dalla malattia (dalla schizofrenia), ma è stata a lungo in degenza ospedaliera ed è stata sottoposta a strategie terapeutiche non solo farmacologiche rigorosamente articolate: ovviamente. Questo consegnare invece Ellen West alla morte, che la dimissione rendeva inevitabile e immediata (come è accaduto), non può ogni volta non ridestare inquietudini e angoscia: una giovane vita falciata non da eventi inconoscibili e imprevedibili ma da eventi quasi prevedibili e anticipabili nella loro insorgenza, e nelle loro conseguenze.

Il suicidio assistito

Vorrei rimandare, su questo tema crudele e disperato, alle cose che sono state scritte in alcuni testi [39] [65] [116] [128] usciti recentemente in Germania: nei quali il tema è analizzato e scandagliato nei suoi diversi aspetti psicologici e umani, ed etici: nel solco di una radicale delegittimazione etica del suicidio assistito: di questo consentire alla morte volontaria di una persona e di aiutarla nella realizzazione della morte. Quello di Ludwig Binswanger non è stato suicidio assistito: benché sia stato un gesto, lasciare uscire dalla clinica Ellen West nonostante la sua espressa intenzione di morire, che sfiora forse il confine di qualcosa di simile, di lontanamente simile, al gesto di consegnarla al rischio e alla tentazione del suicidio. Come dicevo, nel suo saggio sulla vita e sulla morte di Ellen West, certo, Binswanger sottolinea drasticamente la tesi, condivisa da Eugen Bleuler, che a nulla sarebbe servita la permanenza di una paziente (considerata come prigioniera di una schizofrenia incurabile e inguaribile: ad evoluzione infausta) in clinica; e ho già indicata la debolezza scientifica di una tale tesi: che così ostinatamente e così ingiustamente continua, del resto, a sopravvivere ancora oggi.

La cosa radicale e decisiva è quella che riguarda la libertà e la autonomia interiore con cui il suicidio sia immaginato e sia pensato, sia rivissuto, nella sua concreta umana significazione. Non si può parlare [39] [128] di una libera e autonoma scelta del suicidio quando la persona, che lo richieda, sia malata di una malattia psichica, di una depressione o di una schizofrenia, ma anche quando sia malata di una malattia somatica (organica). Non è stata libera, certo, la scelta del suicidio in Ellen West e nemmeno in Margherita, o in Alessandra, e non è stata libera la scelta del suicidio in Antonia Pozzi, divorata da un inappagamento esistenziale che gli eventi della vita hanno dilatato, e forse nemmeno quella di Cesare Pavese: risucchiato nel vortice autodistruttivo dai conflitti interiori e dalla solitudine. Così come nulla di intenzionale c'è stato nel suicidio di Sylvia Plath: trascinata nella morte volontaria da una esperienza schizofrenica senz'altro più profonda che non quella di Margherita e di Ellen West. Non sono lecite, certo, generalizzazioni in un'area tanto vasta e tanto enigmatica, come questa del suicidio, e nondimeno non tenere presente la radicale frequenza [39] [128] con cui si giunga al suicidio, e lo si possa richiedere, in condizioni di illibertà e di mancata autonomia interiore, è cosa eticamente e scientificamente lacerante.

Al di là di motivazioni religiose e filosofiche, al di là di slanci ideali che ci fanno considerare la vita come un bene assoluto e inviolabile, non è possibile non prendere coscienza della complessità e della molteplicità degli elementi che entrano in gioco nella ideazione e poi nella realizzazione di un suicidio, e di un suicidio assistito in particolare: nel quale una *altra* persona si assume il compito schiacciante e terribile umanamente di riconoscere la libertà e l'autonomia, la necessità e i significati, con cui viene richiesta la morte: la conclusione della vita: la conclusione di una vita che ritroverebbe invece il suo orizzonte di senso quando la depressione si attenui e guarisca: quando l'angoscia della morte e del morire sia sedata anche farmacologicamente: quando i dolori, che accompagnano alcune malattie, siano calmati: quando i conflitti interiori siano decifrati e chiariti nella loro genesi e nella loro fenomenologia. Nel fluire ininterrotto delle esperienze della vita, e dei cambiamenti senza fine che in esse si manifestano al di là di ogni previsione, anche le condizioni depressive così importanti nel trascinare con sé il desiderio della morte e della fine si modificano nel corso del tempo: benché talora lentamente; e allora viene meno la nostalgia della morte. Il suicidio assistito nasce in una persona che sta male ma che *non* conosce la modificabilità possibile delle sue condizioni di vita.

Le domande dolorose e crudeli

Cosa fare allora dinanzi a destini che siano segnati da questa ricerca senza speranza di una morte sottratta al suo divenire, e fermata nell'istante immobile della sua conclusione? Come, con quali parole e con quali gesti, con quali angosce e con quali speranze, ciascuno di noi si accompagna lungo il cammino frastagliato e insondabile della malattia e della disperazione, che non sempre è malattia, verso la notte e il silenzio della morte e del morire? Come distinguere il desiderio effimero e futile della morte *dal* desiderio inesorabile e implacabile: *dal* fascino stregato e incomprensibile di una morte in cui (sola) sembra riflettersi il senso, il *non*senso, della vita bruciata dalle illusioni falciate dai crudi disegni del reale? Come distinguere la ricerca e la ricaduta negli abissi di un suicidio, che ha le sue cause in una tristezza patologica e curabile, e quelle negli abissi di un suicidio (quasi) ontologicamente ancorato al destino di vita: a questo *Schicksal* che nella parola tedesca ha in sé una più lunga scia di risonanze inafferrabili e irrevocabili? Con quali sguardi e con quale volto, con quali speranze e con quale disperazione, confrontarsi con le cifre illeggibili a volte dei fantasmi e dei pensieri, delle angosce e delle ossessioni, dei desideri di una morte volontaria? Ci sono farmaci, e quali, che possano essere utili nel frenare, nell'arginare e nel curare gli impulsi di autoaggressività che siano riconoscibili e diagnosticabili? Quali sono gli spazi di reale autonomia e di reale libertà che abbiano a manifestarsi nel contesto delle esperienze psicotiche e nel contesto di quelle che sia possibile definire esperienze di matrice ideologica che stanno a fondamento della ricerca della morte volontaria? Quale è la importanza della parola, della parola che divenga magari psicoterapia, della parola che sia sempre dialogo e colloquio, nel ri-conoscere i segni talora esilissimi del *tædium vitæ* e del rifiuto della vita, e nel riaccendere le fiammelle di una speranza che sia contro ogni speranza: di una *espérance* che infranga ogni *espoir*: ogni mondana speranza?

Ovviamente, a queste domande dolorose e crudeli non è possibile consegnare se non risposte indiziarie e inquiete che si sottraggano ad ogni generalizzazione e ad ogni trionfale razionalizzazione, e che rinascano in ogni caso dalle attitudini personali alla immedesimazione, alla partecipazione emozionale al destino della sofferenza e della disperazione altrui, all'ascolto che è sempre *anche* interpretazione delle cose ascoltate, alla analisi delle proprie reazioni controtransferali e, allora, delle proprie risonanze emozionali.

Solo in un contesto relazionale, solo in un contesto di intersoggettività (di una soggettività, quella di chi cura, che si confronti con una *altra* soggettività, quella di chi chiede aiuto, in una *climax* sempre più disperatamente simmetrica, e sempre meno freddamente a-simmetrica), si delineano le possibilità concrete di una decifrazione rabdomantica delle emozioni nascoste, che stanno a fondamento del suicidio, e di una testimonianza ostinata di vicinanza e di comprensione umane: premesse, queste, indispensabili ad ogni cura: anche a quella farmacologica (antidepressiva, o antipsicotica). La confrontazione terapeutica con il suicidio, con la sua nostalgia e con il suo desiderio (con la sua realizzazione possibile), è animata dalla disfatta della tecnica: della neutralità emozionale che è talora in *altre* situazioni psico(pato)logiche necessaria, e della semplice (razionale) somministrazione farmacologica, della quale in non pochi casi non si può fare a meno, ma sempre nondimeno ancorata al luminoso salvagente della disponibilità al dialogo e al colloquio: alla comunicazione.

Cogliere, e analizzare, i confini permeabilissimi fra le resistenze al suicidio, alla sua fascinazione temeraria, e il loro tracollo, il loro venire-meno, nel fuoco della passione autoaggressiva, è cosa fra le più difficili che ci siano: solo decifrabile sulla scia di una talora impalpabile intuizione.

Gli angeli rilkiani

L'angoscia come forma di vita e di morte camaleontica: l'angoscia psicotica di Margherita e di Ellen West; ma l'angoscia (anche) come esperienza psico(pato)logica nella quale i confini fra l'ancora sano e il quasi-già-malato sono mutevoli e permeabili, oscillanti e friabili, afferrabili e inafferrabili. Non c'è, forse, altra esperienza emozionale nella quale ciascuno di noi può precipitare in vortici e in abissi di insignificanza: come quella dell'angoscia che è sempre anticipazione (presentimento) delle figure del *nulla*. Gli angeli rilkiani non conoscono l'angoscia che si delinea e si svolge nella *sola* condizione umana: con le sue antinomie e le sue contraddizioni, con le sue penombre e le sue ombre, con la sua libertà e la sua illibertà. Quando l'angoscia, l'angoscia che è angoscia della morte e del morire, scende in noi, nel nostro cuore e nella nostra immaginazione, siamo ancora liberi ma non siamo più liberi: siamo da essa assediati senza sapere da dove nasca e a cosa tenda; e in essa sperimentiamo la concretezza e la evanescenza delle cose: la loro atmosfericità e la loro matericità, la loro ossessività e la loro inconsistenza, la loro fascinazione gorgonica e la loro radente frantumazione. Dagli abissi dell'angoscia risale, così, il richiamo (la voce e il silenzio delle sirene) della morte volontaria. Morire come se non morissimo mai altrimenti che all'infinito.

IV. Le parole della speranza e del silenzio

Sento risuonare l'acqua che cade nel mio sogno.
Le parole cadono come l'acqua io cado. Disegno
nei miei occhi la forma dei miei occhi, nuoto
nelle mie acque, mi dico i miei silenzi. Tutta
la notte attendo che il mio linguaggio riesca a
darmi forma. E penso al vento che viene a me,
perdura in me. Tutta la notte ho camminato sotto
la pioggia sconosciuta. Mi hanno dato un silenzio
pieno di forme di visioni (dici). E corri desolata
come l'unico uccello nel vento.

ALEJANDRA PIZARNIK, *La figlia dell'insonnia*

Il mio discorso sulle immagini della follia e sul tempo vissuto, sull'attesa e sulla speranza come strutture portanti della vita, sul suicidio immaginato e tentato, e sul suicidio realizzato, sui possibili orizzonti di senso e di controsenso del suicidio, intende ora radicalizzare le sue dimensioni psicopatologiche e cliniche, del resto sempre presenti nelle mie pagine, confrontandosi con i modelli concreti con cui non può non svolgersi ogni incontro psicoterapeutico: nelle sue diverse articolazioni tematiche: in quelle che abbiano a che fare, in particolare, con gli enigmi fatali della ricerca e della nostalgia della morte volontaria.

Nella fondazione e nello svolgimento dell'incontro terapeutico con le pazienti e con i pazienti risucchiati nel gorgo della disperazione e delle attese ferite confluiscono gli elementi tematici che si sono venuti delineando nel lavoro: solo apparentemente estranei, anche nei loro snodi teorici e storici, agli orizzonti di senso di ogni psichiatria che intenda essere dialetticamente scienza umana e scienza naturale.

Il mistero della interiorità

Cosa significa riflettere sulla vita interiore, sugli aspetti interiori della conoscenza, in un mondo nel quale dominano schemi mentali e operativi a cui tendono ad essere estranei modelli di vita e di riflessione nutriti di interiorità e di attenzione?

In ogni caso, il senso radicale di una psichiatria aperta, e non chiusa, si esprime oggi nella rivalutazione delle emozioni e del loro linguaggio, delle esperienze psicologiche e umane colte nelle loro strutture interiori di significato. Non c'è bisogno di rifarsi ai grandi libri [123] [124] [125] [126] [127] di Emmanuel Lévinas, che al tema della interiorità e della negazione della interiorità (della esteriorità) ha dedicato pagine di una vertiginosa passione filosofica ed etica, per riconoscere la radicale importanza della interiorità nella realizzazione di una vita dotata di senso. Non si può fare a meno della interiorità nemmeno quando ci si avvii a svolgere un discorso sulle fondazioni metodologiche e conoscitive della cura in psichiatria; e questo perché sia i modi di essere nella malattia sia la loro evoluzione sia la loro comprensione sia la loro cura affondano le loro radici nella vita interiore: premessa insomma ad ogni psicoterapia.

Al di là dei modelli concreti, con cui confrontarsi con la tristezza e l'angoscia, con la inquietudine del cuore e la disperazione, con il *tædium vitæ* e il desiderio di morire, vorrei dire subito come sia necessario fare lievitare in noi, e non solo in psichiatria ovviamente, le istanze della interiorità e ridurre, non è possibile sconfiggerle, quelle della esteriorità: della indifferenza e della noncuranza, della leggerezza e della immediatezza impulsiva delle nostre azioni, della inautenticità e in fondo della insincerità, della dipendenza dai mondi delle immagini e delle chiacchiere (la chiacchiera, e lo diceva addirittura Heidegger [81], come elemento che corrode ogni dialogo e ogni colloquio).

Muoversi lungo i sentieri scoscesi della interiorità significa confrontarsi allora con quello che sentiamo, con quello che proviamo, con le emozioni che nascano in noi quando siamo impegnati in qualcosa e siamo interessati a qualcosa, quando curiamo (cerchiamo di curare) e quando diamo una mano (questa bellissima immagine è di Manfred Bleuler [21]) a chi chieda il nostro aiuto. Analizzare il senso dei nostri vissuti è insomma la premessa alla decifrazione dei vissuti degli altri: delle persone malate, o non-malate, con cui ci incontriamo nella vita di ogni giorno e nella vita della clinica in psichiatria, e in psicoterapia.

Le cose, che sto dicendo, hanno il solo fine di fare rinascere in noi un orizzonte di senso, meta facile e difficile, possibile e impossibile, che ci rimetta in discussione ogni volta e ogni giorno. So bene che, nel dire queste cose, si rischia di scivolare nel gorgo delle parole astratte e predicatorie; e nondimeno non dovremmo sfuggire alla domanda essenziale: quante volte, in una giornata, abbiamo avuto la pazienza e il coraggio di ascoltare le nostre emozioni, di riconoscere la loro azione sui nostri comportamenti e sui comportamenti altrui, e di decifrarle nei loro significati e nei loro contenuti?

Nel delineare l'importanza decisiva della sfera della interiorità come orizzonte di conoscenza la psichiatria ritrova la sua dimensione più profonda e radicale: quella che si riconosce nel valore assoluto della relazione (della intersoggettività) anche nel contesto della farmacoterapia e della socioterapia, e non solo, ovviamente, in quello della psicoterapia.

La interiorità insomma nei suoi abissi senza fondo come premessa alla conoscenza delle proprie esperienze vissute e di quelle degli altri: delle nostre angosce e delle altrui, delle nostre speranze e delle altrui, delle nostre disperazioni e delle altrui: in questa inesauribile circolarità tematica e formale.

L'ascolto

Ci sono forme diverse di ascolto come ci sono forme diverse di colloquio: benché non ci sia colloquio senza ascolto e in fondo non ci sia ascolto se non nell'orizzonte di un colloquio. Nell'ascoltare, del resto, si è indotti contestualmente ad interpretare quello che si ascolta.

In ogni caso, almeno astrattamente, si può ascoltare senza immergersi in un colloquio; e allora scomponiamo l'ascolto nelle sue diverse forme: l'ascolto distratto e intermittente, l'ascolto freddo e razionale, l'ascolto emozionale, l'ascolto interiore, l'ascolto ermeneutico, l'ascolto clinico, l'ascolto psicoterapeutico. L'ascolto come struttura portante della psichiatria e della psicoterapia; ma l'ascolto anche come elemento costitutivo della vita relazionale di ogni giorno: quando essa abbia a che fare, in particolare, con le richieste di aiuto così frequenti e così ignorate: così continuamente rimosse dalla indifferenza e dalla distrazione. L'ascolto come premessa all'incontro con ogni paziente e al colloquio con ogni umano destino: al di là, ovviamente, dell'essere malati o del non esserlo. L'ascolto infine come componente essenziale e radicale del colloquio: due immagini di una comune realtà psicologica e umana: di una comune fondazione terapeutica.

Ascoltare è cosa che avviene ininterrottamente nel contesto di ogni scienza umana, della psichiatria e della psicoterapia in particolare, ma anche nel contesto di ogni relazione umana. Al di là dei diversi contenuti che ci sono in esse nelle parole che ascoltiamo si stratificano e si nascondono cascate di significati: ai quali ciascuno di noi si avvicina, nel decifrarli, in misura più, o meno, profonda e più, o meno, completa: condizionata in ogni caso dalle nostre diverse sensibilità e dalle nostre diverse capacità di attenzione. Nelle cose che ci vengono dette, nelle cose che ascoltiamo, *non* tutto ha una sua radicale dicibilità e una sua epifania tematica: c'è sempre un'area, più o meno ampia, di *in*dicibilità che si manifesta, e poi si dissolve, in una giostra rapidissima di cambiamenti.

Ora, al fine di non lasciarsi sfuggire queste sacche di allusività e di oscurità, di evanescenza tematica, è necessario un ascolto che abbia a portarle alla luce della conoscenza e della interpretazione, e che sia trainato da una intuizione e da una captazione semantica: *comuni*, direi, al discorso psicoanalitico e a quello fenomenologico: benché, ovviamente, nei diversi orizzonti di senso che contrassegnano l'uno e l'altro discorso ermeneutico.

Nel confrontarmi con gli elementi tematici dell'ascolto fenomenologico vorrei citare una delle grandi intuizioni di Ferdinando Barison che ancora una volta coglie il senso nascosto e radicale delle cose: "Bisogna ricordare che l'essenza dell'esame clinico è l'ascolto, che può essere anche ascolto in silenzio del silenzio, nel mirabile nuovo orizzonte che abbraccia due orizzonti" [4].

Quali sono, come possono essere definite, le dimensioni fenomenologiche dell'ascolto?

La struttura portante della conoscenza fenomenologica è costituita [98] dalla *epoché* e, cioè, dalla rimessa-fra-parentesi (dalla sospensione) di ogni giudizio e di ogni pregiudizio nella decifrazione di un discorso e anche, ovviamente, nell'ascolto di un discorso: che, in psichiatria, si snoda lungo i sentieri interrotti di una narrazione delirante e allucinatoria senza fine. Solo liberandoci da ogni tentazione di una rigida classificazione e di una schematica ricomposizione delle cose che ci siano dette (talora cose scheggiate e frantumate), e ascoltandole nella loro immediatezza e nella loro spontaneità, nella loro eidetica donazione di senso, ci è possibile ritrovare e rimettere in evidenza le strutture di significato (gli orizzonti sconfinati di senso) che sono in esse.

L'ascolto fenomenologico può anche essere ascolto di una sola parola: staccata a volte dal fiume di un discorso e fatta rinascere nei suoi molteplici significati e nei suoi abissi semantici. (Il linguaggio come casa dell'essere e il cammino verso il linguaggio [82] come orizzonte emblematico di una conoscenza radicale.) In ogni caso, se non da una parola, molto più frequentemente da una frase, quando sia dotata di una sfolgorante tensione semantica, la fenomenologia si lascia stregare: in una frase (in un frammento discorsivo) si possono nascondere girandole di significati che illuminano il senso, o il controsenso, di una vita e di una storia della vita. Nei lavori [140] [141] [143] di Eugène Minkowski sono delineate la radicalità e la profondità delle conoscenze e delle intuizioni alle quali giunge un ascolto fenomenologico incentrato sulla lievitazione semantica e tematica di narrazioni psicotiche: che la psichiatria rigidamente clinica non ha mai considerato nella loro importanza: non solo descrittiva ma anche conoscitiva e terapeutica. Sulla scia di questa ricerca fenomenologica egli è giunto a cogliere la ragione d'essere di alcune strutture di significato, di quelle spaziotemporali e di quelle emozionali, ad esempio, delle quali la psichiatria oggi non può fare a meno.

L'ascolto in senso fenomenologico, se lo si considera nella sua radicale fondazione metodologica, *non* riconduce (*non* sposta) quello che viene ascoltato ad un *altro* piano di interpretazione, a quello dell'inconscio, ma lo accoglie nella sua immediata evidenza e nella sua palpitante donazione di senso. L'ascolto fenomenologico è anche incentrato sulla percezione e sulla decifrazione dei significati che si nascondono negli occhi e negli sguardi, nei volti e nei gesti, nel sorriso e nelle lacrime, nei mille modi di essere del linguaggio del corpo vivente (del corpo vissuto): negli orizzonti di senso, insomma, che dalla fenomenologia husserliana [96] [98] sono stati colti nella loro sconfinata ed inesauribile importanza conoscitiva.

Al di là della sua radicale significazione filosofica, la fenomenologia del corpo vivente ha ampliato vertiginosamente gli strumenti di comprensione dei modi di essere e di sentire che si manifestano nell'area delle esperienze psicopatologiche, delle esperienze depressive e delle esperienze ansiose, delle esperienze isteriche e delle esperienze dissociative (psicotiche *tout court*), alle quali non è possibile avvicinarsi nemmeno psicoterapeuticamente se non si riconoscano i loro modi di esprimersi: quelli verbali, certo, ma anche, e talora soprattutto, quelli corporei: quelli del corpo vivente.

Quali correlazioni tematiche si possono delineare fra psicoanalisi e fenomenologia?

In ordine a questo tema vorrei ricordare i grandi testi [67] [68] [72] [73] di Umberto Galimberti che ne ha radicalmente approfondite le aree problematiche: con implacabile rigore metodologico e con straordinaria originalità. Ma vorrei anche ricordare, nel riferimento in particolare al tema dell'ascolto psicoanalitico e dell'ascolto fenomenologico, due bellissimi testi [129] [130] di Giuseppe Maffei che si è confrontato con questo tema: spianando il terreno ad una comune riflessione, psicoanalitica (junghiana) e fenomenologica, incentrata a sottolineare l'importanza di una alleanza fra l'uno e l'altro metodo. Da uno [129] di questi suoi testi vorrei stralciare un frammento tematico: "L'analista non può certamente rinunciare a usare la tecnica del sospetto, la sua specificità consiste proprio in questo, deve conoscere i fantasmi e gli inganni della psiche"; e ancora: "Ma se si fa attenzione, nella sua psiche, accanto a questo luogo analitico, ce n'è molto spesso un altro, un luogo di ascolto che potrebbe essere detto forse fenomenologico, diretto cioè alla comprensione del modo di 'esserci' dell'analizzante. Si tratta di un luogo di ascolto in cui viene ascoltato proprio il modo di porsi per così dire primario nei confronti della vita, le modalità dell'analizzante di essere aperto al mondo".

Il discorso di Maffei si concreta in modelli di riflessione terapeutica quando egli dice che un ascolto fenomenologico si fa molto utile nella fase conclusiva di una analisi tale da potersi definire riuscita. L'ascolto fenomenologico, la percezione del modo di essere autentico e radicale della persona in analisi, si allea all'ascolto analitico nel cogliere le modificazioni psichiche che si sono a mano a mano manifestate nel corso dell'analisi e che consentono di scegliere il momento in cui concluderla.

Sulla scia di queste considerazioni, che soccorrono in ogni caso a ribaltare quelle indirizzate a separare conoscenza psicoanalitica e conoscenza fenomenologica, a creare steccati impenetrabili fra l'una e l'altra, direi che fenomenologia e psicoanalisi, freudiana e junghiana in particolare, hanno una comune fondazione ermeneutica; benché siano, ovviamente, ben diverse le impostazioni ermeneutiche nell'una e nell'altra: legate a diverse premesse teoriche. (Non dimentichiamo in ogni caso mai la tesi radicale [155] di Friedrich Nietzsche nella quale si afferma che non esistono fatti ma solo interpretazioni di fatti.) Al di là delle loro diverse fondazioni ermeneutiche, psicoanalisi e fenomenologia hanno a che fare con esperienze vissute: che rinascano dalla vita interiore di chi cura e di chi è curato.

L'ascolto del silenzio

Cosa si nasconde nel silenzio di una paziente, o di un paziente, che chieda aiuto e non voglia, o non possa, esprimere con parole (con parole che si dissolvono e si fanno di carta quando siamo nel dolore) la sua inquietudine e la sua angoscia, le sue paure e le sue illusioni, la sua tristezza e il suo desiderio di morire?

Non è facile, e talora è impossibile, ascoltare e decifrare i significati che ogni silenzio ha in sé e che riemergono, in fondo, solo quando l'intuizione (questa conoscenza intuitiva, rabdomantica e inafferrabile, che nella vita si alterna con la conoscenza razionale) ci aiuta a cogliere il senso enigmatico di uno sguardo e di un sorriso, di una increspatura dell'anima e di un gesto inatteso.

Il silenzio, non solo il silenzio delle sirene (la parola sfolgorante [105] di Franz Kafka: "Ma le sirene hanno un'arma ancora più terribile del loro canto, ed è il loro silenzio. Non è mai accaduto, ma forse non è del tutto inconcepibile, che qualcuno si possa salvare dal loro canto, ma dal loro silenzio certo no"), lascia intravedere ombre di ambiguità e di mistero, di fascinazione e di sfida, di salvezza e di disperazione, che dovremmo sapere decifrare.

Come distinguere il silenzio, che nasca da una profonda depressione nella quale gli orizzonti della vita si oscurino risucchiati dal richiamo inarrestabile della morte volontaria, dal silenzio che nasca invece dalla timidezza e dal desiderio di solitudine come la sola zattera sulla quale imbarcarsi e salvarsi? Come distinguere ancora il silenzio che nasca dal deserto delle emozioni, che talora contrassegna una esperienza psicotica (schizofrenica) nella sua perdita di ogni speranza e di ogni illusione, dal silenzio che rinasca in una paziente, o in un paziente, dalla nostra incapacità di ascoltare e di inserirsi in una relazione terapeutica sincera, e spontanea?

Certo, non dovremmo mai lasciarci trascinare dalla impazienza e dalla fretta, dalla smania e dalla leggerezza, ad aggredire il silenzio e a cercare di infrangerlo: senza intuirne e intenderne le ragioni e le motivazioni. Costa fatica accogliere il silenzio come espressione di una apparente impossibilità al colloquio e al dialogo terapeutico, e costa fatica attendere che il silenzio si attenui e poi magari si esaurisca: ma dopo tanto tempo; e nondimeno, nella solitudine in cui ciascuno di noi si trova dinanzi ad ogni paziente murato nel suo silenzio, è necessario ascoltare e interpretare senza fine.

Nelle sue forme di espressione il silenzio si costituisce allora come una esperienza psico(pato)logica e umana che oscilla vertiginosamente nei suoi motivi e nei suoi significati. Solo se ciascuno di noi si confronta con la solitudine e la disperazione, con la dissolvenza della parola e la nostalgia perduta di un incontro, che si fondono negli enigmi del silenzio, in una attitudine interiore capace di una *vicinanza* adeguata alla indifesa fragilità delle pazienti e dei pazienti, e contestualmente di una *distanza* rispettosa della loro libertà e della loro sensibilità, è possibile avviarsi ad una qualche comprensione del loro silenzio. Ma, in ogni caso, è necessario attendere: senza sradicare i pazienti e le pazienti dal loro silenzio; ed è ancora necessario tacere con loro, non fare magari nulla e scambiarsi qualche sguardo che è così importante [210] nel fondare a volte una relazione interpersonale dotata di valore terapeutico. Nel silenzio, e non solo in psicoterapia e in psichiatria, si possono ascoltare voci segrete, voci che giungono da un *altrove* misterioso, voci dell'anima, che sgorgano dalla più profonda interiorità e che portano con sé, sia nell'*autre monde* della sofferenza e dell'angoscia sia nel *nostro* mondo, risonanze emozionali palpitanti e vive.

(Nella caleidoscopica realtà del silenzio si intrecciano motivi contraddittori e dilemmatici; e fra questi il desiderio di solitudine: la nostalgia della grande solitudine interiore che Søren Kierkegaard ha delineato in uno dei suoi testi più belli e stregati: dal quale [110] vorrei stralciare qualche frammento.

"Nel Bosco di Grib c'è un posto che si chiama Angolo degli Otto Sentieri, lo trova solo chi lo cerca attentamente, poiché nessuna carta lo riporta. Perfino il nome sembra contraddittorio, giacché come può l'incrocio di otto sentieri formare un angolo, come può ciò che è pubblico e frequentato conciliarsi con ciò che è appartato e nascosto? Eppure è così: vi sono veramente otto sentieri, ma molto solitari; lontani dal mondo, nascosti, dissimulati, si arriva nei pressi di un recinto che si chiama Recinto della Sfortuna. La contraddizione del nome rende il luogo ancora più solitario, proprio come la contraddizione rende sempre solitari."

La tristezza, la malinconia, ha segnata radicalmente la forma di vita kierkegaardiana; e in queste parole, che fanno risplendere le luci e le ombre del silenzio e della solitudine, mi sembra di cogliere la nostalgia e il desiderio di silenzio che si nascondono davvero in ogni esistenza malinconica: almeno in qualche sua stagione.

L'esigenza di solitudine e di silenzio, che non è estranea alla malinconia, si coglie ancora in questo ultimo frammento tematico.

"O spirito gentile, che abiti questi luoghi, grazie per aver sempre protetto la mia quiete, per le ore trascorse inseguendo le rimembranze, per il tuo nascondiglio, che io chiamo mio! La quiete si estende come un'ombra man mano che cresce il silenzio: che magico incantesimo! E com'è inebriante quella pace! Quale che sia la rapidità con cui l'ubriaco porta alle labbra il bicchiere, la sua ebbrezza non cresce rapidamente come quella che viene dalla quiete, che aumenta ogni secondo. Ma il contenuto di quel bicchiere inebriante non è che una goccia a confronto con il mare infinito del silenzio, a cui bevo io."

Non si può insomma ascoltare e interpretare il silenzio di una persona, malata o non-malata, senza ricordarsi delle molte stratificazioni semantiche ed emozionali del silenzio: del suo sconfinare dalla angoscia alla tristezza, dalla inquietudine del cuore alla nostalgia della solitudine, dal rifiuto della comunicazione al desiderio lacerante della comunicazione, dalle ceneri della disperazione alle braci ardenti della speranza. Ascoltare, e interpretare, il silenzio come una delle premesse al colloquio.)

L'ascolto filosofico

Cose significative sul tema dell'ascolto da un punto di vista filosofico sono state scritte [150] da Jean-Luc Nancy; e sono cose che hanno un interesse anche nel campo della psicopatologia: direi. L'essere in ascolto è in fondo l'essere nel mondo: quando ascoltiamo qualcuno, le cose che ci sono dette, siamo là *nel* mondo delle persone vicine e lontane: in una trascendenza che ci porta fuori dai confini dell'io. A questa tesi, che mi sembra molto bella, si aggiunge la distinzione che egli fa fra l'intendere come comprensione del senso, di un senso figurato e di un senso proprio, colto nella sua immediatezza, e l'ascoltare come l'essere rivolti a cogliere un senso solo possibile: non immediatamente decifrabile e nemmeno immediatamente percepibile.

Sono discorsi zigzaganti, certo, che fanno riemergere schegge di verità fenomenologiche abitualmente nascoste e ignorate: ma che non sono ancorati ad un *background* teorico immobile e sistematico. Sono discorsi, in ogni caso, che aiutano a cogliere aspetti originali di una esperienza senza fine come è quella dell'ascoltare.

Ci sono forme diverse di ascolto: si ascolta chiunque tenga un discorso che si voglia capire; si ascolta quello che può nascere dal silenzio; o si ascolta la musica. Nei primi due casi l'ascolto è teso verso un senso presente *al di là* del suono; nell'ultimo caso il suono e il senso si propongono direttamente all'ascolto.

Il tempo e lo spazio del suono (della parola): non ci sono risvolti nascosti nel suono che ascoltiamo: è davanti e dietro, dentro e fuori; e ascoltare è entrare in una spazialità nella quale siamo nello stesso tempo immersi: essa si apre in noi come intorno a noi, e da noi tanto quanto verso di noi. Essere in ascolto è allo stesso tempo essere fuori e dentro: essere aperti dal di fuori e dal di dentro: dall'uno all'altro, e dall'uno nell'altro.

Il cammino ermeneutico non è facile: l'ascolto allora non è se non una spartizione fra un dentro e un fuori, fra una separazione e una partecipazione, fra una perdita di connessioni e un contagio; e in immediata contiguità tematica con questi pensieri Nancy cita le parole di Richard Wagner nel *Parsifal*: "Du siehst, mein Sohn, / zum Raum wird hier die Zeit"; e cioè: "Vedi, figlio mio, / il tempo qui si fa spazio".

L'ascolto ha luogo insomma *nello stesso tempo* dell'avvenimento sonoro (delle parole, o della musica, ascoltate); e questa è una disposizione radicalmente distinta da quella della visione: in essa la presenza visiva è già *là* disponibile prima che la veda; mentre la presenza sonora *arriva*: essa implica un *attacco* come dicono i musicisti. Una altra bella immagine: il suono, che penetra nell'orecchio, diffonde i suoi effetti attraverso tutto il corpo. (Sono cose che, nonostante la loro oscurità, ci aiutano a intravedere i confini inesplorati dell'ascolto.)

Il colloquio

Non è facile definire cosa sia un colloquio, cosa sia un dialogo, nella sua essenza. Ci sono in ogni caso forme diverse di colloquio: il colloquio mondano e il colloquio spensierato, il colloquio che intenda ottenere qualcosa e il colloquio che divaga senza meta, il colloquio pedagogico e il colloquio terapeutico (psicoterapeutico), il colloquio ideale che trascende ogni colloquio in un orizzonte di senso nondimeno irraggiungibile e inafferrabile. La distinzione radicale è quella che, al di là delle loro diverse forme, delimita il colloquio autentico dal colloquio inautentico: il colloquio che comunica qualcosa dal colloquio che *non* comunica nulla: il colloquio che si apre al senso e il colloquio che si chiude al senso: il colloquio che si apre alla relazione e il colloquio che si chiude alla relazione: il colloquio che fa lievitare le risorse interiori di chi parla e di chi ascolta, e il colloquio che le congela e le pietrifica.

Sono articolazioni colloquiali, queste, che non si realizzano solo nelle aree della psichiatria e della psicoterapia ma anche in quelle della vita di ogni giorno: nella quale colloqui di ogni natura si intrecciano e si sovrappongono in caroselli senza fine: talora utili e talora inutili.

Al di là dei suoi contenuti e delle sue scansioni tematiche, al di là delle intenzioni che in un colloquio si incontrano e si divaricano, la premessa alla realizzazione di un colloquio, che abbia un senso radicale sia in psichiatria sia nella vita di ogni giorno, non può se non essere quella a suo tempo indicata da Hans-Georg Gadamer.

"Qualcosa è stato per noi un colloquio quando ha lasciato in noi qualcosa. Non il fatto dunque che siamo venuti a sapere qualcosa di nuovo ha fatto di qualcosa un colloquio, piuttosto il fatto che nell'altro ci è venuto incontro qualcosa, che nella nostra propria esperienza del mondo non ci era ancora capitato di incontrare"; e la conclusione è allora questa: "Il colloquio possiede una forza trasformatrice. Laddove un colloquio è riuscito, ci è rimasto qualcosa, ed è rimasto in noi qualcosa che ci ha cambiato" [66].

Sono parole, queste, che dovremmo mantenere vive nella nostra memoria e nel nostro cuore quando siamo immersi nella serie infinita di incontri, di colloqui, che ci capita di avere nelle diverse situazioni della vita, e che magari ci lasciamo sfuggire nei loro significati: a noi a volte indifferenti e invece essenziali agli altri con cui stiamo parlando nella fretta e nella distrazione.

Ogni incontro, ogni colloquio, quando diviene dialogo che crea qualcosa, non può non essere sfiorato dalla grazia: come dice con la sua parola leggera e profonda [78] Romano Guardini; e questo è necessario anche, e soprattutto, nell'incontro con le esperienze psicopatologiche: con quelle incrinate dal *tædium vitæ* e dalla nostalgia della morte volontaria in particolare. Al di là delle difficoltà e delle *défaillances* nel dialogo e nella comunicazione con chiunque abbia esperienze conflittuali di matrice neurotica o psicotica, depressiva o ansiosa, non si finisce mai dall'essere sorpresi dalla insorgenza di brecce improvvise di apertura dialogica e di speranza che infrangano, o almeno allentino, solitudini profonde e apparentemente pietrificate. Sono momenti di grazia che, quando si manifestano nel contesto di suicidi tentati e falliti, non ci possono fare dimenticare la loro precarietà e la loro fuggitività (ma anche nella sabbia si possono disegnare figure che le onde del mare non cancellano subito e restano nella memoria di chi magari le abbia viste), e che in ogni caso testimoniano delle contraddizioni e delle improvvise aperture non estranee nemmeno alle esistenze sigillate dall'angoscia, dalla angoscia della morte, e dalla dissociazione. Ma sono aperture decifrabili solo se siamo capaci di intuizione e di captazione dei segni nascosti nella vita.

Quando noi riusciamo a mettere-fra-parentesi le conoscenze non di rado astratte e schematiche della psichiatria clinica e di ogni scienza geometrica, e riusciamo a confrontarci con una esistenza psicotica, ma direi con ogni esistenza solcata dalla sofferenza e dal rischio del suicidio in particolare, nella immediatezza di un incontro interpersonale e nella franchezza di una spontanea interscambiabilità degli sguardi e dei volti, non possiamo non rivivere ogni volta una frattura nella comunicazione. Non solo una esperienza come questa ma, anche, una esperienza di inquietudine interiore e di insicurezza nel non-riuscire a entrare in relazione con l'altro e con l'*autre monde* in cui egli vive. Sono inquietudini agostiniane che ci portano ogni volta a pensare alla problematicità e all'area di mistero che sono presenti nella comunicazione umana ed emblematicamente nella comunicazione infranta, o almeno temporaneamente spezzata, dalle diverse forme di malattia: di angoscia e di disperazione, di tristezza e di dissociazione. Sono inquietudini agostiniane, infine, che si accentuano e si incendiano quando ci incontriamo con destini umani risucchiati dalla fascinazione inarrestabile della morte volontaria alla quale è così difficile resistere e alla quale è così difficile riaprire il sentiero singhiozzante della speranza ferita.

Quali parole, allora, quali silenzi e quali gesti, quali sguardi e quali emozioni, sono necessari al fine di ampliare le brecce di una speranza possibile nel colloquio con le anime torturate dalla fatica di vivere e dalla disperazione? Certo, un colloquio si apre, o si chiude, nella misura in cui si riesca, o *non* si riesca, a dire le parole (ma quali parole scegliere nel vortice delle ansie che sono *anche* in noi?) che ogni situazione psicologica e umana esige in ogni particolare circostanza; e questo al di là della presenza, o meno, di una condizione psicotica che rende immediatamente più complesso e più precario, e talora impossibile, il colloquio clinico: il colloquio psicoterapeutico. Ma siamo tutti imbarcati su zattere, che fanno acqua da ogni parte, quando abbiamo colloqui di una radicale significazione etica; e sono cose che accadono nella vita di ogni giorno. Alle domande sulle parole e sui gesti, sulle emozioni e sui silenzi (l'importanza del silenzio nello scandire un colloquio e nel dargli una adeguata dimensione diastolica), non è possibile se non consegnare risposte orientative e precarie che ciascuno di noi deve ritrovare nella sua coscienza e nella sua intuizione: nella sua percezione del senso che si nasconde in ogni istante kierkegaardiano della vita.

Ogni colloquio, in ogni caso, è strettamente legato all'ascolto.

(L'ascolto, i modi di ascoltare, il dialogo, i modi con cui il dialogo si svolge, sono gli elementi costitutivi di un incontro terapeutico; e in un incontro terapeutico, nel quale confluiscono il linguaggio delle parole e quello del corpo [97], si realizza quella che la fenomenologia husserliana ha definita intersoggettività. Le cose, che noi diciamo, e le cose, che noi ascoltiamo, possono essere interpretate in modi diversi nei diversi contesti (emozionali) interpersonali, e in particolare in un incontro terapeutico fondato sulla fiducia, o invece sulla indifferenza, e anche sulla neutralità, emozionale. Il contesto, lo spazio interpersonale, si fa così elemento decisivo sia in ordine alla conoscenza e alla comprensione di quello che si svolga nell'incontro sia in ordine ai suoi significati terapeutici. La importanza del contesto relazionale, delle reciproche influenze emozionali fra chi cura e chi è curato, è oggi drasticamente sottolineata non solo nell'area della fenomenologia applicata ma anche in quella della psicologia analitica (junghiana), come dimostrano i lavori [67] [69] [70] [72] [73] di Umberto Galimberti, e in quella della psicoanalisi freudiana [26] [131] [216] [220] [225]: benché, ovviamente, muovendo da orizzonti teorici diversi: che non possono essere gli uni sovrapposti agli altri.)

Cosa dire

Cosa dire quando il colloquio psicoterapeutico si confronta con una esperienza di vita segnata dalla angoscia della morte: dalla ricerca fallita della morte?

Le cose si fanno allora immediatamente più difficili e più complesse, più arrischiate e più palpitanti, più inafferrabili e più lancinanti. Ci si inoltra in una rilkiana foresta di segni crepuscolari e oscuri, intermittenti e notturni, e non sempre è possibile decifrarli e renderli evidenti.

Cosa provo dinanzi ad una paziente, ad un paziente, nei quali le ombre del suicidio si manifestino nella loro fascinazione stregata e nella loro ambigua dissolvenza? Ci sono pazienti che, depressi, non dicono nulla delle loro esperienze dilaniate di colpa e di naufragio esistenziale: murati nella loro immobilità e nella loro retrocessione autistica: nel silenzio attonito del loro corpo e dei loro gesti: risucchiati nondimeno da una sola idea e da una sola passione: quella di farla finita. (Il suicidio nella adolescenza, in particolare, come segno di una crudele dissonanza fra l'altezza vertiginosa degli ideali e la ricaduta nelle concrete disillusioni di ogni giorno e di ogni settimana.)

Ci sono pazienti che nascondono la loro disperazione e il loro desiderio della morte in parole liete e distratte, vaghe e incuranti, mondane e sorridenti, e come fare mai a svelarle e a riconoscerle in questa loro apparente festosità? Come fare insomma a rendere dicibile l'indicibile, visibile l'invisibile, palpabile l'impalpabile, umbratile l'oscurità, luminosa la notte oscura dell'anima? Quali sonde e quale ascolto, quali parole e quali gesti, quali occhi e quali sguardi, quale volto e quale sorriso, quali lacrime interiori e quale speranza, rinascono in ciascuno di noi quando si intravede il mistero del dolore e della decisione *nel* silenzio e *nel* volto dell'altro? Come controllare le nostre ansie e le nostre angosce, e come rivelare le nostre deboli speranze? Le parole leggere, le parole che rinascano ogni volta dal cuore e che alludano in una loro misteriosa risonanza emozionale all'infinito, che è in ogni condizione umana anche la più ferita e lacerata dal dolore, riescono a mitigare la nostalgia della morte volontaria: ricercata e fallita? Al di là di questo, so riconoscere le attese della persona che ho dinanzi: nelle *sue* ambivalenze e nelle *sue* speranze franate: ma nonostante tutto ancora galleggianti nella sua anima?

Ogni volta, quando ci si incontra con destini folgorati dalla disperazione, queste domande e altre ancora.

Come infrangere, o almeno come incrinare, le barriere della solitudine, della solitudine psicotica e anche della solitudine radicata nella vita, nelle quali il presente è divorato dal passato e il futuro non fa se non ritematizzare immagini di dolore e di sofferenza: di angoscia mortale? Come rivive una paziente, un paziente, negli specchi umbratili della loro interiorità le mie parole e i miei silenzi, i miei gesti e il mio sguardo, i miei occhi e il mio volto, le mie speranze e le mie illusioni? Come fare tacere la stanchezza e la insicurezza in noi quando esse non siano utili nel recuperare le tracce di una speranza salvatrice?

Quale fatica e quale tensione nel cercare di immedesimarsi nella vita interiore, nei segreti sigillati nella vita interiore, di ogni paziente che abbia perduta la speranza e abbia inaridito lo slancio bergsoniano nella vita: nella attesa che qualcosa ancora nonostante tutto avvenga e che qualche stella filante si accenda fulgida e futile, luminosa e oscura, vicina e lontana, nella tenebra del dolore e del silenzio: nella quale rinasce e ricresce il desiderio della morte come ultima speranza, certo, contro ogni speranza: cifra tematica di alcune esistenze sommerse dal *tædium vitæ*. (La ricerca senza fine, in ogni modo, di un contatto: di una parola fragile e temeraria.)

Non è facile ascoltare, e non è facile interpretare, le parole che ci vengano dette da persone segnate dalle ombre della malattia mortale. Non è facile coglierne le ragioni profonde e nascoste che, del resto, a volte si frantumano: quando nasca una relazione improvvisa che induca a cambiare la percezione emozionale del senso delle cose: cosa non impossibile. Cosa ancora più difficile è quella di scegliere le parole con cui rispondere alle domande che ci siano rivolte: domande apparentemente semplici e in realtà nutrite di angoscia, e di attesa: di speranze che possono franare immediatamente sulla scia di risposte divorate magari dalla stanchezza e dalla fretta: dalla improvvisazione e dall'ansia, dalla inquietudine e dalla fallita immedesimazione.

Ogni volta, quando il destino mi confronta con persone stregate dalla tentazione del suicidio che nondimeno chiedono risposte, è come se vedessi scorrere nel *monitor* immaginario, nel quale si rispecchiano gli occhi dell'anima, le molte parole possibili: fra le quali scegliere quelle che siano le più utili a smorzare l'angoscia e la disperazione, e a dilatare gli spazi della speranza: della *petite espérance* [164] di Charles Péguy; e quelle che meglio esprimano le mie esperienze controtransferali: quando siano capaci di testimoniare speranza e vicinanza.

Le relazioni controtransferali ancora: cosa prova ciascuno di noi ascoltando il grido silenzioso della tristezza e della malattia mortale; e cosa nasce in noi, in ciascuno di noi, in un colloquio psicoterapeutico che si spalanca sugli orli dell'abisso?

Una disperata speranza o una scintilla di speranza (di luce), una straziata delusione o una opaca rassegnazione, una attesa presaga (aperta) e paziente, o una attesa fredda (chiusa) e im-paziente, una lacerante disillusione o una atroce disfatta interiore, una ricerca febbrile di sentieri che si intravedano nonostante tutto nei paesaggi dell'anima lacerata e ferita, o la flaubertiana rabbia di volere concludere, una acuta tenerezza che si fa magari terapeutica contagiando il destino di sofferenza che ci sta di fronte: che mi sta di fronte, o la ghiacciata solitudine del nostro cuore flagellato dagli enigmi della vita e della morte.

Scendiamo ogni volta nelle aree sconfinate della nostra interiorità, della nostra soggettività, e analizziamo le nostre emozioni: la sincerità e la profondità delle nostre emozioni (delle nostre passioni). Solo così, ed è la fatica di ogni giorno, ci è poi possibile conoscere l'altro nella sua stanchezza e nella sua precarietà, nel suo *tædium vitæ* e nella sua gioia (così friabile), ed essergli di un qualche aiuto.

(Alle parole si accompagnano ovviamente gesti che possono concordare con le parole, o che possono dissentirne: indebolendo allora il senso psicoterapeutico di ogni colloquio. Una banale, ma quanto significativa, stretta di mano riesce talora a testimoniare di una presenza umana meglio delle parole così fragili e così ambivalenti: benché, certo, indispensabili. Cose semplici che destano nondimeno nei cuori lacerati dalla notte dell'anima risonanze intense: anche terapeutiche; e linee sottili, sfrangiate e oscillanti, sono quelle che separano modi di essere terapeutici da modi di essere non-terapeutici: quando si concluda, o si intenda concludere, il colloquio. Non è (quasi) mai possibile attenersi a schemi temporali rigidi e predeterminati: il tempo dell'orologio non è il tempo dell'ansia e della disperazione: il tempo dell'anima come diceva Simone Weil [218]; e un'ora di tempo, così breve e così lunga quando si sta bene, ha una durata interiore radicalmente diversa quando si sta male. La fatica di adeguarsi al tempo della tristezza e della angoscia, della malattia mortale, è grande ma necessaria. Nel tempo, talora senza fine, di un colloquio chi sta male riesce talora a vivere qualche scheggia recuperata di avvenire; e allora, nel confrontarsi con i mari estremi della vita, si brucia istantaneamente ogni rigido schema manageriale che, come si sa, indica tempi di cura calcolabili e quantificabili.)

Cosa fare

Ci sono persone che dicono di volere morire: ci sono persone che hanno tentato e mancato il suicidio: ci sono persone che sono sommerse dalle idee di morire anche se non ne parlano: ci sono persone che anelano in ogni caso ad un aiuto anche se non vogliono dirlo: ci sono persone che giungono a pensare e a realizzare un suicidio sulla scia di una malattia, di una depressione psicotica e di una esperienza dissociativa (schizofrenica), ma più frequentemente sulla scia di semplici esperienze neurotiche: di *défaillances* relazionali e di eventi dolorosi: di fallimenti esistenziali che non nascano da alcuna malattia. Ci sono esperienze di suicidio immaginate e pensate, tentate e mancate, talora allestite scenograficamente nel solco di mete illusionali, meditate e programmate, o sgorgate da impulsi improvvisi (involontari) e cioè da *acting-out*; e non sempre è facile, non sempre è possibile, decifrare le diverse motivazioni e le diverse cause di un gesto (di una azione) di autoaggressività. In ogni modo, al di là delle apparenze e della concretezza di un giudizio clinico, un suicidio tentato e fallito non può non essere preso molto sul serio; mentre si tende a banalizzarne le motivazioni e ad escluderne ripetizioni: a mano a mano che ci si allontana dal momento del fatto.

Le cose cambiano nella misura in cui le pazienti (i pazienti) abbiano ad esprimere le loro angosce e le loro aspirazioni alla morte: la loro nostalgia della morte mancata; ma in ogni caso cosa fare: quali parole dire e quali cose concrete realizzare, quali decisioni prendere, o almeno proporre, e anche quali farmaci consigliare: nel *cocktail* senza fine di parole e di gesti, di ascolto e di cura, che ogni volontà di suicidio e ogni suicidio tentato esigono nel vortice delle cose possibili e delle cose impossibili.

Il rischio del suicidio ferisce la ragione d'essere della psichiatria e la rende così fragile e così diversa da ogni altra disciplina medica. Così diversa nel suo insostenibile anelito alla relazione, all'incontro fra paziente e medico, alla reciprocità degli sguardi e dei gesti, del sorriso e delle lacrime, delle presenze e delle assenze, dell'amicizia e, come dice Ludwig Binswanger [16], dell'amore. Così diversa anche nella attesa e nella speranza che l'io, nell'aprirsi al tu, si costituisca alla fine in *noi*: nel senso del discorso [136] a volte etereo e mistico, ma a volte dalle grandi risonanze emozionali, di Gabriel Marcel.

(Shakespeariane parole, parole, parole, che tentano di riempire il vuoto e il silenzio di un suicidio mancato.)

Le cose, che sono venuto dicendo sulle risposte emozionali possibili (sulle relazioni transferali positive, o negative) davanti ad una esperienza di suicidio tentato e mancato, è necessario tenerle presenti sia nei casi di matrice psicotica, depressiva o schizofrenica, sia nei casi che nascano da crisi esistenziali. Negli uni e negli altri ci sono sempre componenti psicologiche e umane che non possono non essere analizzate e scandagliate, e che hanno una loro influenza (diversamente articolata) sulla insorgenza dell'azione autoaggressiva e sulla sua eventuale ripetizione. Il suicidio, come ha scritto una volta per tutte Karl Jaspers [101], *non* è un semplice sintomo di una malattia, come la febbre lo è di una malattia infiammatoria, ma è un fenomeno estremamente complesso: che fa parte della condizione umana, e solo di questa.

Ovviamente diversa è la importanza della cura farmacologica (antidepressiva e antipsicotica) nel contesto dei suicidi tentati nel solco di una esperienza psicotica, o nel solco di una crisi esistenziale (di una azione impulsiva e, cioè, di una azione a corto circuito); ma nell'una e nell'altra esperienza, quella psicotica e quella esistenziale, non è possibile fare a meno di un ascolto e di un colloquio psicoterapeutici: di una sincera partecipazione emozionale.

Sono i farmaci, certo, ad essere decisivi nel frenare e nel curare il suicidio che si attui (che sia stato tentato) in una depressione psicotica: nella quale è necessario a volte ricorrere alla degenza ospedaliera: la sola che consenta di articolare la complessa e dialettica farmacoterapia orientata a risanare la depressione e di conseguenza le tendenze autoaggressive. Il suicidio tentato, o realizzato, in una depressione di matrice psicotica è radicato in una condizione di illibertà mai così profonda nemmeno nell'area delle forme di vita schizofrenica [3] [6] [145] [184] [187] [197]: nelle quali gli spazi di libertà e di illibertà si intrecciano e si sovrappongono senza nondimeno elidersi reciprocamente. Ma nemmeno nella cura di una depressione, e della autodistruttività ad essa legata, si può fare a meno di strategie psicoterapeutiche.

Sono i farmaci ancora ad essere indispensabili nell'arginare le tentazioni di suicidio che si svolgano nel contesto di una schizofrenia acuta: di una schizofrenia delirante e allucinatoria nella quale possono talora manifestarsi "voci" (allucinazioni uditive) che impongano ai pazienti di realizzare gesti, come quello di defenestrarsi ad esempio, ai quali non sanno e non possono resistere: venendo così trascinati nel gorgo di una inarrestabile autodistruttività.

L'azione farmacoterapeutica si indebolisce invece quando il suicidio sia pensato e ideato, vissuto e realizzato, in schizofrenie che non presentino più sintomi psicotici in atto, e che siano in condizioni di drastica remissione clinica: recuperando gli orizzonti di senso di una vita normale. In schizofrenie radicalmente migliorate, come queste, sopravvivono nondimeno i ricordi (i fantasmi) delle angosce e delle sofferenze, che dilagavano nelle crisi psicotiche precedenti, e che non consentono ora di vedere il futuro (l'avvenire) se non come ripetizione possibile del passato di dolore e di disperazione, e, così, come sorgente di ulteriori angosce e di ulteriori (insostenibili) turbamenti. Una esperienza psicotica, del resto, anche quando guarisca (cosa che avviene molto più frequentemente [22] [79] [148] di quello che pensi l'opinione pubblica), si accompagna ad uno sciame di pregiudizi e di discriminazioni, di solidarietà e di amicizie infrante, tale da rendere dolorosa e crudele la vita e la vita di relazione in particolare. Una esperienza psicotica, insomma, rischia ancora oggi di trascinare con sé, al di là della sua risoluzione clinica, il franare di ideali e di attese: di speranze e di illusioni. Cose delle quali si ha la percezione acuta e straziante quando non ci siano più segni di malattia.

Il colloquio psicoterapeutico, questa zattera esposta a tutti i venti del mare e dell'angoscia, è allora necessario anche nell'area delle schizofrenie che abbiano attraversato le notti oscure dell'anima: nell'orizzonte di speranze salvate che si frantumano invece rapidamente senza l'aiuto e senza l'ascolto: modelli di cura talora, almeno qui, più importanti di quelli farmacologici.

Certo, di ascolto e di colloquio, di presenza e di vicinanza umana, hanno ugualmente bisogno le pazienti, i pazienti, risucchiati nella tentazione fatale della morte volontaria *non* da una condizione psicotica *ma* da una crisi esistenziale: dalla perdita di una persona cara e dalla dissolvenza di una relazione interpersonale: dalle discordanze radicali fra gli alti ideali che fondano il senso della vita, del futuro di una vita, e le terrestri disillusioni come avviene, come può avvenire in particolare, nelle adolescenze: dalla solitudine e dalla inutile ricerca di una speranza che la riscatti: dalla malattia che non sia accettata nelle sue debolezze e nella fatica di vivere che le si accompagna: dal raggiungimento talora di mete lungamente desiderate che si risolvano invece in disillusioni profonde e intollerabili: da una speranza infine che nella morte si abbia una estrema realizzazione personale.

Il contesto familiare

Come confrontarsi poi con l'angoscia dei familiari, con le loro richieste di aiuto e di spiegazione, quando come una folgore a cielo sereno abbiano a trovarsi dinanzi ad un tentativo di suicidio, o a tentativi di suicidio, nel contesto di una condizione di sofferenza psichica o di una condizione di normalità: almeno apparente? Come arginare la cascata di angosce e di smarrimenti, di insicurezze e di vertigini di dolore, che rinascono improvvisamente in una famiglia magari mai sfiorata dalla percezione, o almeno dai dubbi, delle molte maschere che ciascuno di noi ha in volto e delle ansie invisibili che ciascuno di noi ha nel suo cuore? Non ci sono ovviamente differenze emozionali fra il tentato suicidio di una persona giovane, o non più giovane, a cui si voglia bene; ma, certo, il *rebound* emozionale nei confronti di un suicidio mancato in adolescenza è ancora più profondo e sconvolgente.

Cosa dire, e cosa fare, in questi casi è fra le esperienze psicologiche e umane più difficili e complesse della vita e della psichiatria. Non si è impegnati solo nell'analizzare i modi di essere di chi ha cercato di morire, e le sue motivazioni, ma anche ovviamente nel contenere le ansie dei familiari e nel riformulare, quando sia possibile, i modelli tematici dei loro comportamenti.

Come inserire, e come svolgere, il tema spinoso e problematico degli aspetti psicologici e relazionali della vita, della loro radicale importanza nel condizionare modalità comportamentali solo apparentemente uniformi e in realtà infinitamente molteplici, nel contesto di famiglie sempre più divorate dall'assenza e dalla difficoltà di comunicazione, dalla precarietà e dalle *défaillances* di attenzione e di ascolto, dalla dipendenza sfrenata nei riguardi della televisione e, in fondo, dalla dominanza della esteriorità e dalla disfatta della interiorità?

Compiti che fanno tremare vene e polsi, e che riconducono la psichiatria alla sua grandezza e alla sua miseria: ai suoi orizzonti di significato più complessi e temerari: ai suoi traguardi talora irraggiungibili nella loro infinitudine esistenziale.

In ogni caso, non posso ora se non delimitare i confini dei problemi dilemmatici con cui la psichiatria ha a che fare: nel momento in cui un evento, come questo del tentato suicidio, al di là dei suoi aspetti clinici e personali (il destino umano e psico(pato)logico di chi ha tentato il suicidio), rimette in drastica discussione gli equilibri familiari: trascinando con sé paure e angosce, sentimenti di colpa e frustrazioni, roventi. Le cose non sono solo queste, del resto: nel senso che nelle famiglie segnate dagli enigmi di una vita rifiutata e di una morte desiderata rinasce l'ansia di sentirsi dire *cosa* fare e *come* comportarsi, quando tacere e quando parlare, quali errori e quali colpe siano stati commessi, quali controlli svolgere sui modi di comportarsi di chi ha tentato il suicidio, quali libertà concedere (se è un adolescente ad avere fatto questo), quali atteggiamenti assumere al fine di evitare ricadute.

Non è possibile, in ogni caso, rispondere a domande come queste se non quando si siano analizzate concretamente le diverse componenti individuali e familiari che sono entrate in gioco nella insorgenza e nella realizzazione di un suicidio tentato e comunque mancato.

La famiglia, certo, ma come non sottolineare l'importanza che la scuola assuma nella valutazione psicologica delle allieve e degli allievi: nella ricerca degli elementi di crisi che ci siano in loro e degli elementi conflittuali che in loro si intravedano: delle ansie e delle timidezze che inducano talora ad involontarie carenze scolastiche. Ma la scuola, direi, non può non svolgere una decisiva importanza nel riaccogliere con discrezione e sensibilità chi sia stata risucchiata nel gorgo di un tentato suicidio.

Una comunità di destino

Al di là di ogni strategia terapeutica (psicoterapeutica e farmacoterapeutica, e anche familiare), c'è ancora qualcosa che possa essere di aiuto a chi non riconosca altro senso nella vita che non sia quello del suicidio?

Il destino di ogni paziente è anche il destino di ogni medico in questa ultima frontiera della vita e della morte. Solo se si costituisce una comunità di destino fra chi cura e chi è curato [75], si può in alcuni casi salvare una persona dal suicidio. Se una paziente, o un paziente, sente (presagisce) che la sua morte si accompagna in qualche modo ad una simbolica morte del medico, e comunque ad una sua incancellabile ferita, allora il suicidio può non venire attuato.

Cose da pensare, ancora una volta in psichiatria, con timore e tremore, e da dire con leggerezza e discrezione: il mistero del suicidio è anche il mistero del dialogo e dell'incontro: il mistero della relazione che talora riunisce il dolore di chi è curato e quello di chi cura; nella indicibile avventura di ogni incontro che si svolga ai confini della vita e della morte ma nel solco di una comune sofferenza e di una comune speranza: anche se diversamente articolate e diversamente realizzate.

Quando si forma una tale comunità di destino, una tale corrispondenza tematica fra lo stato d'animo di chi è curato e quello di chi cura (diversamente segnati, certo, dalle attese e dalle speranze ma anche dalle angosce e dalle inquietudini), allora sono qualche volta possibili cose così lontane da ogni abituale condotta umana da sembrare impossibili: come quella di ottenere sulla scia di una simbolica alleanza da chi sta male, da chi sta pensando al suicidio, la promessa di richiedere l'aiuto del medico: quando gli impulsi autoaggressivi crescano febbrilmente e si abbia il timore di non riuscire a controllarli. Non sempre la promessa si riesce a mantenerla ma talora questo avviene; e salvare una vita, non altrimenti salvabile, ha in sé, ovviamente, un significato sconfinato nel quale si realizza l'orizzonte di senso dell'essere medico. Insomma, nel contesto di un colloquio psicoterapeutico oscurato dalle ombre del suicidio la intuizione ci consente di fare un gesto come questo: un gesto disperato e decadente, adolescenziale e futile, improvvisato e antiscientifico, banale e inconsistente? Al di là di giudizi temerari, il solo gesto che, quando sia accompagnato dalla fiducia (da questa che è la struttura portante, ancora Binswanger [16], dell'agire medico), possa avere ancora un senso: sfibrato e nondimeno essenziale.

La speranza in noi

L'esperienza del nostro gruppo di lavoro ci ha sempre dimostrata la grande importanza che in ordine alle risultanze terapeutiche ha la presenza in chi cura, e questo al di là del ruolo professionale svolto, della speranza: della capacità e della possibilità di mantenere viva la fiaccola, o almeno la scintilla, di una speranza come atteggiamento interiore e come trascendenza: quando ci confrontiamo, in particolare, con le esperienze psicotiche che si esprimano nell'*autre monde* della follia: della schizofrenia. (Sono esperienze non lontane da quelle che si colgano nei bellissimi lavori [49] [50] [51] di Luc Ciompi.)

La speranza allora come l'anima [100] di una psicoterapia, ma anche di una socioterapia, che tenda a fare riemergere le risorse interiori nascoste e galleggianti nella vita interiore delle pazienti e dei pazienti. La speranza ancora che, senza confondersi [136] [143] con l'ottimismo, ci conduca a rivivere la sofferenza degli altri-da-noi come la nostra possibile sofferenza e, comunque, a partecipare alla loro angoscia e alla loro resistenza alla fatica di vivere: ai richiami della morte volontaria. (Resistere è tutto: diceva Rainer Maria Rilke; e nel resistere si recuperano orizzonti di senso altrimenti perduti.)

(Non solo dalle aree della fenomenologia, ma anche da quelle della psicologia analitica junghiana e da quelle della psicoanalisi freudiana, si vengono delineando concordanze sulla importanza che nel contesto di una psicoterapia assume una esperienza umana come quella della speranza. A questo riguardo vorrei sottolineare come, nel corso di una sua splendida recensione [182] ad un libro di Sándor Ferenczi, uno dei primi allievi di Freud dal quale è stato poi drasticamente contestato, Augusto Romano abbia fra l'altro scritto, ribadendo la radicale significazione psicoterapeutica della reciprocità emozionale fra chi cura e chi è curato, questo: "il lavoro analitico è forse impossibile senza un minimo di speranza, come luogo in cui si celebra la tensione, sempre irrisolta, tra realtà e utopia". A questa tesi vorrei associare quella, del tutto sovrapponibile, espressa da Mauro Manica nel suo libro [132], una volta ancora molto bello, di rigorosa formazione freudiana: "Ed effettivamente io credo che la speranza sia uno dei sentimenti-guida nell'approccio psicoanalitico alla clinica delle situazioni estreme"; rifiutando, così, le impostazioni concettuali intese a considerare regressiva la rinascita di sentimenti positivi nel corso della psicoterapia analitica.)

La speranza in noi e la disperazione in chi non ha in sé altra soluzione, altra via di uscita esistenziale, che non sia quella del suicidio.

La speranza e la disperazione si costituiscono così nella loro radicale antitesi: al di là delle diverse motivazioni e delle diverse cause che siano, o siano state, a fondamento del suicidio e del tentato suicidio. Non è possibile in ogni caso confrontarsi con esperienze ambivalenti e oscure, come queste, se non si riconoscano le emozioni che sono in noi: la qualità, in particolare, delle relazioni controtransferali che sono in noi e che, se sono impregnate di inquietudine e di negatività (di rifiuto), non consentono [220] una qualsivoglia utile impostazione psicoterapeutica. Se non accettiamo interiormente l'esperienza del suicidio come possibilità radicata nella condizione umana, e se la riviviamo come destituita (non è una evenienza del tutto infrequente) di ogni orizzonte di senso, allora non nascerà mai in noi una speranza capace di trainare una psicoterapia significativa e adeguata alla comprensione di quello che accada nella vita emozionale di chi sia stato affascinato dal desiderio del suicidio: dall'anelito a rifuggire da una vita intollerabile e insostenibile: immergendosi negli abissi della morte volontaria.

Se la speranza è in noi, se comprendiamo il senso dello scacco esistenziale che c'è nel suicidio, allora ci sarà possibile parlare con i pazienti sinceramente ed espressamente della cosa: evitando inutili e vaghe allusioni. Senza dimenticare mai che essi si vergognano non di rado del gesto compiuto e tendono a banalizzarlo e a tacerlo: a rimuoverlo. Il parlarne in ogni caso non può avvenire senza una grande leggerezza e una grande discrezione: senza una acuta attenzione alle motivazioni enunciate e a quelle, magari molto più importanti, che vengono taciute. A volte poi ci possono essere nei pazienti espressioni di sfida a cui si è tentati di reagire con aggressiva indifferenza e con conseguenze antiterapeutiche [220]. Anche in questo senso se c'è in noi un controtransfert negativo nei confronti di chi abbia tentato il suicidio non siamo per nulla adatti a seguirne e a curarne gli andamenti psicopatologici e clinici.

Una ultima cosa: il linguaggio del corpo ha un suo valore anche diagnostico in psichiatria e soprattutto, direi, nell'area così camaleontica e così umbratile delle esperienze di suicidio mancato. Le discordanze possibili fra il linguaggio della parola e quello del corpo aiutano a definire l'autenticità, o la inautenticità, delle cose che ascoltiamo.

Si chiude, così, questo capitolo sui modi con cui sia possibile confrontarsi psicoterapeuticamente con alcune radicali esperienze psicopatologiche e, in particolare, con le esperienze di un suicidio tentato e mancato. Sono esperienze, queste, che ci portano ai confini estremi della vita: a quelli dell'angoscia e della sofferenza, della desolazione e della disperazione, dei timori e tremori kierkegaardiani, e che fanno riemergere le debolezze e le inadeguatezze di ogni psichiatria ricondotta, nei modi più diversi, nel solco della tecnica: (il discorso rigoroso e inconfondibile [71] di Umberto Galimberti con le sue vertiginose aperture ermeneutiche): nel solco della ghiacciata freddezza emozionale e della arida distanza emozionale da chi soffre e chiede aiuto: nel solco insomma di una farmacopsichiatria elusiva e assiomatica.

Sono cose, queste, che si fanno ancora più pericolose quando si abbia a che fare con il mistero del suicidio e del suicidio tentato, e fallito: nel quale il discorso terapeutico, il discorso psicoterapeutico, non può mai fare a meno della partecipazione emozionale e della febbrile immedesimazione nella vita interiore delle pazienti e dei pazienti: ma anche della testimonianza umana e della speranza: della speranza, ancora, contro ogni speranza.

La speranza creatrice

Le cose più belle sulla speranza, e in esse vorrei riassumere la cifra tematica del mio discorso, sono state nondimeno scritte da

María Zambrano in un suo libro [223] che, insieme a quello sui luoghi della pittura [224], si legge con una stregata stupefazione.

La speranza è come un ponte che si innalza al di sopra di ogni situazione: anche delle situazioni senza (almeno apparente) via di uscita; e sulla scia di questa metafora rinascono immagini di una indicibile bellezza che si riflettono nei possibili modi di essere di ciascuno di noi quando si vive in relazione: non solo terapeutica.

"Il ponte ha le sue arcate, dette anche occhi. Arcate che si sorreggono e lasciano passare, aperta architettura. Quello che si vede tra gli occhi di un ponte appare staccato e raccolto, come un pezzo di terra, cielo, pietre di elezione"; e nel solco di una speranza che rivela nuovi orizzonti di senso: "La speranza ha i suoi passi, e i suoi occhi che danno a vedere e che vedono essi stessi. Occhi di elezione, dato che scoprono e rivelano. E anche quello che vedono gli altri occhi, se è visto con gli occhi della speranza, si trasmette nella sua significazione e persino nella sua forma e figura".

Il ponte è una via, e unisce vie che senza di esso non condurrebbero se non ad abissi, o a luoghi intransitabili. Il ponte ha in sé qualcosa delle ali che si aprano, e la corrente di un fiume è divisa dalle arcate di un ponte. Queste splendide immagini non sono solo geroglifici stellari ma ci aiutano a cogliere le fondazioni fenomenologiche ed esistenziali della speranza.

"Così, la fiumana dei sentimenti, dei pensieri, dei desideri, resta divisa dalle arcate della speranza per poi confluire nell'ampia, dominata corrente, sulla quale l'uomo è in grado di camminare. Accade, infatti, che in virtù e per opera della speranza l'uomo può realizzare quella cosa impossibile che è camminare sopra il proprio tumulto interiore, sopra il tempo che gli passa, e può in un certo senso elevarsi e sostenersi sopra la propria profondità."

La speranza insomma come un ponte che ci fa uscire dalla nostra solitudine e che ci mette in una relazione senza fine con gli altri: con gli altri, in particolare, che soffrano e chiedano aiuto; ma, ancora, cosa è mai un cuore senza speranza? È un cuore che si fa più pesante di ogni altro peso: è un cuore desolato e trafitto dal deserto dal quale solo la speranza può salvarlo. La speranza accesa come fuoco e come lampada nel cuore ne fa il centro in cui intelligenza e sensibilità comunicano fra loro.

La speranza, certo, può essere incrinata dalla impazienza e dalle illusioni che si nutrano di miraggi solcati dall'ansia; ma *non* è questa la speranza che vive nei cuori e nella memoria, la speranza che agostinianamente rinasce dalla memoria, la speranza che è così importante nel dilatare gli orizzonti di comprensione e di cura della sofferenza psichica: la speranza che le parole intatte e sfolgoranti di María Zambrano ancora una volta ci indicano.

"C'è una speranza, infatti, che non spera nulla, che si alimenta della propria incertezza: la speranza creatrice, quella che estrae la sua stessa forza dal vuoto, dall'avversità, dall'opposizione, senza per questo opporsi a nulla senza lanciarsi in alcun tipo di guerra. È la speranza che crea stando sospesa, senza ignorarla, al di sopra della realtà, quella che fa emergere la realtà ancora inedita, la parola non detta: la speranza rivelatrice."

La speranza creatrice, allora, che cresce, o almeno può crescere, anche nel deserto dell'angoscia e della disperazione, del male di vivere e della fatica di vivere; e la speranza creatrice che in chi cura e in chi è curato si costituisca in una sua reciproca circolarità salvifica.

Negli oscuri sentieri dell'anima

Se andiamo a sera per sentieri oscuri,
Incontriamo i nostri visi smorti.

Se abbiamo sete,
Beviamo le acque bianche dello stagno,
La dolcezza della nostra infanzia triste.

Ombre, riposiamo sotto il sambuco
Guardiamo i grigi gabbiani.

Nubi di primavera incombono sulla città buia
Che tace più nobile èra di chiostri.

Quando presi le tue mani scarne
Levasti piano gli occhi tondi,
Molto tempo fa.

Ma quando oscura armonia visita l'anima
Appari tu, bianca, nel paesaggio autunnale dell'amico.

GEORG TRAKL, *Poesie*

Non so se questo mio discorso ai confini della psichiatria clinica, ma nel cuore della psichiatria fenomenologica (della psichiatria della interiorità come sarebbe forse meglio definirla), abbia potuto fare riemergere i significati di esperienze, come quelle della attesa e della speranza, del tempo e dello spazio, ai fini di una più articolata comprensione delle forme di vita psicopatologica e del suicidio che è in esse ma anche nella vita possibile di ogni giorno. Non so se questo mio discorso indirizzato in fondo alla ricerca dei fondamenti comuni alla psichiatria e alla vita di ciascuno di noi possa essere considerato astratto e magari dereistico; ma vorrei in ogni caso ricordare come il cammino conoscitivo della psichiatria fenomenologica, indicato fra gli altri da Ferdinando Barison, da Ludwig Binswanger, da Bruno Callieri, da Danilo Cargnello, da Eugène Minkowski, da G.E. Morselli, da Kurt Schneider e da Erwin Straus, abbia sconvolto gli scenari della psichiatria: cambiandone non solo le premesse teoriche e dottrinali ma anche i modi concreti di incontrare e di curare ogni paziente: come poi Franco Basaglia ha dimostrato nelle trincee aperte di una rivoluzionaria psichiatria sociale.

Nulla di nuovo sotto il sole, certo, ma l'attesa e la speranza mi hanno consentito di ripensare da altri punti di vista (da altre angolazioni) i grandi temi senza fine dell'angoscia e della disperazione, della sofferenza e della tristezza, del senso della vita e della morte, del vivere e del morire, della morte volontaria e della libertà inaridita che è in essa, della possibilità come categoria kierkegaardiana della vita così fragile e così precaria. Questi temi sono stati in ogni modo svolti sulla scia delle risonanze interiori che gli eventi della vita hanno ridestato nella coscienza di pazienti a cui sono andato incontro: nella attesa e nella speranza di potere dare loro un aiuto non solo farmacologico. Alle testimonianze interiori di pazienti ho ancora una volta accostate quelle rintracciate in testi, in diari e in lettere, e talora in poesie, di autori che abbiano saputo cogliere qualcosa di radicalmente significativo delle loro emozioni e della loro anima: schiacciate dal dolore e ritentate ogni volta, e poi una volta per sempre, dalla fascinazione inarrestabile della morte volontaria. Ovviamente, fra le une e le altre testimonianze ci sono differenze e ci sono analogie; ma nelle une e nelle altre scorre la linfa carsica di una angoscia e di una attesa infranta, di una speranza negata e di uno smarrimento desolato, che non hanno fine.

Ovviamente, non mi sarebbe stato possibile analizzare i molteplici volti dell'attesa (dell'attesa di eventi dolorosi e di eventi lieti, di eventi che giungano sulle ali dell'angoscia così frequente in ogni attesa) senza immergerla negli intrecci che essa ha con il tempo: con il tempo vissuto. La dimensione temporale delle esperienze, e non solo di quelle psicopatologiche, ha contribuito a fare riemergere gli elementi profondi della vita interiore e della vita emozionale che sono presenti in ciascuno di noi: anche se talora nascosti e insondabili. Quando il tempo vissuto si frantuma, e non sopravvive se non il passato nella dissolvenza del futuro (dell'avvenire), come avviene in ogni profonda condizione depressiva, non ci sono più attese e non ci sono più speranze. L'attesa allora vive nel tempo e vive del futuro; e l'attesa (l'attesa nel dolore e l'attesa nel conoscere i segni del destino vicino e lontano, il destino di una malattia e il destino di una cura, la passione dell'attesa e l'attesa che giunga l'ora della morte volontaria) è davvero una componente essenziale della vita che avrei voluto fare riemergere nelle sue diverse articolazioni tematiche: anche in quelle che entrano in gioco nel dialogo senza fine fra chi cura e chi è curato. L'attesa come grande metafora della vita: direi.

L'attesa non è la speranza: anche se l'una può sconfinare nell'altra; e in ogni caso della speranza, di questa categoria vitale così significativa e così necessaria, non si parla se non in una psichiatria orientata fenomenologicamente. Dalle cose, che sono venuto dicendo, mi sembrano rinascere gli orizzonti di senso di una speranza che è premessa ad ogni slancio vitale e che, quando viene meno o almeno si incrina, trascina con sé una depressione talora fatale e irrevocabile nelle sue conseguenze. Conoscere gli andamenti della speranza nel contesto di alcune esperienze psicopatologiche e cliniche, e non solo di quelle depressive, è senz'altro molto utile al fine di seguirne e di valutarne le ricadute; e del resto la speranza, la sua presenza o la sua assenza, testimonia di modi radicalmente diversi di confrontarsi con la vita: con le sue crisi e i suoi naufragi. La speranza nella sua trascendenza senza fine ci rimette in una continua relazione con il mondo delle persone e con il mondo delle cose; mentre le sue eclissi si accompagnano immediatamente al dilagare delle ombre e della notte oscura dell'anima con le loro angosce e le loro lacerazioni. Sono esperienze che sgorgano dagli abissi della vita interiore e che si conoscono solo se si ha il coraggio di scrutare questi abissi senza fondo.

La situazione cruciale, quella nella quale le *défaillances* della speranza si rivelano nella loro evidenza più emblematica e crudele, è costituita ovviamente dal suicidio: dal suicidio tentato e mancato, e dal suicidio realizzato: al di là delle divaricazioni talora motivazionali che ci sono nell'uno e nell'altro. Non ci si può non confrontare con il tema della speranza quando ci si incontri con una persona sfiorata, o sommersa, dalla idea e dalla fascinazione della morte volontaria; e questo non solo nella depressione ma anche nella esperienza schizofrenica: dalla quale, quando si guarisca, può rinascere il desiderio di morire: nella angoscia, in questa speranza negata, che la malattia si ripeta. Forse, allora, non è possibile sondare il mistero insondabile di un suicidio se non si rifletta sulla speranza e sulle speranze: sulla loro fenomenologia e sui loro bagliori: sulle loro oscillazioni e sulle loro metamorfosi: sulle loro fatali alternanze con l'angoscia della morte: come Georges Bernanos ci ha rivelato nelle pagine immemoriali dei suoi dialoghi delle carmelitane. Il suicidio che nasca dalle ceneri della speranza, certo, e il suicidio talora che rinasca dalla ricerca di una diversa speranza: anche se dilaniata e comunque ferita dalla vita divenuta senza una *altra* speranza.

I circoli tematici dell'attesa e della speranza si incontrano e si intrecciano nella concretezza di ogni dialogo terapeutico; e su questo mi è sembrato giusto insistere: richiamandomi alla importanza delle attese e delle speranze che nascano nei pazienti ma anche di quelle che nascano in noi: le une confrontandosi con le altre: nella ricerca dell'indicibile che si nasconde nel silenzio delle parole e nelle parole del silenzio: quelle degli occhi e degli sguardi. Non solo negli incontri che la vita ci propone ogni giorno, ma anche, e soprattutto, negli incontri che si hanno con pazienti divorati dalla angoscia e dalla inquietudine, è davvero necessario intendere il senso misterioso di un dialogare nel silenzio; e questo al fine di intuire cosa sentano e cosa provino: quali attese e quali speranze inquiete abbiano: quali ombre scendano sugli orizzonti della loro vita. Non si possono analizzare e descrivere complesse relazioni emozionali e dialogiche, come queste, se non servendosi di parole umbratili e leggere (ma come fare a trovarle?) che almeno non tradiscano i silenzi e i paesaggi dell'anima nelle sue nostalgie malate e stanche, ferite e inconoscibili, desolate e aperte nonostante tutto ad una qualche speranza.

Bibliografia

1. Agostino, *Le confessioni*, Einaudi, Torino 1966.
2. Anibaldi Cantelli F., *La quiete sotto la pelle*, Frassinelli, Milano 1996.
3. Barison F., *Comprendere lo schizofrenico*, in "Psichiatria generale e dell'età evolutiva", 25 (1987), pp. 3-13.
4. Barison F., *La psichiatria tra ermeneutica ed epistemologia*, in "Comprendre", 5 (1990), pp. 27-35.
5. Barth K., *L'Epistola ai Romani*, Feltrinelli, Milano 1962.
6. Basaglia F., *Scritti I: 1953-1968*, Einaudi, Torino 1981.
7. Béguin A., *L'anima romantica e il sogno*, il Saggiatore, Milano 2003.
8. Benjamin W., *Parigi, capitale del XX secolo*, Einaudi, Torino 1986.
9. Bergson H., *Saggio sui dati immediati della coscienza*, in *Opere 1886-1896*, Mondadori, Milano 1986, pp. 3-140.
10. Bernanos G., *Journal d'un curé de campagne*, in G. Bernanos, *Œuvres romanesques*, Bibliothèque de la Pléiade, Paris 1961, pp. 1029-1259.
11. Bernanos G., *Nouvelle histoire de Mouchette*, in G. Bernanos, *Œuvres romanesques*, Bibliothèque de la Pléiade, Paris 1961, pp. 1261-1345.
12. Bernanos G., *Dialogues des Carmélites*, in G. Bernanos, *Œuvres romanesques*, Bibliothèque de la Pléiade, Paris 1961, pp. 1563-1719.
13. Bernanos G., *Jeanne, relapse et sainte*, in G. Bernanos, *Essais et écrits de combat*, I, Bibliothèque de la Pléiade, Paris 1971, pp. 19-42.
14. Bernhard Th., *La fornace*, Torino, Einaudi 1984.
15. Bernhard Th., *In hora mortis*, trad. it. di L. Reitani, SE, Milano 2002.
16. Binswanger L., *Grundformen und Erkenntnis menschlichen Daseins*, Niehans, Zürich 1942.
17. Binswanger L., *Über Phänomenologie* (1923), in *Ausgewählte Vorträge und Aufsätze*, I, *Zur phänomenologischen Anthropologie*, Francke, Bern 1947, pp. 13-49.
18. Binswanger L., *Schizophrenie*, Neske, Pfullingen 1957.
19. Blanchot M., *La folie par excellence*, in K. Jaspers, *Strindberg et Van Gogh*, Éditions de Minuit, Paris 1951, pp. 7-12.
20. Blanchot M., *L'attesa, l'oblio*, Guanda, Milano 1978.

21. Bleuler M., *Bleiben wir am Kranken!*, in "Schweizerische Medizinische Wochenschrift", 100 (1970), pp. 89-96.
22. Bleuler M., *Die schizophrenen Geistesstörungen im Lichte langjähriger Kranken- und Familiengeschichten*, Thieme, Stuttgart 1972.
23. Bloch E., *Il principio speranza*, I, Garzanti, Milano 1994.
24. Bloch E., *Il principio speranza*, II, Garzanti, Milano 1994.
25. Bloch E., *Il principio speranza*, III, Garzanti, Milano 1994.
26. Bohleber W., *Intersubjektivität und die Bedeutung des Anderen in der Psychoanalyse*, in "Psyche", 58 (2004), pp. 777-782.
27. Bompiani G., *L'attesa*, Feltrinelli, Milano 1988.
28. Borgna E., *Clinica e psicopatologia delle depressioni ciclotimiche*, in "Archivio di psicologia, neurologia e psichiatria", 28 (1967), pp. 115-138.
29. Borgna E., *L'esperienza del tempo nella schizofrenia e nella malinconia,* in "Sistema nervoso", 21 (1969), pp. 172-186.
30. Borgna E., *Malinconia*, Feltrinelli, Milano 1992.
31. Borgna E., *Come se finisse il mondo. Il senso dell'esperienza schizofrenica*, Feltrinelli, Milano 1995.
32. Borgna E., *Le figure dell'ansia*, Feltrinelli, Milano 1997.
33. Borgna E., *Noi siamo un colloquio*, Feltrinelli, Milano 1999.
34. Borgna E., *L'arcipelago delle emozioni*, Feltrinelli, Milano 2001.
35. Borgna E., *Le intermittenze del cuore*, Feltrinelli, Milano 2003.
36. Borgna E., *Il volto senza fine*, Le lettere, Firenze 2004.
37. Bridel Y., *Jeanne d'Arc et Bernanos*, in *georges bernanos*, a cura di M. Milner, Plon, Paris 1972, pp. 289-302.
38. Bron B., *Therapeutische Probleme mit chronisch suizidalen Patienten*, in "Zeitschrift für Psychosomatische Medizin", 31 (1985), pp. 12-47.
39. Bron B., *Beihilfe zum Suizid – ethische, juristische und psychiatrische Aspekte*, in "Fortschritte der Neurologie – Psychiatrie", 71 (2003), pp. 579-589.
40. Buzzati D., *Il deserto dei tartari*, in D. Buzzati, *Opere scelte*, Mondadori, Milano 1998, pp. 5-220.
41. Calvesi M., *La melanconia di Albrecht Dürer*, Einaudi, Torino 1993.
42. Camus A., *Essais*, Bibliothèque de la Pléiade, Paris 1965.
43. Carotenuto A., *Il tempo delle emozioni,* Bompiani, Milano 2003.
44. Celan P., *Poesie,* trad. it. di G. Bevilacqua, Mondadori, Milano 1998.
45. Cenni A., *In riva alla vita. Storia di Antonia Pozzi poetessa*. Rizzoli, Milano 2002.
46. Chalier C., *Trattato delle lacrime*, Queriniana, Brescia 2004.
47. Charvet J.-L., *L'eloquenza delle lacrime*, medusa, Milano 2001.
48. Chiappini R., a cura di, *Edvard Munch*, Skira, Milano 1998.
49. Ciompi L., *Ist die chronische Schizophrenie ein Artefakt? Argumente und Gegenargumente*, in "Fortschritte der Neurologie – Psychiatrie", 48 (1980), pp. 237-248.
50. Ciompi L., *Affektlogik*, Klett-Cotta, Stuttgart 1982.
51. Ciompi L., *Für eine sanftere Psychiatrie – zum Menschen- und Krankheitsverständnis der Affektlogik*, in "Psychiatrische Praxis", 30 (Supplement I, 2003) pp. 528-536.
52. Clair J., *Malinconia*, Gallimard, Paris 1996.
53. Conrad K., *Die beginnende Schizophrenie*, Thieme, Stuttgart 1966.

54. Correale A., Rinaldi L., a cura di, *Quale psicoanalisi per le psicosi?*, Cortina, Milano 1997.
55. Cortelazzo M., Zolli P., *Dizionario etimologico della lingua italiana*, 5/S-Z, Zanichelli, Bologna 1988.
56. Cortenova G., a cura di, *La creazione ansiosa. Da Picasso a Bacon*, Marsilio, Venezia 2003.
57. Crespi S., *Sironi, la coscienza malinconica*, in *Mario Sironi*, Il chiostro arte contemporanea, Saronno 1997.
58. Derrida J., *Memorie di cieco*, Abscondita, Milano 2003.
59. Dickinson E., *Tutte le poesie*, a cura di M. Bulgheroni, Mondadori, Milano 1997.
60. *Dizionario italiano ragionato*, D'Anna-Sintesi, Firenze 1988.
61. Doehlemann M., *Langeweile?*, Suhrkamp, Frankfurt a.M. 1991.
62. Estève M., *De Nouvelle Histoire de Mouchette à Mouchette*, in *georges bernanos*, a cura di M. Milner, Plon, Paris 1972, pp. 235-248.
63. Fantuzzi V., *L'anima nella prigione*, in *Il caso e la necessità. Il cinema di Robert Bresson*, a cura di G. Spagnoletti e S. Toffetti, Lindau, Torino 1998, pp. 35-52.
64. Finzen A., *Stigma, Stigmabewältigung, Entstigmatisierung*, in "Psychiatrische Praxis", 27 (2000), pp. 316-320.
65. Fuchs Th., *"Endlich einmal mit den alten Vorstellungen vom Menschen Schluss machen..." – Wissenschaft und Lebensvernichtung im Nationalsozialismus*, in *Psychiatrische Forschung und NS-"Euthanasie"*, a cura di C. Mundt, G. Hohendorf e M. Rotzoll, Wunderhorn, Heidelberg 2001, pp. 213-229.
66. Gadamer H.-G., *Verità e metodo*, Bompiani, Milano 1983.
67. Galimberti U., *Psichiatria e fenomenologia*, Feltrinelli, Milano 1979.
68. Galimberti U., *Gli equivoci dell'anima*, Feltrinelli, Milano 1987.
69. Galimberti U., *Parole nomadi*, Feltrinelli, Milano 1994.
70. Galimberti U., *Paesaggi dell'anima*, Mondadori, Milano 1996.
71. Galimberti U., *Psiche e techne. L'uomo nell'età della tecnica*, Feltrinelli, Milano 1999.
72. Galimberti U., *Dizionario di psicologia*, Garzanti, Milano 1999.
73. Galimberti U., *Il corpo*, Feltrinelli, Milano 2003.
74. Gebsattel V.E. von, *Prolegomena einer medizinischen Anthropologie*, Springer, Berlin-Göttingen-Heidelberg 1954.
75. Gebsattel V.E. von, *Imago Hominis*, Neues Forum, Schweinfurt 1963.
76. Giannelli A., *I linguaggi pittorico e musicale nel dialogo con la follia: è arteterapia?*, in "Psichiatria oggi", 13 (2000), pp. 38-40.
77. Guardini R., *Die Lebensalter. Ihre ethische und pädagogische Bedeutung*, Werkbund-Verlag, Würzburg 1959.
78. Guardini R., *Die Begegnung*, in R. Guardini e O.F. Bollnow, *Begegnung und Bildung*, Werkbund-Verlag, Würzburg 1962, pp. 9-24.
79. Häfner H., *Das Rätsel Schizophrenie. Eine Krankheit wird entschlüsselt*, Beck, München 2000.
80. Heidegger M., *Sentieri interrotti*, La Nuova Italia, Firenze 1968.
81. Heidegger M., *Essere e tempo*, Utet, Torino 1969.
82. Heidegger M., *In cammino verso il Linguaggio*, Mursia, Milano 1973.
83. Heidegger M., *La poesia di Hölderlin*, Adelphi, Milano 1988.
84. Heidegger M., *Nietzsche*, Adelphi, Milano 1994.

85. Heidegger M., *Segnavia*, Adelphi, Milano 1997.
86. Heidegger M., *Il concetto di tempo*, Adelphi, Milano 1998.
87. Heidegger M., *Concetti fondamentali della metafisica*, il melangolo, Genova 1999.
88. Henseler H., *Behandlungsprobleme bei chronisch suizidalen Problemen*, in *Suizid*, a cura di C. Reimer, Springer, Berlin-Heidelberg-New York 1982, pp. 207-211.
89. Herzog-Dürck J., *Der Depressive und die Hoffnung*, in *Der leidende Mensch*, a cura di A. Sborowitz e E. Michel, Wissenschaftliche Buchgesellschaft, Darmstadt 1969, pp. 352-366.
90. Hesse H., *Romanzi*, Mondadori, Milano 1977.
91. Hesse H., *Ricordo di Hans*, Interlinea, Novara 1998.
92. Hillman J., *La forza del carattere*, Adelphi, Milano 2000.
93. Hofmannsthal H. von, *Canto di vita*, trad. it. di Elena Croce, Einaudi, Torino 1971.
94. Hofmannsthal H. von, *Le parole non sono di questo mondo*, trad. it. di M. Rispoli, Quodlibet, Macerata 2004.
95. Hölderlin F., *Tutte le liriche*, a cura di L. Reitani, Mondadori, Milano 2001.
96. Husserl E., *Meditazioni cartesiane e i discorsi parigini*, Bompiani, Milano 1960.
97. Husserl E., *La crisi delle scienze europee e la fenomenologia trascendentale*, il Saggiatore, Milano 1961.
98. Husserl E., *Idee per una fenomenologia pura e per una filosofia fenomenologica*, Einaudi, Torino 1965.
99. Husserl E., *Ricerche logiche*, I e II, il Saggiatore, Milano 1968.
100. Janz H.-W., *Zur Problematik der Hoffnung in der Psychotherapie*, in "Zeitschrift für Psychotherapie und medizinische Psychologie", 18 (1968), pp. 121-133.
101. Jaspers K., *La mia filosofia*, Einaudi, Torino 1948.
102. Jaspers K., *Allgemeine Psychopathologie*, Springer, Berlin-Göttingen-Heidelberg 1959.
103. Jesi F., *Letteratura e mito*, Einaudi, Torino 1968.
104. Juan de la Cruz, *Poesie*, trad. it. di G. Agamben, Einaudi, Torino 1974.
105. Kafka F., *Confessioni e diari*, Mondadori, Milano 1972.
106. Kafka F., *Aforismi di Zürau*, Adelphi, Milano 2004.
107. Kierkegaard S., *Il concetto dell'angoscia – La malattia mortale*, Sansoni, Firenze 1952.
108. Kierkegaard S., *Diario I* (1834-1849), Morcelliana, Brescia 1962.
109. Kierkegaard S., *Diario II* (1849-1855), Morcelliana, Brescia 1963.
110. Kierkegaard S., *Stadi sul cammino della vita*, a cura di L. Koch, Rizzoli, Milano 1993.
111. Kleist H. von, *Lettere alla fidanzata*, SE, Milano 1985.
112. Klibansky R., Panofsky E., Saxl F., *Saturno e la melanconia*, Einaudi, Torino 1983.
113. Kretschmer E., *Der sensitive Beziehungswahn*, Springer, Berlin-Heidelberg-New York 1966.
114. Kretschmer E., *Körperbau und Charakter*, Springer, Berlin-Heidelberg-New York 1968.

115. Landsberg P.-L., *Essai sur l'expérience de la morte*, Seuil, Paris 1951.
116. Lauter H., *"Euthanasie" – früher und heute*, in *Psychiatrische Forschung und NS-"Euthanasie"*, a cura di C. Mundt, G. Hohendorf e M. Rotzoll, Wunderhorn, Heidelberg 2001, pp. 231-245.
117. Lempp R., *Die autistische Gesellschaft*, Kösel, München 1996.
118. Lempp R., *Das Kind im Menschen*, Klett-Cotta, Stuttgart 2003.
119. Leoni F., *Introduzione*, in E. Minkowski, *Cosmologia e follia*, Guida, Napoli 2000.
120. Leopardi G., *Le poesie e le prose*, I, in *Tutte le opere di Giacomo Leopardi*, a cura di F. Flora, Mondadori, Milano 1973.
121. Leopardi G., *Zibaldone di pensieri*, I, in *Tutte le opere di Giacomo Leopardi*, a cura di F. Flora, Mondadori, Milano 1973.
122. Leopardi G., *Zibaldone di pensieri*, II, in *Tutte le opere di Giacomo Leopardi*, a cura di F. Flora, Mondadori, Milano 1973.
123. Lévinas E., *Totalità e infinito*, Jaca Book, Milano 1982.
124. Lévinas E., *Il Tempo e l'Altro*, il melangolo, Genova 1987.
125. Lévinas E., *Dio, la morte e il Tempo*, Jaca Book, Milano 1996.
126. Lévinas E., *Scoprire l'esistenza con Husserl e Heidegger*, Cortina, Milano 1998.
127. Lévinas E., *Tra noi. Saggi sul pensare all'altro*, Jaca Book, Milano 1998.
128. Lungershausen E., *Sterbehilfe bei psychisch Kranken? Das neue Gesetz in den Niederlanden*, in *Sozialdarwinismus, Genetik und Euthanasie*, a cura di M. Brüne e T.R. Payk, Wissenschaftliche Verlagsgesellschaft, Stuttgart 2004, pp. 119-131.
129. Maffei G., *Le fini delle cure*, Bollati Boringhieri, Torino 2002.
130. Maffei G., *Il futuro della psicoanalisi, l'ascoltare e il dire*, in "La rivista di psicologia analitica", 16 (2003), pp. 145-160.
131. Manica M., *Guardare nell'ombra. Saggi per una psichiatria psicoanalitica*, Borla, Roma 1999.
132. Manica M., *Psicoanalisi in situazioni estreme*, Borla, Roma 2004.
133. Mann Th., *La montagna incantata*, Mondadori, Milano 1965.
134. Mann Th., *Giuseppe e i suoi fratelli*, I, Mondadori, Milano 2000.
135. Marcel G., *Être et avoir*, Aubier, Paris 1935.
136. Marcel G., *Homo viator*, Aubier, Paris 1944.
137. Marcel G., *L'homme problématique*, Aubier, Paris 1955.
138. Meise U., Sulzenbacher H., Kemmler G., Schmid R., Rossler W., Günther V., *"...nicht gefährlich, aber doch furchterregend"*, in "Psychiatrische Praxis", 27 (2000), pp. 340-346.
139. Minkowski E., *Vers une cosmologie*, Aubier, Paris 1936.
140. Minkowski E., *La schizophrénie*, Desclée de Brouwer, Paris 1953.
141. Minkowski E., *Traité de psychopathologie*, Presses Universitaires de France, Paris 1966.
142. Minkowski E., *Cosmologia e follia*, Guida, Napoli 2000.
143. Minkowski E., *Il tempo vissuto*, Einaudi, Torino 2004.
144. Mittner L., *Dalla fine secolo alla sperimentazione (1890-1970)*, in *Storia della letteratura tedesca. Dal realismo alla sperimentazione (1820-1970)*, Einaudi, Torino 1971.
145. Möller H.-J., *Psychiatrie*, Kohlhammer, Stuttgart 2002.
146. Moltmann J., *Teologia della speranza*, Queriniana, Brescia 1970.

147. Moravia S., *L'esistenza ferita*, Feltrinelli, Milano 1999.
148. Morselli G.E., *L'esistenza psicopatologica*, Minerva Medica, Torino 1975.
149. Munch E., *"Il grido"*, Edizioni di Via del Vento, Pistoia 2002.
150. Nancy J.-L., *À l'écoute*, Galilée, Paris 2002.
151. Nerval G. de, *Le figlie del fuoco*, Einaudi, Torino 1990.
152. Nietzsche F., *La gaia scienza*, in *Idilli di Messina, La gaia scienza* e *Frammenti postumi (1881-1882)*, Adelphi, Milano 1965, pp. 11-265.
153. Nietzsche F., *Umano, troppo umano*, in *Umano, troppo umano* e *Frammenti postumi (1876-1878)*, Adelphi, Milano 1965, pp. 3-306.
154. Nietzsche F., *Ecce homo*, in *Il caso Wagner, Crepuscolo degli idoli, L'anticristo, Ecce homo, Nietzsche contra Wagner*, Adelphi, Milano 1970, pp. 263-385.
155. Nietzsche F., *Frammenti postumi (1885-1887)*, Adelphi, Milano 1974.
156. Nietzsche F., *Frammenti postumi 1884*, Adelphi, Milano 1976.
157. Palazzi F., Folena G., *Dizionario della lingua italiana*, Loescher, Torino 1992.
158. Paolo san, *Le lettere*, Einaudi, Torino 1990.
159. Pascal B., *Œuvres complètes*, II, Gallimard, Paris 2000.
160. Pavese C., *Il mestiere di vivere*, Einaudi, Torino 1962.
161. Pavese C., *Le poesie*, Einaudi, Torino 1998.
162. Pavese C., *Vita attraverso le lettere*, Einaudi, Torino 2004.
163. Payk T.R., *Pathopsychologie. Vom Symptom zur Diagnose*, Springer, Berlin-Heidelberg-New York 2002.
164. Péguy C., *Œuvres poétiques complètes*, Bibliothèque de la Pléiade, Paris 1975.
165. Piazza V., *Evidenze nascoste nel carteggio Heidegger-Arendt*, in *Lo sguardo di eros*, a cura di M. Vozza, Mimesis, Milano 2003, pp. 73-89.
166. Pizarnik A., *La figlia dell'insonnia*, trad. it. di C. Cinti, Crocetti, Milano 2004.
167. Plath S., *Diari*, trad. it. di S. Fefé, Adelphi, Milano 1998.
168. Plath S., *Poesie*, trad. it. di A. Ravano, in S. Plath, *Opere*, Mondadori, Milano 2002, pp. 7-845.
169. Plügge H., *Wohlbefinden und Missbefinden*, Niemeyer, Tübingen 1962.
170. Pozzi A., *Diari*, a cura di A. Cenni e O. Dino, Scheiwiller, Milano 1988.
171. Pozzi A., *Parole*, a cura di A. Cenni e O. Dino, Garzanti, Milano 2001.
172. Pozzi A., *L'età delle parole è finita. Lettere 1923-1938*, a cura di A. Cenni e O. Dino, Archinto, Milano 2002.
173. Prédal R., *Tutto il cinema di Bresson*, Baldini & Castoldi, Milano 1998.
174. Proust M., *Alla ricerca del tempo perduto*, I, a cura di P. Serini, trad. it. di N. Ginzburg, Einaudi, Torino 1961.
175. Proust M., *Alla ricerca del tempo perduto*, II, a cura di P. Serini, trad. it. di F. Calamandrei e N. Neri, Einaudi, Torino 1961.

176. Proust M., *Alla ricerca del tempo perduto*, III, a cura di P. Serini, trad. it. di M. Bonfantini, Einaudi, Torino 1961.
177. Reitani L., *L'"errore" di Dio*, in F. Hölderlin, *Tutte le liriche*, Mondadori, Milano 2001, pp. XXV-LXVII.
178. Rilke R.M., *Da una lettera a Lou Salomé*, in R.M. Rilke, *Poesie*, I, a cura di G. Baioni, Einaudi-Gallimard, Torino 1994, pp. 786-791.
179. Rilke R.M., *Il libro delle immagini*, trad. it. di G. Cacciapaglia, in R.M. Rilke, *Poesie*, I, a cura di G. Baioni, Einaudi-Gallimard, Torino 1994, pp. 296-449.
180. Rilke R.M., *Poesie sparse*, trad. it. di G. Cacciapaglia e A. Lavagetto, in R.M. Rilke, *Poesie*, II, a cura di G. Baioni, Einaudi-Gallimard, Torino 1995, pp. 174-327.
181. Rilke R.M., *Lettere a un giovane poeta*, trad. it. di Leone Traverso, Adelphi, Milano 1997.
182. Romano A., *Medico e paziente uniti dalle lacrime: una psicoanalisi calda*, in "tuttoLibri", suppl. de "la Stampa", 16 ottobre 2004, p. 6.
183. Rost W., *Emotionen*, Springer, Berlin-Heidelberg-New York 2001.
184. Rümke H.C., *Eine blühende Psychiatrie in Gefahr*, Springer, Berlin-Heidelberg-New York 1967.
185. Sapienza, in *La Bibbia di Gerusalemme*, EDB-Borla, Bologna 1974, pp. 1411-1412.
186. Scharfetter C., *Schizophrene Menschen*, Urban & Schwarzenberg, München 1990.
187. Scharfetter C., *Was weiss der Psychiater vom Menschen?*, Huber, Bern-Göttingen 2000.
188. Scheler M., *Schriften aus dem Nachlass*, I, *Zur Ethik und Erkenntnislehre*, Francke, Bern 1957.
189. Scheler M., *Der Formalismus in der Ethik und die materiale Wertethik*, Francke, Bern-München 1966.
190. Scheler M., *Vom Umsturz der Werte*, Francke, Bern-München 1972.
191. Scheler M., *Wesen und Formen der Sympathie*, Francke, Bern-München 1973.
192. Scherbaum N., *Adoleszenz und chronische Suizidalität – die Biographie des italienischen Dichters Cesare Pavese (1908-1950)*, in "Fortschritte der Neurologie – Psychiatrie", 65 (1997), pp. 16-22.
193. Schneider K., *Reine Psychiatrie, symptomatische Psychiatrie und Neurologie*, in "Zeitschrift für die gesamte Neurologie und Psychiatrie", 57 (1919), pp. 159-166.
194. Schneider K., *Die Schichtung des emotionalen Lebens und der Aufbau der Depressionszustände*, in "Zeitschrift für die gesamte Neurologie und Psychiatrie", 59 (1921), pp. 281-286.
195. Schneider K., *Wesen und Erfassung des Schizophrenen*, in "Zeitschrift für die gesamte Neurologie und Psychiatrie", 63 (1925), pp. 542-547.
196. Schneider K., *Psychiatrie heute*, Thieme, Stuttgart 1960.
197. Schneider K., *Klinische Psychiatrie*, Thieme, Stuttgart 1962.
198. Schrader P., *Il trascendente nel cinema*, Donzelli, Roma 2002.

199. Schulte W., *Klinik der "Anstalts"-Psychiatrie*, Thieme, Stuttgart 1962.
200. Schulte W., *Die Welt des psychisch Kranken*, Hippokrates, Stuttgart 1974.
201. Sebald W.G., *Austerlitz*, Adelphi, Milano 2002.
202. Shmueli I., *Di' che Gerusalemme è*, a cura di J. Leskien e M. Ranchetti, Quodlibet, Macerata 2002.
203. Stein E., *Die Frau*, Nauwelaerts-Herder, Louvain-Freiburg 1959.
204. Stein E., *Welt und Person*, Nauwelaerts-Herder, Louvain-Freiburg 1962.
205. Stein E., *Aus dem Leben einer jüdischen Familie. Das Leben Edith Stein: Kindheit und Jugend*, Herder, Freiburg-Basel-Wien 1985.
206. Stein E., *Il problema dell'empatia*, Studium, Roma 1985.
207. Steiner G., *Grammatiche della creazione*, Garzanti, Milano 2001.
208. Straus E., *Psychologie der menschlichen Welt*, Berlin-Göttingen-Heidelberg 1960.
209. Straus E., *On memory traces*, in "Tijdschrift voor filosofie", 24 (1962), pp. 3-32.
210. Streeck U., *Auf den erstem Blick*, Klett-Cotta, Stuttgart 2004.
211. Tellenbach H., *Melancholie*, Springer, Berlin-Göttingen-Heidelberg 1961.
212. Tellenbach H., *Sinngestalten des Leidens und des Hoffnens*, in *Conditio humana*, a cura di W. von Baeyer e R.M. Griffith, Springer, Berlin-Heidelberg-New York 1966, pp. 307-318.
213. Tellenbach H., *Schwermut, Wahn und Fallsucht in der abendländischen Dichtung*, Pressler, Hürtgenwald 1992.
214. Teresa d'Ávila, *Libro della mia Vita*, in Teresa d'Ávila, *Opere complete*, a cura di L. Borriello e G. della Croce, trad. it. di L. Falzone, Edizioni Paoline, Milano 1998, pp. 80-468.
215. Trakl G., *Poesie*, trad. it. di Ida Porena, Einaudi, Torino 1979.
216. Warsitz R.-P., *Der Andere im Ich. Antlitz – Antwort – Verantwortung*, in "Psyche", 58 (2004), pp. 783-810.
217. Weil S., *La condizione operaia*, Edizioni di Comunità, Milano 1965.
218. Weil S., *L'ombra e la grazia*, Rusconi, Milano 1985.
219. Weitbrecht H.J., Glatzel J., *Psychiatrie im Grundriss*, Springer, Berlin-Heidelberg-New York 1979.
220. Wetzig-Würth H., Müller P., *Das psychotherapeutische Gespräch*, Springer, Berlin-Heidelberg-New York 2000.
221. Wolf C., *L'ombra di un sogno*, La Tartaruga, Milano 1984.
222. Wyrsch J., *Psychiatrie als offene Wissenschaft*, Haupt, Bern-Stuttgart 1969.
223. Zambrano M., *I beati*, Feltrinelli, Milano 1992.
224. Zambrano M., *Luoghi della pittura*, medusa, Milano 2002.
225. Zwiebel R., *Der Analytiker als Anderer: Überlegungen zum Einfluss der Person des Analytikers in der analytischen Praxis*, in "Psyche", 58 (2004), pp. 836-868.

Indice dei nomi

Indice

Made in United States
Troutdale, OR
11/03/2026

56844900R00142